David B. Agus
Leben ohne Krankheit

PIPER

David B. Agus mit Kristin Loberg

Leben ohne Krankheit

Aus dem Amerikanischen
von Dagmar Mallett

Piper München Zürich

Mehr über unsere Autoren und Bücher:
www.piper.de

Von David B. Agus liegen bei Piper vor:
Leben ohne Krankheit
Der einfache Weg zu einem langen Leben

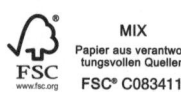

MIX
Papier aus verantwor-
tungsvollen Quellen
FSC® C083411

Ungekürzte Taschenbuchausgabe
Januar 2015
© 2011 by Dr. David B. Agus
Titel der amerikanischen Originalausgabe:
»The End of Illness«, Free Press, ein Imprint von Simon & Schuster, Inc.,
New York
© der deutschsprachigen Ausgabe:
2013 Piper Verlag GmbH, München
Alle Rechte vorbehalten
Umschlaggestaltung: semper smile, München, nach einem Entwurf von
buero-jorge-schmidt.de
Umschlagabbildung: David B. Agus. Das Bild zeigt die wunderbare Vielfalt
und Komplexität der genetischen Information, gewonnen aus einem einzigen
Tropfen menschlichen Blutes.
Satz: Tobias Wantzen, Bremen
Gesetzt aus der Calluna
Papier: Papier: Munken Print von Arctic Paper Munkedals AB, Schweden
Druck und Bindung: CPI books GmbH, Leck
Printed in Germany   ISBN 978-3-492-30526-6

Man muss kein Held sein, um Soldaten in den Kampf zu schicken. Ein Held muss man sein, um als Soldat in den Kampf zu ziehen.

Norman Schwarzkopf, General a. D. und ehemaliger Oberbefehlshaber des U.S. Central Command; Prostatakrebspatient.

Meinen Patienten aus all den Jahren.
Es ist eine Ehre und ein Privileg, Sie behandeln zu dürfen.
Dieses Buch ist ebenso Ihres wie meines.
Danke dafür, dass Sie meine Helden sind.

Kein Teil kann gesund sein,
solange nicht das Ganze gesund ist.

Plato

Inhalt

Teil II
Die Grundlagen eines gesunden Lebensstils

Teil III
Ihr zukünftiges Ich

Anhang

Vorwort zur überarbeiteten Ausgabe

Seit dem Erscheinen dieses Buches ist weniger als ein Jahr vergangen, aber ich habe bereits vieles nachzutragen, um auf die zahlreichen Rückmeldungen und Nachfragen einzugehen, die mich erreicht haben. Bis jetzt sind etwa 40 000 E-Mails in meinem Postfach gelandet, einige nett, andere, nun ja, weniger nett. Anscheinend habe ich bei einer Vielzahl von Themen einen Nerv getroffen, sowohl bei meinen Kollegen aus der Ärzteschaft wie in der breiten Öffentlichkeit: Statine, Aspirin, Ganzkörperscans, Vitamine und Nahrungsergänzungsmittel, DNA-Test ... Einige der Absender unterstützen mich vorbehaltlos, andere stellen meine Motive infrage und halten mich für einen Strohmann der Pharmaindustrie oder behaupten, ich lebte wohl hinter dem Mond. Was lerne ich daraus? War meine Argumentation übertrieben, verdreht oder von den Arzneimittelfirmen in Auftrag gegeben? Und glaube ich immer noch an meine Empfehlungen?

Bevor ich darauf antworte, möchte ich zunächst eine Geschichte erzählen, die wirklich symbolhaft ist für alles, wofür ich in meinem Buch eintrete – und für das Schwarz-Weiß-Denken, das zum Schaden der Allgemeinheit in Kreisen der Medizin vorherrscht. Einige von Ihnen wissen wahrscheinlich schon, was ich meine, denn mit dieser Episode begann die Werbekampagne für mein Buch in den Medien, und damit habe ich wohl auch in das erste Wespennest gestochen: Es geht um Bill Weir und den »Selbstversuch, der sein Leben rettete«.

Einige Tage, bevor an die Buchläden ausgeliefert wurde, arbeitete ich mit dem Team der Sendung »Nightline« auf ABC an einem Feature über die neuesten Entwicklungen in der Biotechnologie, das gleichzeitig als Werbung für mein Buch dienen sollte. Bill Weir, Moderator der Show, stellte sich sofort als Versuchskaninchen zur Verfügung. Welche bessere Demonstration der Technologie konnte es auch geben, als sie an sich selbst zu erleben, meinte der 44-jährige Nichtraucher, der täglich Sport trieb, nie krank war, wie das blühende Leben aussah und sich großartig fühlte. Ein Risiko ging er damit aber trotzdem ein – er erklärte sich bereit, buchstäblich alles offenzulegen. Er würde alle seine medizinischen Daten im Fernsehen öffentlich machen und sie dabei auch selbst erst erfahren, nachdem er einen Hagel von Tests über sich ergehen lassen hatte, darunter eine Ganzkörper-Computertomografie. Ich erklärte Bill und seiner Produzentin in einem Vorgespräch ausdrücklich die Vor- und Nachteile einer solchen Vorgehensweise, aber er war wirklich dazu entschlossen. Ich bot ihm an, die Testergebnisse wenigstens kurz vor der Liveaufzeichnung unter vier Augen mit ihm durchzugehen, damit er die völlige Enthüllung gegebenenfalls verhindern könnte, wenn sich etwas herausstellte, das er doch lieber nicht öffentlich machen wollte. Nur für alle Fälle. Aber er lehnte ab.

Bill wollte seine Testergebnisse vor laufender Kamera erfahren und damit zum Vorbild für andere Patienten werden. In der Woche, bevor er nach Los Angeles flog, um dort am Krankenhaus der University of Southern California seinen Körper scannen zu lassen, hatte er in New York bereits die Labortests hinter sich gebracht. Das bedeutete ein vollständiges Blutbild – Cholesterinwert, Anzahl der Blutkörperchen, Leber- und Nierenwerte, Entzündungssignale, also alles, was in Kapitel 2 geschildert werden wird – sowie einen DNA-Test, der Risiken für insgesamt 35 verschiedene Krankheiten von Herzinsuffizienz über Alzheimer bis zu Darmkrebs aufzeigt. Anhand dieser Daten, die Bill vor unserem Treffen in L.A. nicht zu sehen bekam, ordnete ich dann die nötigen CTs an, darunter auch die Herz-CT, mit der Kalziumablagerungen in den Arterien nachgewiesen werden, die das Herz selbst mit Blut versorgen, den Herzkranzgefäßen. Als wir uns in der Radiologie des USC-Krankenhauses zum ersten Mal trafen, gab ich ihm schnell einige Informationen zu den CTs und bereitete ihn auf mögliche Ergebnisse vor. Noch einmal gab ich ihm auch ausdrücklich die Gelegenheit, auf die CTs ganz zu verzichten oder wenigstens die Ergebnisse mit mir durchzusprechen, bevor wir die Sendung aufzeichneten. Sein Mut und seine Begeisterung rangen mir große Bewunderung ab, aber im Geheimen hoffte ich doch sehr, dass die Tests alle gut ausgehen und Bill sich als so gesund herausstellen würde, wie er wirkte.

Bill legte sich also auf den CT-Tisch, und mein Team und ich führten die Aufnahmen durch. Dann rasten Bill und sein Fernsehteam quer durch die Stadt nach Beverly Hills in meine Klinik, um dort für den Dreh aufzubauen, bei dem die Ergebnisse vorgestellt werden sollten. Ich blieb noch, um die Scans mit dem ausgezeichneten Radiologen des USC durchzugehen. Wir sahen sofort die Kalkablagerungen in seinen Herzkranzgefäßen – weiße Verfärbungen, die in wenigen Jahren zu einem Herzinfarkt führen konnten. Ich wusste schon, dass Bill einige Anzeichen von Arteriosklerose hatte und auch sein DNA-Profil ein erhöhtes Risiko für diese Krankheit zeigte. Der Radiologe und ich fanden zwei separate Kalkablagerungen in seinen Koronararterien, die dadurch stark verengt wurden, was sein Herzinfarktrisiko dramatisch erhöhte. Zum Glück sah im Rest des Ganzkörper-CTs alles normal aus, es waren keine Probleme erkennbar. Von den Lungen über Leber und Nieren bis zu den Knochen wirkten alle Organe unverdächtig.

Die 40-minütige Fahrt in meine Klinik kam mir sehr lang vor. Mir schauderte davor, diesem springlebendigen Mann, der verheiratet war und ein kleines Kind hatte, zu erzählen, dass er herzkrank war, und dies während einer Liveshow, die fürs Fernsehen aufgezeichnet wurde. Das war wirklich nicht leicht. Ich hatte in meiner Laufbahn schon viel mit den Medien zu tun gehabt, aber das hier war bis jetzt die größte Herausforderung. Mir war ziemlich mulmig. Ganz automatisch nahm ich, sowie ich angekommen war, Bills Produzentin beiseite, erklärte ihr, wir hätten einen »klinisch signifikanten Befund«, und fragte, ob wir Bill nicht darauf hinweisen sollten, bevor die Videokameras liefen. Ich wollte

Bill noch einen Notausgang bieten, aber wieder wurde er abgelehnt. Die Produzentin meinte, wir würden das Gespräch ja zuerst nur aufzeichnen, und man könne immer noch herausschneiden, was Bill lieber nicht senden wolle. Um das zu verdeutlichen: Die Sendung selbst wurde live aufgezeichnet, aber dieser besondere Beitrag würde noch geschnitten werden, bevor er am Abend dann abgespielt würde. Trotz dieser Absicherung blieb ich nervös. Ich war es nicht gewohnt, sensible medizinische Informationen so öffentlich und in einer unpersönlichen Umgebung bekanntzugeben.

Ich setzte mich also mit Bill in mein Sprechzimmer und fing gleich mit der schlechten Nachricht an. Ich hatte zwar auch viele beruhigende Ergebnisse über seinen körperlichen Zustand, aber ich fühlte mich verpflichtet, zuerst die schlechte Nachricht zu überbringen. Sowie ich »den Moment« erreichte, wie Bill ihn später nannte, sah ich, wie ihm der Mund offenblieb und ein ängstlicher Blick in seine Augen trat. Ich erklärte ihm die Einzelheiten und verschwieg nichts, während ich auf die CT-Aufnahme auf meinem Computermonitor zeigte. »Wenn wir in der Zeitung von einem 45-Jährigen lesen, der beim Joggen tot umgefallen ist, dann sind es genau diese Schädigungen, deretwegen wir uns Sorgen machen.« Aber ich betonte auch, dass wir Glück gehabt hatten, ein potenzielles zukünftiges Gesundheitsrisiko bereits auszumachen, bevor es Schaden anrichten konnte, und jetzt wichtige Gegenmaßnahmen ergreifen konnten. Ich sagte ihm, dass er für mich wirklich ein Held sei, weil er diese Sache so offen und vorbehaltlos angegangen sei. Allein sein Beispiel würde schon zahllosen Menschen helfen, indem es ihnen klarmachte, dass auch ein schlanker und fitter Mann im besten Alter, so wie Bill, unbemerkt herzkrank sein könne. Ich überwies ihn an einen hervorragenden Kardiologen in New York, damit er mit diesem seine Ergebnisse besprechen und einen Präventionsplan entwickeln konnte.

Das war aber noch nicht das Ende der Geschichte. Bills Aufruf zum Handeln wurde in der Medizin ganz anders verstanden. Am Tag nach der Sendung im Januar 2012 meinte der Vorsitzende der American Heart Association, Dr. Gordon Tomaselli, zu Bill: »Wir hätten Ihnen wahrscheinlich derzeit keine Herz-CT empfohlen, zumal Sie ja keine Symptome einer koronaren Herz-krankheit zeigen.« Bill erfülle die »Kriterien für ein Screening« nicht. Ich dachte, *Machst du Witze? Sein Screening-Ergebnis war positiv!* In den folgenden Tagen erhielt ich zahlreiche E-Mails von führenden Kardiologen unseres Landes, die meine Handlungs-weise unterstützten und froh waren, dass dieses Problem jetzt öffentlich diskutiert wurde.

Ohne Frage sind Scans keineswegs unfehlbar. Sie können nicht nur falsch negative, sondern auch falsch positive Ergebnisse brin-gen, jemanden also fälschlich für krank erklären, mit unnötiger psychischer Belastung und weiteren Tests als Folge. Wir glauben gerne, dass Spitzentechnologie gegen menschliches Versagen ab-sichert, aber es kommt auch heute noch darauf an, wer die CT durchführt, wer das Bild interpretiert und wer die Therapieemp-fehlungen formuliert. Ich habe es Bill so erklärt: »Jeder kann eine Kamera nehmen und einen Schnappschuss machen, aber nur wenige Leute sind so talentierte Fotografen wie zum Beispiel Cartier-Bresson. Bei den bildgebenden Verfahren ist es nicht an-ders.« Und entgegen der allgemeinen Überzeugung gibt es in der Tat Wege, die Methoden durchaus noch zu verfeinern, um bes-sere, zuverlässigere Ergebnisse zu erhalten. Wir könnten zum Beispiel wirksamere Standards einführen, um die Risikogruppen besser zu bestimmen, und diesen Personen dann das nicht in-vasive Scannen gezielt empfehlen. Natürlich kann man nicht je-den einfach zur Sicherheit mal eben in die Röhre schieben; aber wir sollten und könnten auch unser Verfahren ändern, mit dem wir die Kandidaten dafür bestimmen, damit wir Fälle wie Bill er-kennen, bevor es zu spät ist. Die Technologie dafür gibt es be-reits, etwa den Halsschlagader-Ultraschall oder den sogenannten koronaren Kalzium-Score (wie er bei Bill durchgeführt wurde). Zukünftige Fortschritte werden vielleicht neuartige Biomarker, eine Diagnostik für Plaque-Anzeichen und weitere bildgebende Verfahren bringen. Die wirkliche Frage, die sich hier stellt, ist aber: Warum bedient sich die American Heart Association dieser

Geschichte nicht als Aufhänger, um Lobbyarbeit für die Finanzierung solcher neuen Technologien und besserer Screening-Verfahren zu betreiben?

Herzinsuffizienz ist für nahezu ein Drittel aller Todesfälle weltweit verantwortlich. Wir müssen sie erfolgreicher bekämpfen und ihr besser vorbeugen. Am 13. Juni 2008 brach der 58-jährige Moderator der NBC-Sendung »Meet the Press«, Tim Russert, in seinem Büro in Washington zusammen und starb an einem Koronarinfarkt. Ich wollte nicht, dass Bill, den anfangs irgendjemand einer Niedrigrisikogruppe zugerechnet hatte, ihm irgendwann folgte. Oberflächlich betrachtet hatte er ein geringes Risiko. Sobald wir aber einmal ein bisschen tiefer gegraben hatten, war klar, dass er durch die ja sichtbare und diagnostizierbare Plaquebildung ein sechsfach erhöhtes Infarktrisiko hatte und eben keiner Niedrigrisikogruppe angehörte. Hätte er nicht zu diesem Zeitpunkt einen Scan von sich machen lassen, wäre es nie dazu gekommen, dass er mit einem Kardiologen eine Vorsorgestrategie ausarbeiten konnte und seine Lebensgewohnheiten ein wenig änderte. Heute fühlt Bill sich für seine Gesundheit verantwortlich, dank seiner »Aufklärung durch Zufall«, die ihn bis ins Mark erschüttert hatte. Er denkt anders über das Leben und die Gesundheit und befolgt viele der Empfehlungen, die ich in meinem Buch gebe, zum Beispiel, sich tagsüber möglichst viel Bewegung zu verschaffen, gesunde Fettsäuren zu sich zu nehmen und einen regelmäßigen Tagesablauf einzuhalten.

Die Reaktion auf Bills Geschichte in den Medien war die sprichwörtliche Spitze des Eisbergs. Als wegen einer anderen These meines Buchs die nächste Debatte losbrach, war ich vorbereitet. Dass wir eine bessere Finanzierung für die Einführung und Verbesserung neuer Technologien brauchen, liegt nicht daran, dass heutige Ganzkörperscans oft noch zu unzuverlässig sind. Es geht hier nicht nur um das Scannen, sondern um Vorsorgemedizin ganz allgemein. Anstatt Milliarden für die Behandlung bereits Erkrankter auszugeben, müssen wir die Erkrankung von vornherein verhindern. Die Kostenerstattung für Vorsorgemaßnahmen ist in den USA unnötig kompliziert, und das aus einem leider nachvollziehbaren Grund: Die meisten Menschen wechseln mit jedem Arbeitgeber auch die Krankenkasse. Warum sollte eine Krankenkasse also Geld für etwas ausgeben, das erst Nutzen bringt, wenn der Betreffende dort längst nicht mehr Mitglied ist? Deshalb ist die Einstellung zur – und die Zahlungen für – Präventivmedizin eines der Dinge, die sich unbedingt ändern müssen. Die Behandlung eines Herzinfarkts kostet mehrere Zehntausend Dollar. Warum also nicht ein paar Hundert Dollar für Tests und ein Medikament ausgeben, um ihn zu verhindern? Das ist doch eine Investition mit einer großartigen Rendite!

Und damit zurück zu den Fragen, die ich beantworten wollte. Glaube ich immer noch an meine Empfehlungen? Und ob. Bei meinen Konfrontationen mit neugierigen Zweiflern und Kritikern weiß ich, dass ich mit meinen Überzeugungen nicht allein stehe. Die Wissenschaft ist auf meiner Seite, ich muss also nur auf die Daten verweisen. Und ich frage mich zwar manchmal, ob nicht irgendwann doch eine neue, stichhaltige Studie erscheinen wird, die mich widerlegt, aber bis jetzt war es immer genau andersherum. In den letzten Monaten sind Vitamin- und Nahrungsmittelergänzungspräparate immer stärker unter Beschuss genommen worden, und zwar von Amerikas Spitzeninstitutionen; ich habe kürzlich erschienene Studien über den Wert von Aspirin und Statinen zur Senkung des Risikos der »allgemeinen Sterblichkeit« (im Klartext also: des Risikos, vorzeitig zu sterben) gelesen, und ich verfolge kontinuierlich den rasend schnellen Fortschritt der Medizintechnologie, deren neueste Verfahren bald schon allgemein angewandt werden. Im Jahr 2014 wird die Food and Drug Administration ein Gerät genehmigen, das die Geheimnisse des Körpers nahezu in Echtzeit entschlüsseln kann. Circa 2015 werden Schnelluntersuchungen möglich sein; Ihr Arzt kann dann ein Gerät, das früher die Größe einer Waschmaschine gehabt hätte, in der Hand halten und damit in Ihr Inneres spähen. Im Jahr 2019 wird es tolle Geräte geben, mit denen man alle Körperproteine messen kann, die einsetzende Krankheiten wie auch Gesundheit anzeigen, und 2022 wird Ihnen die jährliche Vorsorgeuntersuchung wie eine Szene aus einem Science-Fiction-Film vorkommen.

Trotz all dieser guten Nachrichten weiß ich aber auch aus zahlreichen Gesprächen, dass vielen Menschen eine der wichtigsten Botschaften meines Buches entgangen ist. Meine Aussagen sind vielleicht kühn, apodiktisch und aggressiv, aber sie sind nicht pauschal oder allgemein gültig. Jeder Einzelne muss selbst herausfinden, wie er alle heute erhältlichen Informationen zusammenfügt und daraus das Beste für sich macht. Wir würden alle gut daran tun, die Lektionen im vorliegenden Buch als eine Art halb leere Leinwand zu betrachten, auf der schon einige breite Pinselstriche verteilt sind – eine Leinwand, die noch mit viel ausführlicheren Details auf der Ebene des Individuums und mithilfe zukünftiger Technologien, die sich am Horizont abzeichnen, zu bemalen ist. Mein Ziel ist es, Ihnen einige Konzepte vorzustellen, die Sie überdenken, debattieren und infrage stellen können. So schaffen wir den Kontext, den wir unbedingt brauchen, damit die Medizin für jeden von uns mehr Nutzen bringt. Das ist es auch, was uns letztlich helfen wird, die unnötigen Fehler, das unnötige Misstrauen und die unnötige Unwissenheit auszulöschen, die den Pfad zu diesem optimistischen Ziel des Endes aller Krankheit versperren.

Als ich vor Kurzem mit einem führenden Ernährungswissenschaftler über den Nutzen von Vitaminen diskutierte, rechtfertigte der Professor seine Überzeugung, dass die Einnahme von Vitaminen gesund sei, schließlich mit seinem »Bauchgefühl«. Tut mir leid, aber in meiner Welt reicht das einfach nicht. Ich bin für meine Aussagen zum Nutzen der Statine genauso angegriffen worden wie für meine Ablehnung von Vitaminpräparaten. Wenn ich umgekehrt argumentieren, Statine ablehnen und Vitamine propagieren würde, wäre ich wahrscheinlich derselben Menge an Kritik und unschönen Bezeichnungen ausgesetzt. (Und, um das klarzustellen, genau null Prozent meines Einkommens stammen von der Pharma- oder Nahrungsergänzungsmittelindustrie.) Ich habe früher Honorare für Vorträge vor Angestellten von Pharmakonzernen erhalten, aber ich habe nie Werbung für pharmazeutische Produkte gemacht. Es stimmt zwar, dass es einzelne, nicht replizierte Studien gibt, die meine Ansichten zu widerlegen scheinen, aber so arbeitet man in der Wissenschaft nicht. Hier zählt nicht die einzelne Studie, die zufällig den eigenen Standpunkt unterstützt, sondern alle Ergebnisse sämtlicher verfügbaren Studien zu dem Thema sind zu berücksichtigen. Das ist das Verfahren der Metaanalyse, und alle meine Empfehlungen beruhen auf Studien, die diesem Goldstandard genügen. Das wird auch immer so bleiben. Und wenn eines Tages die Forschung eine anerkannte »Wahrheit« widerlegt oder zu einer scheinbar sicheren Tatsache plötzlich einen völlig anderen Standpunkt einnimmt, dann werde ich diese neue Erkenntnis mit Interesse und vorbehaltlos begrüßen.

Am Schluss des Buches habe ich einen Abschnitt mit Fragen und Antworten hinzugefügt, der auf Anliegen eingeht, mit denen Tausende von Menschen sich an mich gewandt haben. Ich habe zahlreiche Gemeinsamkeiten in den vielen Reaktionen auf meine Ansichten festgestellt, besonders bei jenen, die sie missverstanden haben. Wenn Sie sich also fragen, warum ich zum Beispiel dauernd für die Einnahme von Aspirin und Statinen eintrete und gleichzeitig Vitamine und dergleichen ablehne, dann sollten Sie diesen Abschnitt aufgeschlossen lesen. Es sind aber auch diejenigen willkommen, die nur nach neuer Munition suchen, um sie auf mich abzufeuern. Wir brauchen diese Diskussionen. Sie sind der Treibstoff der Fahrzeuge, die unser Leben sind, mit ihnen gelangen wir an unser Endziel: so zu sterben, wie wir es uns wünschen – in Würde, in Frieden, bei guter geistiger und so viel körperlicher Gesundheit wie möglich.

Dr. David B. Agus, Juni 2012

Randbemerkungen

Wie ein Krebsarzt seiner größten Herausforderung
begegnet: alle Krankheiten zu besiegen

> Wenn du den Frieden willst, verstehe den Krieg.
>
> B. H. Liddell Hart, *Strategie* (1954)

In den letzten beiden Jahrzehnten habe ich eine eigene Betrachtungsweise für die Beziehung des menschlichen Körpers zu Gesundheit und Krankheit gefunden. Sie hat mir ermöglicht, die bestgehüteten rationalen Ansichten zum Thema Gesundheit infrage zu stellen. Vielleicht ist dies das Ergebnis meiner Arbeit in den letzten 20 Jahren – meines Kampfs gegen den Krebs als Arzt und Forscher. Ich fühle mich, als hinge ich gemeinsam mit meinen Kollegen über dem Rand einer Klippe, wenn ich nach besseren Heilmethoden für diese grassierende Krankheit suche, die auch heute noch weit mehr Opfer fordert, als sie sollte. Krebstherapie ist die riskanteste Sparte der Medizin, weil es, ehrlich gesagt, oft nur wenig Hoffnung auf Heilung gibt und die Behandlung heute noch genauso ineffektiv ist wie seit eh und je. Die Statistiken machen mich wütend, der mangelnde medizinische Fortschritt enttäuscht mich und das rückwärtsgewandte Denken, dem sich die Wissenschaft weiterhin zuwendet und das zweifellos unsere Jagd nach der Wunderwaffe behindert, bringt mich zur Verzweiflung.

Mit diesem Buch möchte ich einen Schritt von dieser Front zurücktreten und über meine Erfahrungen sprechen, die ganz allgemein mit dem Thema Gesundheit zu tun haben. Wie es in einem alten Sprichwort heißt, muss man in den Krieg ziehen, um den Frieden zu verstehen. Der Krieg gegen den Krebs ist in vieler Hinsicht zerstörerisch und hässlich, aber er bringt viele Erfahrungen, die uns helfen können, zukünftige Kriege zu vermeiden und den Frieden auszuweiten. Das Ziel sollte schließlich sein, anstatt Kriege zu gewinnen, keine mehr führen zu müssen. Das gilt besonders in der Medizin.

Einige von Ihnen leiden vielleicht nicht an Krebs, aber ich vermute, auch Sie möchten gerne wissen, wie Sie ihn vermeiden. Außerdem möchten Sie bestimmt wissen, wie Sie jenes anscheinend unfassbare Ziel erreichen, »gesund« zu sein – also das friedvolle Wohlbefinden Ihres Körpers zu maximieren. Genau wie ich bei meiner Tätigkeit bestimmte »Regeln« durchbreche, um neue Theorien über Krebs zu überprüfen, bricht auch dieses Buch »Regeln«, und zwar mit demselben Ziel: um vielleicht Leben zu retten. Ich ahne schon, dass ich damit genau wie bei meinen Vorträgen eine Mischung aus Neugier, Unglauben, Staunen und manchmal Wut auslösen werde, tue es aber trotzdem, und zwar aus ebenso gutem Grund: um Ihr Leben zu verlängern und damit Sie sich in jedem einzelnen Lebensjahr besser fühlen. Was Sie hier lesen, ist, kurz gesagt, etwas anderes als in jedem anderen Gesundheitsratgeber – oder überhaupt in jedem Ratgeber. Es ist einerseits ein Manifest, andererseits aber auch ein Lebensplan.

Nehmen Sie sich einen Moment Zeit und stellen Sie sich vor, wie es wäre, bei guter Gesundheit 100 oder mehr Jahre alt zu werden, bis Ihr Körper eines Tages einfach den Hauptschalter umlegt und sich verabschiedet. Sie sterben friedlich im Schlaf, nachdem Sie am Abend zuvor noch ein Tänzchen hingelegt haben. Sie sterben nicht an einer bestimmten Krankheit, und Sie siechen auch nicht langsam an einer jahre- oder gar jahrzehntelangen Auszehrung dahin. Die meisten Menschen können sich gar nicht vorstellen, den Leiden zu entgehen, die so oft das Leben vorzeitig und oft genug schlagartig beenden. Dennoch möchte ich, dass Sie daran glauben, ein langes, erfülltes, gesundes Leben leben zu können – denn es ist möglich. Das Ende von Krankheit ist näher, als Sie vielleicht denken! Das ist mein Wunsch für Sie. Um diese übermenschliche Leistung zu vollbringen, müssen Sie allerdings den Begriff Gesundheit aus einer neuen Perspektive betrachten und sich einige Grundsätze des Wohlbefindens zu eigen machen, die vermutlich allem widersprechen, was Sie gelernt haben.

Ich gehe davon aus, dass Sie eine vernünftige, überlegt handelnde Persönlichkeit sind. Sie informieren sich und wissen, welche medizinischen Studien gerade in den Schlagzeilen sind. Sie nehmen täglich Ihr Multivitaminpräparat und finden Zeit für ein bisschen Ausgleichssport. Vielleicht machen Sie sich Sorgen wegen der Umweltverschmutzung, der Pestizide und der Qualität des Trinkwassers, das die Wasserwerke liefern. Sie wissen auch, dass Sie eigentlich für mehr Nachtschlaf sorgen und mehr Obst und Gemüse und weniger gesättigte Fettsäuren essen sollten. Aber was ist, wenn ich Ihnen jetzt sage, dass diese universellen Grundsätze womöglich gar nicht stimmen? Was, wenn alles, was Sie über Gesundheit wissen, *falsch* wäre?

Was *ist* denn eigentlich Gesundheit? Das ist scheinbar eine einfache Frage, auf die es auch eine einfache Antwort geben sollte. Ist sie eine Zahl, wie Ihr Gewicht oder Ihr Cholesterinspiegel? Oder eine Lebensweise – ein aktives Leben und »gesunde« Ernährung? Ich wünschte, es wäre so einfach. In unserem Zeitalter, in dem wir mit der explosionsartigen Zunahme des medizinischen Wissens längst nicht mehr Schritt halten können, brauchen wir eine neue Methode, um zu entscheiden, was gesund für uns ist. Wenn jemand mit Krebs im fortgeschrittenen Stadium zu mir als Krebsarzt kommt, dann kann ich ihm kaum noch Hoffnung machen. Das sage ich nicht achselzuckend oder hartherzig, sondern, weil es die Wahrheit ist. Ich bin Realist, und die Realität von Krebs und vielen anderen tödlichen Krankheiten ist erschreckend. In einem Zeitalter, in dem wir innerhalb von Sekunden mit einem Mobiltelefon mit beliebigen Menschen weltweit kommunizieren können, ist es eigentlich eine Schande, dass Technologie und Innovation in der medizinischen Forschung und Therapie so altertümlich, überholt und, man kann es ruhig sagen, in manchen Fällen geradezu primitiv geblieben sind.

Ich habe drei Hauptgründe, dieses Buch zu schreiben: Erstens möchte ich ein neues Gesundheitsmodell vorstellen, das Ihre Ansichten über den menschlichen Körper vollkommen verändern wird; zweitens möchte ich zeigen, wie Sie dieses Modell durch geschickte Strategien und praktische Verhaltensweisen auf Ihr eigenes Leben anwenden können; drittens möchte ich Ihnen erstaunliche medizinische Technologien erklären, die entweder bereits zur Verfügung stehen oder sich im Entwicklungsstadium befinden und die Ihnen helfen können, die Lebensqualität und das hohe Alter zu erreichen, die Ihnen zustehen. Mit den in diesem Buch enthüllten Informationen werden Sie einen völlig neuen Weg beginnen, und Ihr Leben wird sich zum Besseren wenden.

Eine Warnung vorweg: Einiges von dem, was ich schreibe, und einige meiner Ratschläge werden Ihnen zunächst nicht gefallen. Sie werden mit Fakten und Konzepten vertraut gemacht, die allem widersprechen, was man Ihnen als »richtig« oder »gesund« beigebracht hat. Meine Ansichten darüber, was einem Menschen Wohlbefinden oder auch Unwohlbefinden bringt, weichen mitunter von der etablierten Denkweise ab. In dieser Hinsicht ist mein Buch ein Manifest im wahrsten Sinne des Wortes – eine kühne Deklaration, die ein neuartiges Bild des Körpers und seiner gewaltigen Mechanismen zeichnet, die ihn entweder stetig zur Gesundheit hin- oder von ihr wegtreiben.

Die Grundannahme des Buches lautet, dass wir alle – ob wir in einem Heilberuf tätig sind oder nicht – seit Jahrzehnten falsch über Gesundheit und den Körper denken. Wir versuchen stets, unseren Begriff vom Körper und seinen Leiden auf einen einzigen Punkt zu konzentrieren – sei es eine Mutation, ein Bakterium, ein Defizit oder einen Zahlenwert wie Blutdruck oder Blutzucker. Anstatt unseren Körper als das außerordentlich komplexe System zu begreifen, das er ist, suchen wir ständig nach dem einzelnen Gen, das aus der Bahn geraten ist, oder dem »Geheimnis« der Gesundheit. Diese Kurzsichtigkeit hat uns von einer wesentlichen Sichtweise abgebracht, mit der wir uns in diesem Buch befassen wollen und die nicht nur die Art und Weise verändern wird, in der wir uns um uns selbst kümmern, sondern auch die Art und Weise, wie wir die Zukunft von Behandlungsmethoden und mitunter auch von Heilmitteln vorantreiben. Sie hat uns Ärzte auch verführt, unseren hippokratischen Eid zu brechen, nach dem wir dem Patienten nicht schaden dürfen. Denn die Wahrheit ist leider, dass einige Ärzte den Patienten sehr schaden. Das gesamte Konzept, keinen Schaden anzurichten, ist völlig korrumpiert worden; die Medizin ist in eine extreme Position geraten, wo sie nur noch von wenigen Daten gerechtfertigt und von falschen oder unbewiesenen Behauptungen überrannt wird. Und das kann einem Angst machen.

Ein Systembegriff wird geboren

Als ich eines Tages im Jahr 2004 vom Cedars-Sinai-Hospital zu meiner Klinik in L.A. unterwegs war, fiel mir im Schaufenster des Krankenhauskiosks die neueste Ausgabe des Wirtschaftsmagazins *Fortune* auf. Die Schlagzeile auf dem Titelblatt lautete »Warum wir den Kampf gegen den Krebs verlieren«. Der Artikel dazu stammte von Clifton Leaf, selbst ehemals krebskrank, dessen Leben durch eine Therapie gerettet worden war, die sich noch im klinischen Versuchsstadium befand, als er sich ihr in den 1970er-Jahren als Teenager unterzog. Ich war ziemlich beeindruckt, denn jeder Krebsarzt, der eine solch entmutigende Schlagzeile und einen so wohldurchdachten Essay liest, muss sich in seinem ureigenen Tätigkeitsbereich als Versager fühlen. Als bei Clifton die Hodgkins'sche Krankheit festgestellt wurde, brachten ihn seine Eltern aus New York City in ein Krankenhaus einer anderen Stadt dieses Staates, damit er dort eine damals noch experimentelle Therapie machen konnte, ein ziemlich brutales Verfahren, zu dem auch MOPP gehörte, die erste Kombinationschemotherapie, die erfolgreich gegen diese Krankheit eingesetzt wurde. Sie wurde im Wechsel mit Bestrahlungen durchgeführt, nach denen ihm wiederum die Schilddrüse entfernt werden musste, die irrtümlich mitbestrahlt worden war. Aber die Behandlung führte zur Heilung, und Clifton wurde zu einem Streiter für die Sache der Krebspatienten. Er tritt jetzt weltweit bei großen Fachkonferenzen als Vortragsredner auf und bringt eine erfrischende, leidenschaftliche Note in die wissenschaftliche Diskussion, sowohl als preisgekrönter Journalist wie als energischer Patientenanwalt, dem es darum geht, dass die richtigen Prioritäten gesetzt werden.

Clifton brachte in seinem Artikel mehrere bemerkenswerte Ansichten vor. Am wichtigsten war dabei seine Erklärung, wie wir – als Gesellschaft, aber spezifischer innerhalb der Heilberufe – uns heutzutage der Biologie nähern. In den letzten 50 Jahren haben wir uns darauf konzentriert, die einzelnen Eigenschaften des Krebses zu verstehen, um ihn zu behandeln, anstatt uns direkt zu bemühen, ihn zu *kontrollieren*. Wir haben vergessen, dass Krebsbehandlung mit Krebsvorsorge beginnt und dass es entscheidend ist, den Krebs bereits im Frühstadium zu entdecken, wenn es eine Chance geben soll, die Krankheit zu verhindern oder zu kontrollieren, bevor sie in ihr tödliches Stadium eintritt. Wenn es der Wissenschaft nur noch um winzige Verbesserungen der Therapie anstatt um einen Durchbruch geht, dann verliert sie ihr Ziel aus den Augen.

Sind wir deshalb im »Krieg« gegen den Krebs innerhalb der letzten fünf Jahrzehnte kaum vorangekommen? Erklärt sich so die immer größere Lücke zwischen den Therapiefortschritten bei Krebs und anderen Krankheiten? Solche bohrenden Fragen fingen an, mich zu beschäftigen. Ich bin schließlich ein Krebsarzt, der gegen Krebs nicht viel ausrichten kann. Die Medizin hat in den letzten 100 Jahren außergewöhnliche Fortschritte gemacht, aber auf meinem Fachgebiet haben sie schon vor Jahrzehnten damit aufgehört.

Unsere Ansichten über das Leben entwickeln sich normalerweise langsam weiter, aber sie können sich auch in einem einzigen Augenblick schlagartig verändern, wenn eine neue Tatsache bekannt wird. Meine Ansichten über Gesundheit begannen sich ernsthaft zu verändern, als ich Cliftons Artikel las, und schlugen dann in ein neues Muster um, als ich eines Abends mit einem Physik-Nobelpreisträger darüber sprach. Im Juli 2009 hatte ich nämlich das Glück, bei einem Abendessen in Aspen, Colorado, Murray Gell-Mann kennenzulernen, den Physiker, der vor fast 50 Jahren die Existenz der Quarks postuliert hat. Dabei handelt es sich um die grundlegenden Bausteine jeglicher Materie im Universum, grundlegender als Elektronen. Murrays Arbeit war ein entscheidender Beitrag zu unserem Verständnis des Aufbaus des Universums auf der subatomaren Ebene. Er erhielt bereits 1969 den Nobelpreis für Physik, auch wenn sein Entwurf erst 1977 experimentell bestätigt wurde.

Mit seinen 79 Jahren hätte Murray kein netterer und fesselnderer Gesprächspartner sein können; dazu kam noch sein ansteckendes Lächeln. Ich verknallte mich sofort – intellektuell gesehen – in seine Lebensfreude und seine Brillanz und lauschte gespannt seinen Erzählungen über seine Tätigkeit in der Physik. Genauso wenig wie Gedanken kann man Quarks sichtbar machen, auch nicht mit der fortgeschrittensten Technologie, und als Murray seine Ideen entwickelte, musste er sich auf abstrakte Daten verlassen und die Existenz der Quarks aus ihnen erschließen. Mein Aha-Erlebnis hatte ich, als er von den komplexen Systemen erzählte, mit denen er es in der Physik zu tun hatte, und von den Modellen, die er konstruierte, um diese Systeme zu verstehen. Warum gingen die Ärzte nicht auch so an die Medizin heran? Warum versuchten wir nicht, mit all den Daten, die wir sammelten, ein Modell zu konstruieren, um Krankheiten und damit umgekehrt auch die Gesundheit zu verstehen? Ich suchte nach einer Modellvorstellung aus der Medizin, die Murrays Quark-Modell entsprach, und fand nichts. Das Wort *Onkologe* bedeutet wörtlich »jemand, der sich mit Massen oder Tumoren befasst.« Murray definierte bestimmte Massen (wenn auch subatomare) mit physikalischen Begriffen, während ich versuchte, biologische Massen zu verstehen, die mit Abnormität und Chaos zu tun hatten. Ich fragte mich, wie ich Murrays Denkweise auf meine eigene Welt anwenden könnte.

Seit jenem Abend habe ich erfreulicherweise zahlreiche Gelegenheiten zum Meinungsaustausch mit Murray gehabt (und ich habe das Glück, dass er sich als Presidential Professor für Physik und Medizin an der University of Southern California meinem Forschungsteam angeschlossen hat, sodass wir enger zusammenarbeiten können). Trotz des Generationenunterschieds kommen wir so gut wie alte Freunde miteinander aus. So sehr wir das Arbeitsgebiet des jeweils anderen bewundern, fasziniert uns doch auch, wie unsere Denkweisen sich, geprägt von diesen Fachgebieten, voneinander unterscheiden. Als Murray mir geradeheraus sagte: »Betrachte den Krebs als *System*«, sah ich auf einmal alles ganz anders – den Krebs und unseren Behandlungsansatz; Krankheiten und unseren medizinischen Ansatz allgemein; sogar die Gesundheit insgesamt. Ich konnte der Frage nicht ausweichen: Hält unsere Sichtweise des Krebses uns davon ab, ihn zu heilen? Und hindert uns diese falsche Sichtweise womöglich daran, überhaupt Erfolge in der Medizin zu erzielen?

Wie ich in diesem Buch darlegen werde, halte ich Krebsfrüherkennung für äußerst wichtig. Den Krebs so früh wie möglich festzustellen, ist gegenwärtig unsere einzige Chance, ihn effektiv zu bekämpfen. Wenn wir bestimmten Gesundheitsregeln folgen, können wir die meisten Krebsarten verhindern. Aber das gilt nicht nur für Krebs. Durch zielgerichtete Vorsorge können wir viele Krankheiten abwehren, und darum geht es in diesem Buch.

Um es klar zu sagen: Das vorliegende Werk ist kein »Krebsbuch«. Wir sollten den Krebs weniger als schwere Krankheit und bedrohlichen Feind sehen denn vielmehr als Metapher für die Gesamtheit aller Krankheit in der Welt. Der Krebs ist die am weitesten entwickelte aller Krankheiten. Er ist nicht isoliert. Siddhartha Mukherjee beschreibt ihn als »König aller Krankheiten« – als die Nemesis, die auf jede dritte Frau und jeden zweiten Mann irgendwann in ihrem Leben wartet. All die Intelligenz und all das Geld, die gegenwärtig in die Krebsforschung investiert werden, bewirken in diesem sogenannten Krieg kaum etwas. Es ist an der Zeit, nicht nur unsere Ansichten über den Krebs, sondern auch über Gesundheit und Wohlbefinden an sich zu ändern. Wir brauchen eine radikal andere Denkweise, die uns zu Durchbrüchen auf allen Gebieten der Medizin führen kann. Zu dieser neuen Denkweise gehört auch, dass wir uns anders als bisher um unseren Körper kümmern und für jeden einzelnen Menschen definieren, was Gesundheit eigentlich bedeutet – denn sie bedeutet nicht nur die Abwesenheit von Krankheit.

Eine Karriere voller Fragen

Für die Biologie des Menschen interessiere ich mich schon, solange ich denken kann. Als Kind interessierte ich mich früh für die Naturwissenschaften und wollte schon immer in einem Labor arbeiten. Über die Jahre habe ich viele bemerkenswerte Lehrer gehabt, darunter meinen Vater, einen Arzt, der mich immer forderte und wollte, dass ich neugierig blieb. Nachdem ich eine Zeit lang an den National Institutes of Health und dem Johns Hopkins Hospital gearbeitet hatte, wurde es dann Zeit, mich für eine medizinische Fachrichtung zu entscheiden. Onkologe zu werden bedeutete, so erklärte man mir, »Karriereselbstmord«. Man riet mir stattdessen, in die Kardiologie oder die Lungenmedizin zu gehen, wo man »etwas bewirken« könne. Wer Kliniker am Johns Hopkins Hospital gewesen sei, habe Besseres zur Auswahl als das Memorial Sloan-Kettering Cancer Center in New York, um sich dort mit Krebsmedizin zu befassen, einem seinerzeit vertrocknenden Zweig der Medizin ohne Hoffnung oder Fortschritt. Ich höre noch, wie mich meine Vorgesetzten von der Hopkins-Klinikleitung fragten, was ich in einem Fachgebiet wolle, in dem man die Patienten vergiftete und es ihnen nicht einmal half. Ich sah das anders und folgte meinem Wunsch, mich auf die Behandlung von Lymphomen zu spezialisieren, bevor ich mich der Erforschung von Prostatakrebs, der klinischen Behandlung und der Medikamenten- und Technologieentwicklung, zuwandte. Ich glaubte nicht, dass die Onkologie eine Sackgasse war. Ganz im Gegenteil sah ich sie als eines der wenigen medizinischen Gebiete, auf denen Ärzte und Patienten die Tradition hinter sich ließen und Risiken eingingen, um mangels Auswahl bessere Behandlungsmethoden zu finden. Ich wollte die im Labor gefundenen Lösungen sofort in der Therapie anwenden können und Anteil an der Zukunft der Krebsmedizin haben.

Ende der 1990er-Jahre gründete ich Oncology.com, seinerzeit das größte Internetforum auf diesem Gebiet. Mein Abenteuer begann gerade erst. Als Andy Grove, der ehemalige CEO und Vorsitzende von Intel und einer meiner liebsten Lehrer, mich drängte, an die Westküste zu gehen, wusste er, dass ich danach strebte, etwas Besonderes zu tun. Ich weiß noch, wie Andy am 13. Mai 1996 auf der Titelseite von *Fortune* erschien, um im Heft über Diagnose und Behandlung seines Prostatakrebses zu sprechen, einer Krankheit, die viel zu lange totgeschwiegen worden war. Inspiriert von vielen Gesprächen mit ihm und dem Unternehmergeist der Westküste zog ich mit meiner jungen Familie nach Kalifornien, wo ich die Verbindungen zu knüpfen begann, die mich meine Kinderträume erfüllen lassen würden. Ich wurde zum Mitgründer von Applied Proteomics and Navigenics, zwei Firmen für Gesundheit und Wohlbefinden (deren Technologien ich später noch erklären werde); und ich übernahm Führungspositionen an herausragenden Institutionen, unter anderem dem Cedars-Sinai Medical Center, der University of California Los Angeles und der University of Southern California. Ich hatte das Gefühl, dass die Zukunft der Medizin in einer Verbindung von Technologie und Biologie liegen würde und dass ich mich in einer Vielfalt von Projekten in verschiedenen Wirtschaftszweigen engagieren musste, die alle mit meiner eigentlichen Mission verbunden waren, nämlich die Chancen der Patienten zu verbessern und Einfluss auf die Rolle zu nehmen, die Krankheit in unserem Leben spielt. Es ist diese Mission, die mir die Erkenntnis gebracht hat, dass wir in unseren Ansichten über Gesundheit vom Kurs abgekommen sind – und wie wir wieder zurückfinden.

Über dieses Buch

Ursprünglich sollte das Buch den Titel *Was ist Gesundheit?* tragen und damit auf die Schrift *Was ist Leben?* des bekannten Physikers Erwin Schrödinger von 1944 anspielen, die dem Laien die angeborenen körperlichen Antriebskräfte des Lebens erklären sollte. Ich strich allerdings das Wort »Gesundheit« sofort wieder aus dem Titel, nachdem mir ein Freund in einer E-Mail offen geschrieben hatte: »Für mich klingt ›Gesundheit‹ immer nach etwas, das angeblich gut für mich ist, aber scheußlich schmeckt.« Diese Reaktion auf meinen Titelvorschlag ist gleich ein Beispiel für das Problem, das ich angehen möchte. Unsere gegenwärtigen Ansichten über Gesundheit sind dermaßen von Vorschriften und Hörensagen geprägt, dass wir vergessen haben, worum es eigentlich geht. Mit diesem Buch hoffe ich, Missverständnisse aus dem Weg zu räumen und Energie und Ressourcen auf eine neue Definition von Gesundheit zu konzentrieren.

Eine der wichtigsten Botschaften lautet, dass es in Gesundheitsfragen keine »richtige« Antwort gibt, sondern immer mehrere. Sie müssen selbst entscheiden, was für Sie am besten ist, wobei Sie von Ihren persönlichen Wertvorstellungen, Ihrem individuellen Gesundheitszustand und den Ratschlägen Ihres Arztes ausgehen sollten. Meine Aufgabe ist es dabei, Ihnen mit diesem Buch Verständnishilfen an die Hand zu geben, damit Sie diese Entscheidungen selbst treffen können. Dabei werde ich Fragen ansprechen, die Sie sich wahrscheinlich noch nie gestellt haben. Zum Beispiel:

- Wie kann ein kurzer Blick auf die Proteine des Körpers Ihnen auf der Stelle mehr über Ihren Gesundheitszustand sagen als ein Auslesen Ihres genetischen Codes?
- Was haben Blutfettsenker wie Sortis® und Crestor® mit der Schweinegrippe und der Alzheimer-Krankheit gemeinsam?
- Welche beiden lebensrettenden Produkte, die man für weniger als zehn Dollar in jedem Wal-Mart bekommt, tragen Beamte der US-Seuchenschutzbehörde Centers for Disease Control and Prevention ständig bei sich?
- Stören einige der meistgeschätzten Gesundheitsgaranten wie Vitamine, Nahrungsergänzungsmittel und sogar frisch gepresste Obst- und Gemüsesäfte den vom Körper bevorzugten Seinszustand?
- Wie kann ein Medikament, das nie in Kontakt mit einer Krebszelle kommt, eine ganze Kolonie von Krebszellen auslöschen?
- Was ist das Wichtigste, das Sie noch heute tun können, ohne

einen Cent dafür auszugeben, das aber Ihre Gesundheit, Ihr Glück und Ihre Langlebigkeit enorm fördern wird?

Mit anderen Worten, was haben wir bisher beim Entschlüsseln des Geheimnisses der Krankheit übersehen? Und was wird Ihren Weg zu robuster und lang dauernder Gesundheit definieren? Diese Fragen werde ich beantworten. Dafür bedarf es einer gedanklichen Anstrengung und einer Änderung der Sichtweise: Sie müssen Ihren Körper als ein einmalig komplexes Geschöpf verstehen, Ihre Gesundheit selbstständig neu definieren und mithilfe der von mir sogenannten »Metrik« Ihren Gesundheitszustand regelmäßig überprüfen. Ich werde die verschiedenen Möglichkeiten erläutern, wie Sie Ihre Metrik definieren und Ihre Gesundheitsfürsorge personalisieren können. Ein Glas Rotwein pro Tag kann zum Beispiel für die Gesundheit Ihres besten Freundes gut sein, aber bei Ihnen das Risiko für bestimmte Krebsarten steigern. Viele »Rezepte« in diesem Buch sind überraschend praktisch und einfach, etwa der Rat, bequeme Schuhe zu tragen und täglich um dieselbe Zeit zu Mittag zu essen. Dabei möchte ich Sie gleichzeitig zum Nachdenken über zahlreiche heilige Kühe bringen, etwa die Vorstellung, einen niedrigen Vitamin-D-Spiegel mit Nahrungsmittelzusätzen beheben zu müssen oder mit ein- bis zweistündiger Morgengymnastik einen im Sitzen verbrachten Tag ausgleichen zu können. Ich werde Mythen und Fehlinformationen aufdecken und hoffe, dass es Sie dazu anregt, noch heute praktische Schritte zu unternehmen, die Ihnen ein gesünderes Leben ermöglichen.

Anders als in typischen Diätratgebern, die Ihnen jeden Tag, jede Mahlzeit und jede Kalorie vorschreiben, sind meine Empfehlungen nicht besonders fordernd. Ich möchte Ihnen nicht vorschreiben, wie Sie leben oder was Sie essen sollen. Ich möchte Ihnen auch keine Diagnose stellen. Stattdessen möchte ich Ihnen die Möglichkeit geben, die Kontrolle über Ihren Körper und über Ihre zukünftige Gesundheit selbst in die Hand zu nehmen. Die Vorschläge, die Sie hier finden, sind eher Algorithmen für einen Lebensstil – Denkhilfen für die Abwägung der unendlichen Auswahlmöglichkeiten, die wir in unserem Leben haben. Diese Auswahl muss entsprechend unseren Werten und den persönlichen ethischen Ansichten und Verhaltensregeln getroffen werden. Weil es keine einheitliche Antwort auf die Frage gibt, was Gesundheit ist, führen diese Richtlinien zu ebenso vielen »gesunden« Lebensweisen, wie es Leser gibt.

Mein Ziel ist es, Ihnen zu helfen, so gesund wie möglich zu sein, ob Sie gegenwärtig gerade mit einer Krankheit zu kämpfen haben oder nicht. Ich möchte Sie ermutigen, sich Ihr Verständnis von Gesundheit genau anzusehen und Ihren Geist für eine veränderte Sichtweise zu öffnen. Ihr Leben könnte sich dadurch bedeutend verbessern.

Dass wir überhaupt daran erinnert werden müssen, was gesundes Leben heißt, obwohl uns die Medien täglich mit Ratschlägen bombardieren, ist ein deutliches Zeichen unserer Verwirrung. Ich kann nur hoffen, dass Sie beim Lesen dieses Buches nicht nur das Wissen mitbekommen, wie Sie sich der modernen Wissenschaft und Medizin bedienen, um Vorteile daraus zu ziehen, sondern auch die Weisheit, das Gute vom Fragwürdigen zu trennen, um die besten Entscheidungen für sich selbst treffen zu können. Außerdem hoffe ich, dass Ihre Zukunft von der Freiheit der Entscheidung bestimmt sein wird und dass diese Sie, wenn es notwendig ist, auf den Weg der Heilung führt. Nur Sie selbst können Krankheit überwinden.

Teil I

Die Kunst, Ihre Gesundheit zu definieren

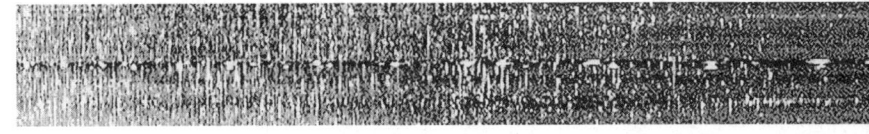

Wenn ich dieses Buch in einem einzigen Satz zusammenfassen sollte, dann würde ich ihn so formulieren: Lernen Sie sich selbst kennen. Das meine ich nicht auf irgendeine kosmische oder auch nur rein psychologische Weise. Ich bin ein entschiedener Anhänger der sogenannten personalisierten Medizin, deren Schwerpunkt es ist, Ihre Gesundheitsversorgung Ihren spezifischen Bedürfnissen anzupassen, entsprechend Ihrer Physiologie, Ihren Genen, Ihrem Wertesystem und Ihrer persönlichen Lage. Jetzt bricht endlich die aufregende Zeit in der Medizin an, in der wir die Technologie haben, um Behandlung und Vorsorge so maßgerecht auf den Einzelnen zuzuschneiden wie einen Maßanzug oder ein Haute-Couture-Kleid. Aber Sie müssen den Anfang machen und sich zunächst einmal auf eine Art und Weise kennenlernen, die Ihnen vermutlich neu ist.

Gegenwärtig leben die meisten von uns nach pauschalen, allgemeinen Richtlinien, die Kleidungsstücken mit Einheitsgröße gleichen. Möchten Sie zum Beispiel abnehmen, dann wählen Sie eine Diät, die jedem empfohlen wird und die wahrscheinlich vorschreibt, mehr Fasergemüse und weniger raffinierten Zucker zu essen. Wenn Sie Ihr Krebsrisiko mindern möchten, sagt man Ihnen, Sie sollen sich keinem Tabakrauch aussetzen, regelmäßig Sport treiben und schön brav zu Ihren Vorsorgeuntersuchungen gehen. Aber stellen Sie sich vor, wie es wäre, wenn Sie genauere Auskunft über die zukünftige Entwicklung Ihres Gesundheitszustands bekommen könnten und dazu genauere Regeln, die sie heute befolgen könnten. Wie wäre es zum Beispiel, wenn Sie genau wüssten, mit welchem Rezept Sie ab sofort für immer 20 Pfund abnehmen könnten, oder eine genaue Liste hätten, was Sie tun und vermeiden müssten, um sich immer wohlzufühlen und gut in Form zu sein, oder wie viel Sie von Medikament X nehmen müssten, um die Krankheit Y erfolgreich und ohne Nebenwirkungen zu bekämpfen? Das ist genau das, was uns die personalisierte Medizin verspricht.

Noch einmal sei aber betont, dass Sie nur dann in den Genuss dieser Vorteile kommen, wenn Sie sich selbst wirklich gut kennenlernen. In der Gesundheitsvorsorge gibt es keine Einheitsgröße; Sie können also erst dann das lange und glückliche Leben, das Sie erwartet, genießen, wenn Sie wissen, was Ihnen »passt«.

Die folgende Checkliste war ursprünglich tief im Innern des Buchs vergraben – sie kam erst, nachdem ich eine Menge Gelegenheit zum Erklären und Geschichtenerzählen hatte –, doch ich habe sie jetzt nach vorn gezogen, damit Sie schon einen ersten Schritt in die richtige Richtung tun können, bevor ich auf den nächsten paar Hundert Seiten meine Ratschläge detailliert vorstelle. Der Fragebogen sollte ursprünglich zur Vorbereitung auf Arztbesuche dienen und Ihnen Hinweise liefern, wonach Sie Ihren Arzt fragen sollten. Beim Zusammenfügen dieses Buches wurde mir dann klar, dass man ihn am besten schon vor dem Lesen beantworten sollte, um sich selbst besser kennenzulernen, bevor das Abenteuer beginnt. Außerdem weiß ich, dass Sie so schnell wie möglich erfahren möchten, was Sie tun sollen, und obwohl sich im ganzen Buch zahlreiche »Gesundheitsregeln« finden, viele davon jeweils am Ende eines Kapitels, können Sie sich hier schon einmal mit einigen Konzepten vertraut machen, bevor Sie beim Weiterlesen darüber nachdenken und meine Ratschläge in Ihr Leben einbauen.

Persönlicher Fragebogen zur Bestandsaufnahme Ihrer Gesundheit

Gesamtbefinden: Wie geht es Ihnen? Das ist auf jeden Fall die wichtigste Frage, die Sie sich selbst stellen müssen. Auch wenn es Ihnen heute blendend geht, wie haben Sie sich gestern gefühlt? Geht es Ihnen manchmal schlecht?

Gibt es ein Muster? Fällt es Ihnen schwer, morgens aus dem Bett zu kommen?

Energie: Wie würden Sie Ihre persönliche Energie auf einer Skala von eins bis zehn einstufen? Wie hat sie sich im letzten Jahr verändert?

Tagesablauf: Wie regelmäßig sind Ihre Essens-, Sport- und Schlafenszeiten? Sind sie jeden Tag gleich oder unterschiedlich?

Atmung: Fällt Ihnen etwas Ungewöhnliches auf? Hören oder spüren Sie ein Rasseln beim Atmen? Tut es weh, wenn Sie tief einatmen? Müssen Sie dabei husten? Beantworten Sie diese Fragen sowohl für den Ruhezustand als auch den Zustand nach körperlicher Anstrengung.

Anstrengung: Wie viel körperliche Anstrengung vertragen Sie, ohne sich unwohl zu fühlen? Hat sich diese Größe im Vergleich zum Vorjahr verändert? Tut Ihnen etwas weh oder fühlt sich merkwürdig an, wenn Sie sich bewegen oder körperlich anstrengen?

Gehen: Hat sich Ihr Gang in letzter Zeit verändert? Haben Sie neuerdings eine schiefe Körperhaltung, wenn Sie gehen? Beugen Sie sich stärker vor? Fällt es Ihnen schwer, völlig aufrecht zu gehen?

Körperempfinden: Fühlt sich irgendetwas in Ihrem Körper anders als sonst oder ungewöhnlich an? Wie steht es zum Beispiel mit Ihrem Geruchssinn? Ist er so gut wie immer? Schwächer?

Haut: Wenn Sie nackt vor dem Spiegel nach ungewöhnlichen Flecken, Gewächsen oder Beulen suchen, finden Sie dann etwas? Hat sich etwas verändert, seitdem Sie zum letzten Mal nachgeschaut haben? Hinterlassen Ihre Sockenbündchen Eindrücke an den Knöcheln? (Das könnte bedeuten, dass Ihr Herz nicht richtig arbeitet und sich Flüssigkeit im Gewebe ansammelt, was das Risiko einer Thrombose steigert.)

Haare: Hat sich Ihr Haarwuchs auf irgendeine Weise verändert – Dichte, Brüchigkeit, Verlust/Wachstum und so weiter? Sind Ihre Knöchel haarlos geworden? Das könnte auf eine Durchblutungsstörung hindeuten, besonders bei Männern. Oder wachsen Ihnen Haare an merkwürdigen Stellen, auf den Armen etwa oder im Gesicht? Das könnte ein Anzeichen für Hormonveränderungen sein, besonders bei Frauen.

Nägel: Dieses abgestorbene Gewebe verrät eine Menge. Haben sich Ihre Nägel in letzter Zeit verändert, in Form oder Farbe? Verfärbte Nägel können ein Symptom bestimmter Krankheiten sein, zum Beispiel einer einfachen Infektion, aber auch für Diabetes: Wenn Ihre Nägel gelblich gefärbt sind, sollten Sie sich auf Zuckerkrankheit untersuchen lassen. Auch der Eisengehalt lässt sich an den Nägeln ablesen: Ein weißer Halbmond an der Nagelwurzel deutet auf einen ausreichenden Bluteisenspiegel.

Finger: Schmerzen Ihre Gelenke, wenn Sie die Finger bewegen? Falls Sie eine Frau sind: Ist Ihr Ringfinger länger als der Zeigefinger? Falls ja, laufen Sie möglicherweise ein doppelt so hohes Risiko, an Arthrose zu erkranken, und zwar laut einer Studie von 2008, die in *Arthritis & Rheumatism* erschienen ist. Dort wurde auf diesen merkwürdigen Zusammenhang hingewiesen und die Vermutung aufgestellt, dass ein längerer Ringfinger auf eine verstärkte Testosteronexposition im Mutterleib deute. Ein höherer pränataler Testosteronspiegel senkt die Östrogenkonzentration, die entscheidend für die Knochenentwicklung ist. Wenn Sie ein Mann sind und Ihr Zeigefinger länger als der Ringfinger ist, sinkt Ihr Prostatakrebsrisiko um ein Drittel.

Gelenke: Schmerzen sie? Eher morgens beim Aufstehen oder nach einem langen Tag? Was hilft gegen die Gelenkschmerzen?

Appetit: Unverändert? Stärker? Schwächer? Haben Sie Heiß-
hunger? Wenn ja, worauf?

Brüste: Wenn Sie eine Frau sind, sehen oder spüren Sie
Knoten, Beulen oder Grübchen darin, wenn Sie sie abtas-
ten?

Verdauung: Irgendetwas Unangenehmes? Brauchen Sie
regelmäßig rezeptfreie Medikamente für Ihren Magen oder
Ihre Verdauung, Abführmittel oder Ähnliches? Wenn Sie
Beschwerden haben, nehmen diese nach dem Essen zu
oder ab? Leiden Sie an einer Intoleranz, Überempfindlich-
keit oder Allergie gegen bestimmte Nahrungsmittel?

Kopfschmerzen: Haben Sie regelmäßig Kopfschmerzen?
Migräneattacken? Wissen Sie, was sie auslöst? Nehmen Sie
regelmäßig rezeptfreie Schmerzmittel (z. B. Aspirin oder
Ähnliches)?

Allergien: Haben Sie welche? Haben sie sich im Lauf der
Jahre verändert? Wenn ja, wie?

Schlaf: Schlafen Sie gut? Benötigen Sie mitunter Schlafmittel?
Wachen Sie gewöhnlich ausgeruht auf? Wie regelmäßig
sind Ihre Schlafenszeiten? Beklagt sich Ihr Partner oder
Ihre Partnerin, dass Sie schnarchen? (Schlafapnoe, die sich
oft durch Schnarchen äußert, ist heutzutage weitverbreitet
und ein bekannter Risikofaktor für Herzinfarkt. Zum Glück
ist sie ziemlich gut heilbar.)

Schmerzen: Fühlen Sie an bestimmten Stellen Unbehagen
oder Schmerzen?

Erkältungen und Grippen: Werden Sie oft krank? Wie oft
hatten Sie im vergangenen Jahr Fieber? Wenn Sie krank
werden, brauchen Sie dann länger als Ihre Bekannten
und Verwandten, um wieder zu genesen? Haben Sie sich
dieses Jahr gegen Grippe impfen lassen?

Stimmung: Wie stabil ist Ihre Laune? Fühlen Sie sich gelegentlich depressiv?

Hormonzyklus: Wenn Sie eine Frau sind, ist Ihr Zyklus regelmäßig? Sind Sie in den Wechseljahren oder in der Menopause?

Krankengeschichte: Welche Diagnosen sind Ihnen bisher gestellt worden? Leiden Sie an chronischen Erkrankungen?

Stress: Wie hoch würden Sie auf einer Skala von eins bis zehn Ihre Stressbelastung einschätzen? Haben Sie chronischen Stress oder nur gelegentlich? Beeinflusst er Ihren Lebensstil? Wenn es sich um Stress durch Arbeitsbelastung handelt: Mögen oder hassen Sie Ihre Arbeit? (Stress durch eine Tätigkeit, die Sie mögen, vertragen Sie nämlich viel besser als Stress durch eine verhasste Arbeit!)

Gewicht: Sind Sie zufrieden mit Ihrem Gewicht? Wollten Sie es bereits einmal ändern? Was geschah dann? Haben Sie einen Bauch, den Sie nicht loswerden?

Medikamente (rezeptpflichtig und rezeptfrei): Welche Medikamente nehmen Sie, wogegen, und wie lange bereits? Dazu gehören auch alle Vitamine, Nahrungsmittelergänzungen und gelegentliche Einnahmen wie eine einzelne Kopfschmerztablette dann und wann.

Gesundheitsvorsorge: Sind Sie auf dem Laufenden mit Ihren Routineuntersuchungen, Check-ups, Impfungen und Tests wie Pap-Abstrich und Koloskopie (Darmspiegelung)? Wissen Sie, welche Nahrungsmittel Sie angesichts Ihrer Krankheitsrisikofaktoren essen sollten?

Gesamtzustand: Wenn Sie auf einer Skala von eins bis zehn angeben sollten, wie wohl Sie sich mit sich selbst fühlen, welchen Wert würden Sie nennen? Welches Zeugnis würden Sie sich selbst ausstellen? Was möchten Sie in Ihrem Leben ändern?

Anders als bei anderen Fragebögen, die Sie in Büchern und Magazinen finden, gibt es hier am Ende keine Punktebewertung. Die Antworten sind ganz Ihre eigenen. Wenn Sie später einige der Vorschläge, die ich Ihnen machen werde, umgesetzt haben, können Sie ihn ja gelegentlich nochmals durchgehen, um zu sehen, was sich bei Ihnen verändert hat. Fragen Sie sich immer wieder: Bin ich so gesund, wie ich gerne sein möchte?

In Teil 1 geht es darum, Ihre Gesundheit zu definieren. Anfangen möchte ich mit einem Überblick darüber, wie wir unsere Richtung verloren haben, was das Verständnis für den Körper angeht. Ich werde eine neue Perspektive aufzeigen, die uns als präziserer Kompass dienen kann, und dann werde ich Ihnen helfen, diesen Kompass auf Ihrer Reise zur Optimierung Ihrer Gesundheit mit der heute verfügbaren Technologie richtig einzusetzen. Am Ende von Teil 1 möchte ich dann gerne einige sehr vielversprechende medizinische Technologien vorstellen, die sich gegenwärtig in der Entwicklungsphase befinden und die uns, wenn sie anwendungsreif sind, eine wirklich ausgefeilte personalisierte Medizin bescheren können. Jetzt schon darüber Bescheid zu wissen, gibt Ihnen nicht nur Hoffnung für die Zukunft, sondern erweitert auch den Kontext der anderen Informationen in diesem Buch.

Kapitel 1

Was ist Gesundheit?

Eine neue Definition, die alles verändert

Jeder hat zumindest eine vage Vorstellung von einem gesunden Lebensstil. Ausgewogene Ernährung: gut. Rauchen: schlecht. Regelmäßig ins Schwitzen kommen: gut. Komasaufen: ganz schlecht. Ausreichende Nachtruhe: Bonus. Fröhlich sein: doppelter Bonus. Einige Menschen lassen zwar diese Richtlinien mitunter außer Acht, aber insgesamt kennen wir doch den Unterschied zwischen Gewohnheiten, die uns in jugendlicher Frische erhalten, und solchen, die unserem Wohlbefinden schaden.

Wir tun unser Bestes, um allem Übel aus dem Weg zu gehen, aber was geschieht, wenn wir vorübergehend oder chronisch krank werden oder gar, der Himmel behüte, etwas Ernsthaftes diagnostiziert wird? Nach dem Durchlaufen der »Warum ich?«-Phase fangen viele Menschen an, andere, tiefer gehende Fragen zu stellen, was sie falsch gemacht haben könnten. War da etwas im Wasser? Waren es zu viele Hamburger mit Pommes? Ein allzu fordernder Chef und dadurch allzu großer Stress? Zu viel Alkohol? Zu wenig Ausgleichssport? Passivrauchen? Kontakt mit schädlichen Chemikalien am Arbeitsplatz? Neigung zu Risikoverhalten, was immer das heißt? Pech?

Vielleicht, so werden einige denken, war diese Krankheit aber auch unvermeidlich – »ich hatte sie eben in meiner DNA«.

Wenn ich jedes Mal einen Groschen kassieren könnte, wenn irgendwo jemand seine Gene für diese Krankheit und jenen Defekt verantwortlich macht, wäre ich der reichste Mann der Welt. Es liegt in der menschlichen Natur, die Schuld für die eigenen Fehler und Mängel bei anderen zu suchen und von sich selbst abzuwälzen. Weil die DNA ein ziemlich abstraktes Konzept ist, so wie Schwarze Löcher oder Quarks, die man ja auch nicht anfassen, sehen oder spüren kann, ist sie ein willkommener Sündenbock. Schließlich haben wir sie uns nicht ausgesucht, sondern von unseren Eltern geerbt. Seine Gene bekommt man also praktisch durch Zufallsauswahl, und genau wie Unfälle passieren, kann man eben einfach eine schlechte DNA erwischen.

Die meisten Menschen bedenken allerdings nicht, dass die DNA eher etwas über unsere Risiken als über unser Schicksal aussagt. Sie regelt Wahrscheinlichkeiten, keine Ereignisse. Mein Freund und Kollege Danny Hillis (den ich später noch vorstellen werde, wenn es um neue Technologien geht) beschreibt die DNA gerne als bloße Aufzählung von Teilen oder Zutaten im Gegensatz zu einem Handbuch, das erklärt, wie diese Teile zusammenwirken. Wenn man die DNA für Gesundheitsprobleme verantwortlich macht, heißt das, den Wald vor lauter Bäumen nicht zu sehen. Sie ist nicht das Entscheidende. Ich weiß natürlich, dass die DNA durchaus auch ein Gesundheitsfaktor ist; wenn das nicht so wäre, hätte ich nicht eine Firma mitgegründet, die Gentests anbietet, mit denen das Risikoprofil des Genoms bestimmt wird, sodass der Kunde die entsprechenden Vorsorgemaßnahmen ergreifen kann. Aber ich möchte Sie gleich zu Anfang von einem breiter gefassten Denkansatz überzeugen, der weit über Ihr Genom hinausgeht. Ich möchte, dass Sie Ihren Körper – von der äußeren Hülle, der Haut, bis ins Allerheiligste der Zellen – als ein in sich vollständiges System begreifen. Er ist ein auf einmalige Art organisiertes und hoch funktionsfähiges System, das deswegen noch so viel der Vorstellungskraft überlässt, weil wir gerade erst beginnen, seine Rätsel zu begreifen.

Wenn wir das Geheimnis des menschlichen Körpers tiefer erforschen, finden wir also heraus, dass dieses System und seine komplexen Rätsel nicht unbedingt nur von der DNA bestimmt werden.

Statistiken, die man nicht leugnen kann

Um zu verstehen, wie es so weit kommen konnte, dass wir uns heute so sehr auf die DNA konzentrieren, und warum es entscheidend ist, den Körper als komplexes System über die genetischen Voraussetzungen hinaus zu begreifen, hilft es, wenn wir uns die Entwicklung unserer Denkprozesse vor dem Hintergrund der Probleme vergegenwärtigen, denen wir bei unserem Forschen nach Gesundheit und Langlebigkeit gegenüberstanden und weiter gegenüberstehen.

Die meisten entscheidenden Durchbrüche in der Medizin liegen noch nicht lange zurück, nicht länger als 60 Jahre. Seit der Entdeckung des Penicillins 1928, das das gesamte Gebiet der Infektionsbekämpfung auf Grundlage des Wissens, dass Infektionen durch Bakterien verursacht werden, völlig veränderte, verlängerte sich die Lebenserwartung der meisten Menschen um Jahre, oft um Jahrzehnte. Dies wurde durch eine Konstellation förderlicher Begleitumstände möglich, etwa verringerten Zigarettenkonsum, eine gesündere Ernährung, verbesserte diagnostische und therapeutische Verfahren und natürlich Fortschritte in der Medikamentenentwicklung, etwa die Entwicklung von Cholesterinsenkern.

Herzkrankheiten sind seit 1921 die häufigste Todesursache in den USA; die dritthäufigste ist seit 1938 der Schlaganfall; diese beiden Gefäßerkrankungen sind zusammen für etwa 40 Prozent aller Todesfälle verantwortlich. Seit 1950 hat sich die altersbereinigte Rate kardiovaskulär bedingter Todesfälle allerdings um 60 bis 70 Prozent vermindert, eine der größten Errungenschaften für die Volksgesundheit im 20. Jahrhundert.

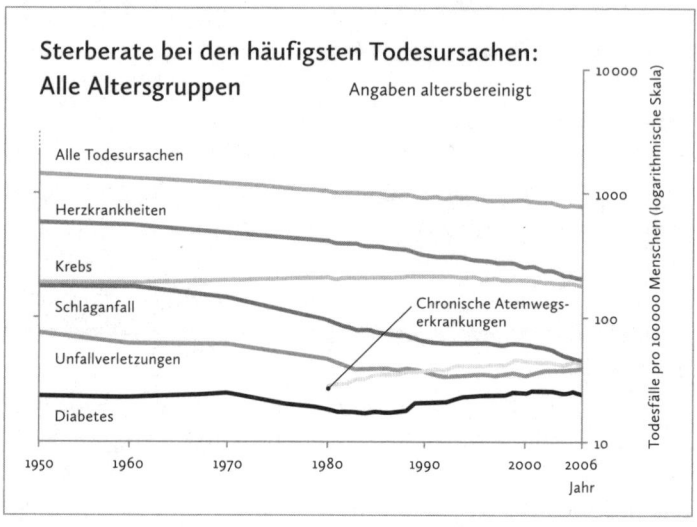

Sterberate bei den häufigsten Todesursachen: Alle Altersgruppen Angaben altersbereinigt

Alle Todesursachen

Herzkrankheiten

Krebs

Schlaganfall

Chronische Atemwegs-erkrankungen

Unfallverletzungen

Diabetes

10000

1000

100

10

Todesfälle pro 100000 Menschen (logarithmische Skala)

1950 1960 1970 1980 1990 2000 2006
Jahr

Quelle: CDC/NCHS, *Health, United States, 2009*, Abb. 18.
Daten nach dem National Vital Statistics System.

Anders dargestellt:

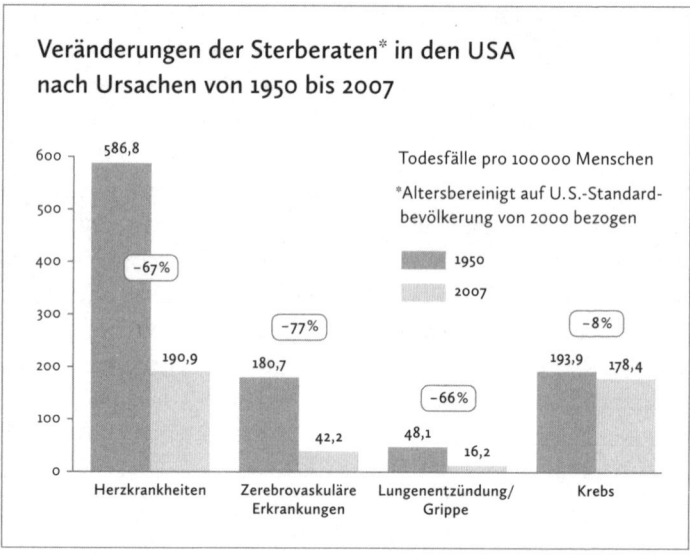

Veränderungen der Sterberaten* in den USA nach Ursachen von 1950 bis 2007

Todesfälle pro 100000 Menschen

*Altersbereinigt auf U.S.-Standard-bevölkerung von 2000 bezogen

1950
2007

600
500
400
300
200
100
0

586,8

-67%

190,9

Herzkrankheiten

180,7

-77%

42,2

Zerebrovaskuläre Erkrankungen

48,1

-66%

16,2

Lungenentzündung/ Grippe

193,9

-8%

178,4

Krebs

Quellen: 1950 Mortality Data – CDC/NCHS, NVSS, Mortality Revised.
2007 Mortality Data – National Center for Health Statistics,
Centers for Disease Control and Prevention, 2010. http://www.cdc.gov.

Aber eine ernüchternde Wahrheit, die diesen Triumphmeldungen als übler Beigeschmack anhaftet, lautet, dass die Krebstodesrate sich von 1950 bis 2007 (das sind die neuesten von den Centers for Disease Control and Prevention erhältlichen Daten) kaum verändert hat. Gegen andere chronische Krankheiten erzielen wir enorme Fortschritte, aber kaum gegen den Krebs. Alles, was wir erreichen, sind gewonnene Scharmützel gegen bestimmte Krebsarten. Die chronische myeloische Leukämie zum Beispiel, eine seltene Form der Leukämie, bedeutete für die Patienten bis vor Kurzem noch den sicheren Tod, außer bei einer kleinen Anzahl, die mit Knochenmarktransplantationen gerettet werden konnte. Als die Food and Drug Administration (FDA), die US-Lebensmittel- und Medikamentenbehörde, dann im Mai 2001 das Medikament Glivec (Markenname für Imatinib) genehmigte – es wurde noch im selben Monat auf dem Titelblatt des *Time*-Magazins als »Wunderwaffe« gegen den Krebs angekündigt –, bekamen wir ein Mittel an die Hand, das den meisten Patienten hilft und bemerkenswert erfolgreich ist. Imatinib heilt die für diese Krankheit charakteristische Chromosomendeformation (eine reziproke Verlagerung zwischen Chromosom 9 und 22). Bei klinischen Versuchsreihen erzielte Glivec über 90 Prozent Erfolg: Die Patienten erhoben sich buchstäblich vom Sterbebett und kehrten in ein normales Leben zurück, nachdem sie dieses kleine Molekül eingenommen hatten, das relativ geringe Nebenwirkungen hat. Aber bei allen häufigen Karzinomen – denen der Lunge, des Dickdarms, der Brust, der Prostata, des Gehirns und so weiter – sind unsere Fortschritte bei der Senkung der Sterberate geradezu erbärmlich.

Jedes Mal, wenn ich die oben wiedergegebene Grafik »Veränderungen der Sterberaten in den USA nach Ursachen« vor einem Publikum zeige, höre ich ungläubiges Stöhnen. Wie kann das sein? Was haben wir in der Forschung falsch gemacht? Stimmt etwas mit den Daten nicht, oder hat die Tabelle einen Tippfehler? Seitdem ich die Grafik bei meinem Vortrag auf der TEDMED 2009 gezeigt habe, der immerhin noch 37 weitere Grafiken umfasste, habe ich Hunderte von E-Mails zu genau dieser Tabelle erhalten. Viele klingen aggressiv, beschuldigen mich des Pessimismus und unterstellen, ich würde die Daten manipulieren. Ich wünschte mir ja auch, aus meinem Fachgebiet bessere Neuigkeiten mitteilen zu können.

Die Tabelle zeigt jedenfalls den tiefgreifenden Effekt von Medikamenten wie etwa den Cholesterinsenkern auf Herzkrankheiten und Schlaganfälle. Antibiotika und antivirale Mittel, einschließlich Impfungen, haben viel im Kampf gegen Lungenentzündung und Infektionen geleistet. Selbst bei der Betrachtung der Krebshäufigkeit weltweit stößt man immer wieder auf Statistiken, die allen Klischees widersprechen. In einigen schwarzafrikanischen Ländern, wo wir eher an AIDS und andere für unterentwickelte Länder typische Infektionskrankheiten denken, sterben mehr Menschen an Krebs als an HIV, Tuberkulose und Malaria *zusammen*. Im Jahr 2010 haben chronische Krankheiten global die Infektionskrankheiten als häufigste Todesursache überholt. Dieses Problem ist also nicht nur ein amerikanisches, sondern eines der ganzen Menschheit.

Der ausbleibende Rückgang der Krebssterberate ist ein Alarmzeichen. Worauf ich Sie hier aber eigentlich hinweisen möchte, ist, dass Antibiotika und antivirale Medikamente nicht auf den menschlichen Körper zielen, sondern auf den von außen eindringenden Organismus, also den Krankheitserreger. Cholesterinsenker dagegen beeinflussen das System des Körpers auf eine Weise, die wir gerade besser verstehen lernen. Entgegen einer verbreiteten Ansicht senken sie nicht nur das Cholesterin über einen einzelnen Weg oder einen einzigen Angriffspunkt im Körper, sondern sie haben einen tiefgreifenden Effekt auf das ganze System; sie vermindern Entzündungen und verändern die gesamte Umwelt des Körpers. Auch Vakzine beeinflussen das System, aber auf eine ausgetüftelte Art und Weise – sie aktivieren künstlich das Immunsystem, indem sie vortäuschen, ein fremder Organismus sei in den Körper eingedrungen.

In der Einleitung habe ich betont, dass dies kein »Krebsbuch« sei, aber ich muss auf meine Erfahrungen als Onkologe zurückgreifen, um Ihnen einige wesentliche Konzepte zu erläutern. Unsere Beziehung zur Gesundheit lässt sich tatsächlich auf das Studium der Krebserkrankungen zurückführen. Wenn wir unser Verständnis des Phänomens Krankheit in seiner historischen Entwicklung betrachten, sehen wir, wie und warum wir vom richtigen Weg abgekommen sind. Wir können die Denkprozesse und falschen Vorstellungen ausmachen, denen wir blind gefolgt sind und die unser Bemühen um medizinischen Fortschritt und damit auch unser individuelles Ziel bestmöglicher Gesundheit zunichtemachen. Positiv ist immerhin, dass wir jetzt allmählich sehen, welche Richtung wir einschlagen müssen und wie wir zu einem neuen Medizinverständnis gelangen können, das für jeden Menschen einen eigenen Gesundheitsbegriff zulässt. Wir können tatsächlich einen Punkt erreichen, von dem aus wir wirkliche Fortschritte im »Krieg« gegen sämtliche Krankheiten machen können.

❗ Was ist eigentlich Krebs? Wenn bei Ihnen ein Tumor oder ein abnormales Blutbild festgestellt wird, überweist man Sie wahrscheinlich an einen Facharzt, der eine Kanüle in Ihren Körper sticht, eine Gewebeprobe entnimmt und diese an den Pathologen weiterleitet. Der Pathologe (den Sie wahrscheinlich nie zu Gesicht bekommen) sucht dann nach einem bestimmten Muster, denn die heutige Krebsdiagnose arbeitet auf der Basis der Mustererkennung: Sehen die Zellen normal oder abnormal aus?

Zum Vergleich können wir uns eine Plastikwasserflasche vorstellen: Es ist so, als ob der Pathologe sich eine unbeschädigte Plastikwasserflasche ansieht und sie für normal erklärt. Dann sieht er sich eine zerknüllte Plastikflasche an und erklärt sie für abnorm. Genauso geht es auch mit den Zellen der Gewebeprobe. Das ist heutzutage der Stand der Medizin in der Krebsdiagnose. Es gibt weder molekularpathologische Untersuchungen noch eine Gensequenzierung. Auch die Chromosomen werden nicht untersucht. Das ist unsere Methode.

Eine Krebsperspektive

Krebs ist, wie schon gesagt, eine große Metapher für alles, was mit Krankheit zu tun hat. Er ist der Erzfeind jedes Menschen, das Symbol alles »Schlechten«, wenn es um Gesundheit, Glück und natürlich ein langes Leben geht. Jeder hat Angst davor, plötzlich zu erfahren, dass sich der eigene Körper gegen einen gewendet hat – dass der Krebs zugeschlagen hat und die Zukunft auf einmal ungewiss ist. Diese Ungewissheit kann furchtbar sein. Plötzlich kann man Fragen nicht mehr beantworten, zum Beispiel *Wann werde ich den Krebs hinter mir haben? Wann werde ich sterben?*

Das Perfideste am Krebs ist sein Wesen: Er entsteht aus uns selbst – es sind unsere eigenen Zellen, die Amok laufen. Es gibt keine Eindringlinge von außerhalb. Keine Bazillen, kein Virus, das selbst überleben will und dessen DNA sich von unserer unterscheidet. Krebs ist wie ein schlafender Riese, der in uns allen schlummert. Manchmal erwacht er kurz, dann entsteht eine Ansammlung sonderbarer Zellen, die man Tumor nennt. Meistens wird er aber schnell wieder gezähmt und vom Arsenal der körpereigenen Verteidigungsmechanismen in den Schlaf gewiegt. Manchmal aber, oft dann, wenn wir es am wenigsten erwarten, gelingt es dem Riesen, an unseren vertrauenswürdigen Torhütern vorbeizukommen. In der Verteidigung läuft etwas schief und bringt die sonst so zuverlässige Automatik aus dem Gleichgewicht. Das führt dann zu Zellfehlfunktionen, die Krebstumore hervorrufen. Krebs stellt uns vor Probleme, die bei anderen Krankheiten nicht auftreten, besonders nicht bei solchen, die offensichtlich von außen kommen. Dennoch bleibt die Frage, warum wir bei der Erforschung und Bekämpfung von Krebs kaum einen Fortschritt erzielen, und sei er auch noch so klein und langsam.

Im Jahr 2009 sagte ich auf einer Tagung der American Association for Cancer Research in Denver vor Tausenden Kollegen geradeheraus: »Wir haben einen Fehler gemacht.« Wir alle, auch ich, haben einen Fehler gemacht, indem wir uns auf die Einzelheiten der Krankheit konzentriert und damit unser Blickfeld eingeengt haben. Ich schlug vor, wir sollten einen großen Schritt zurückgehen und die Krankheit aus ein paar Kilometern Entfernung betrachten. Dann sagte ich noch etwas, das die Zuhörer gegen mich aufbrachte: »Wir müssen den Krebs nicht unbedingt verstehen, um ihn zu kontrollieren.« Das Zischen, das ich aus dem Publikum hörte, klang ziemlich entmutigend. Die Kollegen waren empört, aber ich musste sie unbedingt darauf aufmerksam machen, wo wir als Ärzte – und als Angehörige der Gesellschaft – fehlgegangen waren, denn so konnten wir wieder auf die richtige Spur zurückkommen. Ich war an diesem Abweichen genauso mitschuldig wie alle anderen. Ich ließ allerdings das Publikum nicht ohne Begründung. Ich wusste, dass ich ihm eine Erklärung für meine Behauptungen liefern und zumindest ein wenig Hoffnung für die Zukunft machen musste. Ich erklärte also, wie wir uns in der Naturwissenschaft an eine bestimmte Denkweise gewöhnt haben, die Entdeckungen entstammt, die vor langer Zeit gemacht worden sind.

Es war sehr mühsam für uns, über die Bazillentheorie hinwegzukommen, die die Medizin im 20. Jahrhundert dominiert und in vieler Hinsicht definiert hat. Laut dieser Theorie muss man nur herausfinden, mit welchen Bakterien oder Viren man sich infiziert hat, um das Problem zu lösen und zu wissen, wie man die Krankheit behandeln muss. Das wurde zum allgemeinen Paradigma der Medizin. Der Arzt führte einen Labortest durch, um den Verursacher der Infektion zu bestimmen, und wandte dann eine auf die betreffenden Krankheitserreger abzielende Behandlung an. Diese Behandlung befasste sich nur mit dem eindringenden Organismus, etwa dem Bakterium, das Tuberkulose auslöst, oder dem Parasiten, der Malaria überträgt; sie kümmerte sich nicht darum, den Wirtsorganismus (den Menschen) zu definieren oder zu verstehen, oder auch nur um den Ort der Infektion. Deshalb bekommt jeder Patient mit einer bestimmten Infektionskrankheit dasselbe Medikament.

Das ist es, was Ärzte zu tun versuchen: die Krankheit zu bestimmen – zu diagnostizieren – und dann diese diagnostizierte

Krankheit nach der besten bekannten Methode zu behandeln. Diese Strategie ermöglicht auch der Wissenschaft eine Beteiligung, denn sie kann objektiv testen, ob eine bestimmte Behandlung erfolgreich ist, wenn eine bestimmte Diagnose vorliegt. Hilft Chinin gegen die Symptome der Malaria? Ist Penicillin das beste Mittel gegen Milzbrand? Hat die Wissenschaft einmal die beste Behandlung nachgewiesen, dann wenden die Ärzte sie an. Diagnose, Behandlung. Diagnose, Behandlung. Die Patienten hoffen, dass die Wissenschaft Fortschritte bei der Verbesserung unserer Gesundheit macht, und deshalb müssen wir diese Methoden anzweifeln und uns fragen, ob es nicht andere, bessere Wege gibt – besonders für Krankheiten unseres Systems wie Herzleiden und Krebs im Gegensatz zu Infektionskrankheiten, die durch von außen eindringende Erreger verursacht werden.

Dieser wissenschaftliche Ansatz in der Medizin ist relativ neu. Früher hatten die Ärzte Theorien, die dem traditionellen hinduistischen System der Ayurveda-Medizin ähnelten, die das Gleichgewicht bestimmter Kräfte im Körper anstrebt. Ein mittelalterlicher europäischer Arzt hätte vielleicht versucht, Sie weniger »cholerisch« oder stärker »phlegmatisch« einzustellen. Wie in der ostasiatischen Philosophie stand dahinter die Vorstellung, man müsse eine Ordnung der verschiedenen Kräfte des Körpers wiederherstellen. Dieser Ansatz in der Medizin, der den Körper als ein Ganzes respektierte, wurde Anfang des 20. Jahrhunderts besonders im Westen fast völlig aufgegeben, wo uns der Triumph über die Krankheitserreger vom Weg abbrachte. Umso interessanter ist es, dass zu einer Zeit, als die Krankheitserregertheorie sich explosiv ausbreitete und gerade die Antibiotika entdeckt wurden, der angesehene Genetiker J. B. S. Haldane in einem Vortrag in Cambridge am 4. Februar 1923 Folgendes sagte:

> Die jüngere Medizingeschichte verlief wie folgt: Bis ungefähr 1870 gründete sich die Medizin größtenteils auf die Physiologie, auf die »Institutes of Medicine«, wie man das in Schottland nannte. Die Krankheit wurde vom Patienten aus betrachtet, wie man es bei Verletzungen noch im-

mer tut. Pasteurs Entdeckung der Ursachen von Infektionskrankheiten veränderte den gesamten Ansatz und ermöglichte die Auslöschung einer ganzen Gruppe von Krankheiten. Aber sie brachte auch die medizinische Wissenschaft von ihrem bisherigem Weg ab, und es ist wahrscheinlich, dass, wären die Bakterien unentdeckt geblieben, zwar viel mehr Menschen an Sepsis und Typhus sterben würden, wir aber besser mit Nierenerkrankungen und Krebs umgehen könnten. Bestimmte Krankheiten wie Krebs werden wahrscheinlich nicht von spezifischen Organismen verursacht, während andere, wie etwa die Tuberkulose, von Erregern verursacht werden, die für die meisten Menschen ziemlich harmlos sind, andere Menschen aber aus unbekannter Ursache schwer erkranken lassen. Mit ihnen könnten wir uns nach Pasteurs Methode kaum erfolgreich befassen; wir müssten unseren Blick von der Mikrobe auf den Patienten richten. Wo der Arzt gegen die Erstere machtlos ist, kann er oft den Patienten lange genug am Leben erhalten, bis dieser selbst damit fertig wird. Und hier muss er sich größtenteils auf das Wissen aus der Physiologie stützen. Ich behaupte nicht, dass man Physiologe sein muss, um zu entdecken, wie man sich vor Krebserkrankungen schützt. Pasteur begann seine Laufbahn als Kristallograf. Der tatsächliche Entdecker einer solchen Krebsprävention wird seinen Durchbruch aber wahrscheinlich mithilfe der Auswertung physiologischer Daten im großen Maßstab erzielen. Die Ausrottung der Krankheit wird den Tod zu einem physiologischen Ereignis gleich dem Schlaf machen. Eine Generation, die gemeinsam gelebt hat, wird auch gemeinsam sterben.

Es war ein Resümee seiner Gedanken und gleichzeitig eine bemerkenswerte Voraussage, als Haldane über die Bazillentheorie sagte: »Das ist eine Katastrophe für die Medizin, denn wir werden uns auf diese Bazillen fixieren und das System darüber vergessen.« Schon vor 90 Jahren hat er das richtig vorausgesehen! Als Gesellschaft und als Menschen, die verzweifelt nach Schuldigen für unsere Gesundheitsprobleme suchen, haben wir angefangen, Annahmen zu machen. Wir nahmen an, dass unsere Beschwerden aus der Außenwelt kommen, was eine absolut falsche Annahme war, sobald es um Leiden ging, die nichts mit Bazillen, aber alles mit unserer *Innenwelt* zu tun hatten.

Die Genetik des Infektionsdenkens

Die Bazillentheorie bedeutete eine Katastrophe für die Behandlung von Krankheiten wie Krebs, weil Fachleute wie Laien anfingen, sie fast wie Infektionskrankheiten zu betrachten. Das wurde zu einer Gewohnheit, die bis heute anhält. Wenn ein Patient zum Arzt kommt, erhält er zunächst eine Diagnose, die ihn in eine bestimmte Kategorie platziert – zum Beispiel Diabetes anstatt Zöliakie –, und bekommt dann eine Behandlung, die sich für diese Kategorie von Krankheiten als wirksam erwiesen hat – zum Beispiel Kontrolle der Insulinaufnahme anstatt Vermeidung von Gluten. Bei Krebs bedeutet das, dass die Ärzte diesen wie einen Eindringling behandeln, indem sie ihn herauszuschneiden und zu vergiften versuchen. Die genaue Therapie hängt vom befallenen Körperteil ab, etwa der Brust oder der Prostata.

Aber Krebs ist längst nicht so einfach zu behandeln wie eine Infektionskrankheit. Diagnose, Kategorisierung und Behandlung sind bei Infektionen absolut sinnvoll, weil diese immer einer bestimmten Art angehören – sie lassen sich also genau einordnen und müssen als die Eindringlinge behandelt werden, die sie ja sind. Wenn wir die Achillesferse eines Krankheitserregers erkennen und angreifen, sei er ein Bakterium oder ein Virus, dann haben wir gewonnen. Über den Wirtsorganismus müssen wir dazu gar nichts wissen; wir müssen nur den Eindringling kennen und wissen, wie wir ihn abtöten. Das Problem ist auch eines des Maßstabs – bei Infektionskrankheiten haben wir es nur mit einer Größenordnung zu tun, der des Virus oder Bakteriums. Bei anderen Krankheiten des Menschen sind es dagegen mehrere Größenordnungen, etwa die erkrankte Zelle, das Organ, in dem sie sitzt, andere damit zusammenhängende Organe, der ganze Körper und so weiter. Es ist nicht mehr ein Kampf eines gegen einen, in dem man nur die richtige Waffe braucht, sondern ein undurchschaubarer Wirrwarr aus Kämpfen; manche ähneln einem kleinen Bürgerkrieg, andere dagegen einem großen Krieg zwischen Staaten.

Um zu verstehen, mit welcher Komplexität sich eine Krankheit wie Krebs ausbreitet und inwiefern sie keine Ähnlichkeit mit Infektionskrankheiten hat, sehen wir uns einmal an, wie das amerikanische National Cancer Institute auf seiner Webseite* den Krebs beschreibt:

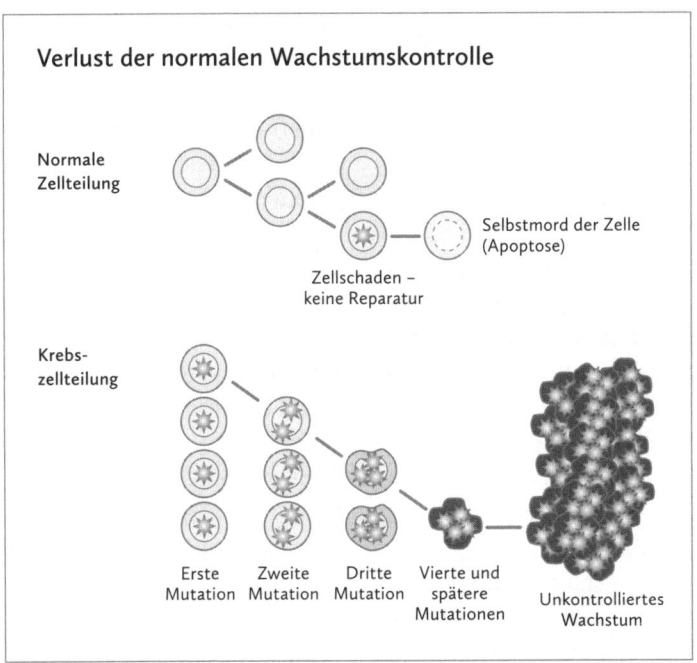

Verlust der normalen Wachstumskontrolle

Normale Zellteilung

Selbstmord der Zelle (Apoptose)

Zellschaden – keine Reparatur

Krebs- zellteilung

Erste Mutation

Zweite Mutation

Dritte Mutation

Vierte und spätere Mutationen

Unkontrolliertes Wachstum

* http://www.cancer.gov/cancertopics/understandingcancer/cancer/page4

Die Grafik zeigt ziemlich gut, wie sich Zellen teilen und dass der springende Punkt die erhöhte Zellwachstumsrate und die Unfähigkeit der Krebszelle zum programmierten Zelltod (Apoptose) ist. Aber die Abbildung zeigt nicht alles; eine entscheidende Komponente fehlt.

Lange Zeit hindurch wussten wir nicht, was Krebs verursacht und warum sich Tumore bilden, aber wir hatten eine vage Ahnung, dass es sich um ein Problem des Systems handeln musste – eine tiefgreifende Fehlfunktion des Körpers, die nicht unbedingt durch Chirurgie oder Gift zu lösen sein würde.

Gelegentlich wird behauptet, Krebs sei eine Krankheit der Moderne und es seien die Fehler unserer industrialisierten Welt – womit die Schuld auf Umweltverschmutzung, ungesunde Ernährung und äußerliche Toxine gelenkt wird –, die einen Anstieg der Krebsraten verursachten; aber dem widerspreche ich. Zwar wird Krebs oft als Symbol unserer modernen Überflussgesellschaft verstanden, aber er ist als Krankheit so alt wie die Menschheit und schon seit dem Altertum dokumentiert. Sieben ägyptische Papyri aus der Zeit zwischen 3000 und 1500 v. Chr. beschreiben spezifische Symptome, die mit der heutigen Beschreibung von Krebserkrankungen übereinstimmen. Der Papyrus Edwin Smith, benannt nach dem Forscher, der diese gut viereinhalb Meter lange Schriftrolle aus dem 17. Jahrhundert v. Chr. 1862 von einem Antiquitätenhändler in Luxor erwarb, beschreibt acht Fälle von Tumor- oder Geschwürbefall der Brust. Das Leiden wird darin als unheilbar beschrieben, man könne es höchstens mit einem glühenden Eisen ausbrennen. Heute nennt man dieses Verfahren Kauterisierung, und es wird immer noch angewandt; allerdings haben wir heute schärfere Skalpelle und glücklicherweise außerdem die Narkose. Im alten Ägypten gab es verschiedene Behandlungen für gutartige und bösartige Tumore. »Oberflächentumore« wurden chirurgisch entfernt. Gegen die problematischen bösartigen Tumore wurden verschiedene Mittel wie Hopfen, Rizinusöl und Körperteile von Tieren, zum Beispiel Schweineohren, empfohlen. Der älteste direkt am Körper nachweisbare Fall von Krebs ist ein bronzezeitlicher Frauenschädel, der auf die Zeit zwischen

1900 und 1600 v. Chr. datiert wird. Hier finden wir Spuren eines Tumors ähnlich dem, der heute als Kopf-Hals-Krebs beschrieben wird. Außerdem gibt es eine etwa 2400 Jahre alte peruanische Mumie, die unverkennbar ein Melanom aufweist.

Einige Tausend Jahre danach, während derer der Krebs zweifellos weiter in den Körpern von Jung und Alt wütete, stoßen wir auf einen aufmerksamen und klugen römischen Arzt, Physiologen und Schriftsteller namens Galen, der bereits Krankheitstheorien formulierte, als viele Wissenschaftszweige wie Anatomie, Pathologie und Pharmakologie noch in den Kinderschuhen steckten. Galen praktizierte im 2. Jahrhundert n. Chr. und trug Wesentliches zum hippokratischen Verständnis der Pathologie bei. Hippokrates, daran erinnern Sie sich vielleicht noch aus dem Schulunterricht, gilt als Vater der Medizin, er verfasste im antiken Athen etwa 400 v. Chr. zahlreiche medizinische Werke. Seine physiologischen und philosophischen Beobachtungen sind die Grundlage der modernen Medizin, denn er hat als Erster ausgesprochen, dass Krankheiten natürliche Ursachen haben und nicht von Göttern gesandt oder durch Hexerei verursacht werden. In seinen Schriften findet sich auch bereits die Unterscheidung zwischen gutartigen und bösartigen Tumoren. Hippokrates unterschied die Krebsarten nach den befallenen Körperteilen und nannte die Krankheit als Ganze *karkínos,* »Krebs, Krabbe«, um damit einen Tumor zu beschreiben, der in Geschwürbildung übergeht.

Eigentlich sieht ein Tumor nicht wie ein Krebs oder eine Krabbe aus, aber Hippokrates fand den Vergleich passend, weil der spezifische Tumor, den er beschreiben wollte, von einem Knäuel entzündeter Blutgefäße umgeben war, was ihn an eine im Sand vergrabene Krabbe mit ausgestreckten Beinen erinnerte. Dieses Bild zeigt uns, dass Hippokrates sich nicht mit den Krebsarten befasste, die mit bloßem Auge nicht zu erkennen sind. Stattdessen beschrieb er hauptsächlich große Tumore an oder nahe der Körperoberfläche, etwa der Brust, der Haut, des Halses und der Zunge.

Hippokrates' Ansichten über Gesundheit und Krankheit ermöglichten es seinen Nachfolgern, seine Konzepte zu erweitern und mit ihnen zu experimentieren; einige davon deuteten schon wahrnehmbar auf eine Definition des Krebses. Galen beschrieb Krebs als einen untrennbaren Bestandteil des ganzen Körpers. Laut Galen wurzelte er fest in einem Überschuss von »schwarzer Galle«, der nicht einfach entfernt werden könne. Diese schwarze Galle überschwemme den ganzen Körper, und die Tumore spiegelten ihre Ausdehnung und hartnäckige Bösartigkeit wider. Versuche, die Tumore durch Herausschneiden zu entfernen, würden auf Widerstand stoßen, weil die schwarze Galle nicht nur das Loch fülle, sondern einen weiteren Tumor entstehen lasse. Galen fehlten zwar unser Fachvokabular und die Instrumente wie Gensequenzierer und Mikroskope, die wir heute haben, aber er traf genau die systemischen Eigenschaften des Krebses und seine Fähigkeit zur Durchdringung, Ausbreitung und Regeneration.

Viele Theorien Galens überdauerten bis in die Renaissance, und Medizinstudenten befassten sich noch im 19. Jahrhundert mit seinen Schriften. Als dann die Pathologen des 19. Jahrhunderts ihre Mikroskope auf die invasiven Zellklumpen der Tumore richteten, entdeckten sie die grausame Ironie des Krebses: Es sind unsere eigenen wuchernden Zellen, nicht irgendeine »schwarze Galle«. Aber sie könnten auch genauso gut schwarze Galle sein, denn sie verhalten sich wie rebellische Klumpen, die Grenzen durchbrechen und andere Gewebe plündern. Was sie mit anderen Krebszellen gemeinsam haben, ist nicht nur die abnorme Form, sondern auch eine rasend schnelle Vermehrung und unkontrolliertes Wachstum. Siddhartha Mukherjee beschreibt diesen Vorgang sehr treffend in seinem Buch *Der König aller Krankheiten,* das ein buntes historisches Bild der Krebserkrankungen in der Biografie der Menschheit zeichnet.

Auf der molekularen Ebene betrachtet entsteht Krebs durch Veränderungen an den Genen einer Zelle. Normale Zellen verfügen über starke genetische Signale, die ihnen sagen, wann und wie sie sich zur Zellvermehrung teilen sollen. Einige Gene aktivieren die Zellvermehrung; sie fungieren als eine Art Wachstumsbeschleuniger. Andere wiederum sind molekulare Bremsen, die das Wachstum wieder stoppen. Das erklärt zum Beispiel, warum die beim Heilen einer Hautwunde nachwachsenden Zellen mit der Vermehrung rechtzeitig wieder aufhören und keine überschüssige Haut bilden. In einer Krebszelle ist das geniale Gleichgewicht zwischen Aktivität und Inaktivität gestört. Die grünen und roten Ampeln, die sonst den Verkehr des Wachstums regeln, senden falsche Signale und erzeugen zu viele grüne Ampeln. Die Zelle hat dann keinen Regulierungsmechanismus mehr und weiß nicht, wann sie aufhören muss zu wachsen.

Aber diese Betrachtung auf der molekularen Ebene bringt uns nichts für die Entwicklung von Therapien, denn für mich sieht Krebs so aus:

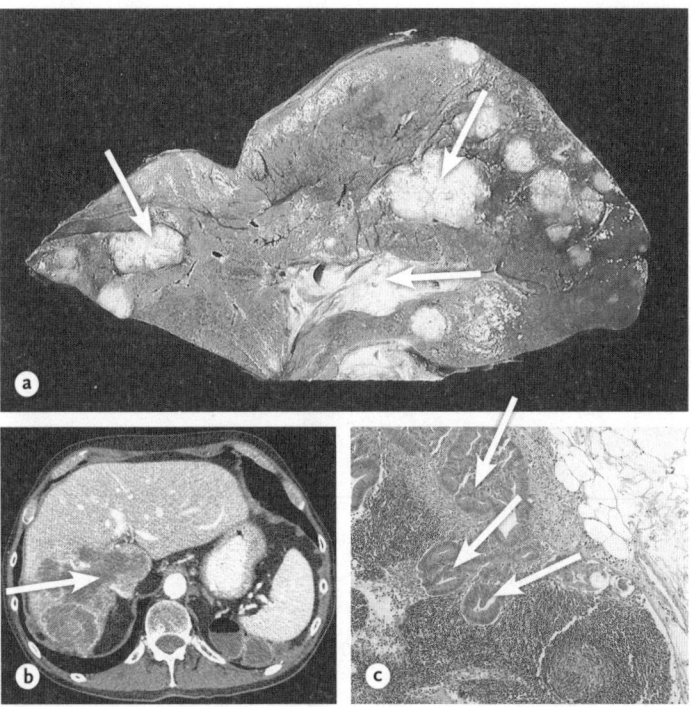

a) Menschliche Leber mit Darmkrebsmetastasen
b) Aufnahme einer Computertomografie (CAT-Scan) von Krebstumoren in der Leber
c) Mikroskopische Aufnahme von Krebs in einem Lymphknoten

Hier haben wir zunächst (a) eine Leber mit Darmkrebs, medizinisch als »Darmkrebs mit Metastasen in der Leber« bezeichnet; das heißt der Krebs hat sich vom Dickdarm bis in die Leber ausgebreitet und dort weitere Tumore, die sogenannten Metastasen, gebildet, die als weiße Klumpen sichtbar sind; (b) die Aufnahme einer Computertomografie einer anderen Leber, die von Darmkrebs befallen ist (wieder »Darmkrebs mit Metastasen in der Leber«, man beachte die fünf rundlichen, dunklen Flecken links im Bild); und (c) eine Mikroskopaufnahme von Darmkrebs in einem Lymphknoten (»Darmkrebs mit Lymphknotenbefall«). Wenn sich »Darmkrebs« in die Lunge ausbreitet, wird er nämlich nicht zu »Lungenkrebs«, sondern bleibt Darmkrebs und sieht auch weiterhin so aus.

Krebs ist die Wechselwirkung einer Zelle, die nicht mehr unter Vermehrungskontrolle steht, mit ihrer Umgebung. Noch wichtiger ist, zu verstehen, dass Krebs nicht einfach eine unkontrollierte Zellteilung und die Ausbreitung einer bestimmten Zellart ist, sondern noch eine andere wichtige Eigenschaft hat: Er kann sich mit der Zeit verändern. Man stellt ihn sich zwar gerne als eine statische Kopiermaschine für Zellen vor, die durchgedreht ist, aber er ist viel schlauer und dynamischer. Jede neue Generation Krebszellen enthält neue Mutationen – Mutationen, die über jene, die in den für die Regulierung von Wachstum zuständigen Zellen bereits vorhanden sind, weit hinausgehen. Noch schlimmer ist, dass Krebs durch Chemotherapie wirkstoffresistente Mutationen entwickeln kann, denen mit der Therapie dann nicht mehr beizukommen ist. Das ist genauso, wie wenn durch den Einsatz von Antibiotika Bakterienstämme entstehen und überleben, die gegen Antibiotika resistent sind. Krebsmedikamente können also tatsächlich zur Entstehung von Krebszellen führen, die gegen ebenjenes Medikament resistent sind.

Aber wir wollten ja die molekulare Ebene verlassen. Wie Sie leicht bei der Betrachtung der Tumore erkennen können, erfolgt die evolutive Selektion von Krebs nach *Erscheinungsbild,* nicht nach seinen Genen. Ja, jeder Krebs hat unterschiedliche Gene, aber sie sehen alle gleich aus. Vielleicht gibt es 50 verschiedene molekulare Varianten der Krebserkrankung eines bestimmten Körperteils (wie Brustkrebs, Darmkrebs, Lungenkrebs, Prostatakrebs), aber sie sehen am Ende alle gleich aus und agieren gleich. Wenn ich einem Pathologen zehn verschiedene Brustkrebsfälle von zehn verschiedenen Patientinnen vorlege, dann würden sie unter dem Mikroskop alle wie ein typischer Brustkrebs aussehen, auch wenn die molekularen Grundlagen völlig verschieden sind. Entsprechend gibt es auch eine große Ähnlichkeit zwischen dem Aussehen von Brustkrebszellen und dem von Krebszellen aus anderen Organen, weil Krebszellen in Aussehen und Verhalten viel gemeinsam haben. Das ist eine wichtige Erkenntnis zum Verständnis von Krebs. Die Forschung hat sich lange auf die molekularen Defekte der Krebszellen konzentriert – nicht darauf, wie er tatsächlich aussieht. Das Diagramm des National Cancer Institute »Verlust der normalen Wachstumskontrolle« in diesem Abschnitt erfasst nur einen Teil der Realität. Krebs ist keine Krankheit der Gene, sondern eine von Zellen, die durch genetische Veränderungen ein bestimmtes Äußeres und ein bestimmtes Verhalten annehmen. Auch wenn wir also vielleicht eine Möglichkeit finden, einen molekularen Weg der Krebsentstehung zu blockieren, entwickelt der Krebs sich wahrscheinlich auf einem anderen Weg; normalerweise ist er leider sehr effizient darin.

Stellen Sie sich einen Krebspatienten vor. Der Betreffende hatte ja nicht immer Krebs, hat aber trotzdem nach wie vor dieselbe DNA in seinen Körperzellen. Der Unterschied zwischen krebskrank und nicht krebskrank liegt nicht nur im Genom. Die meisten Körperzellen werden nicht zu Krebszellen. Krebs ist ein dynamischer Prozess, der sich weit jenseits der Grenzen eines statischen Stücks DNA abspielt. Eine spezifische Mutation in einem Genom kann allerdings erklären helfen, wie er zustande gekommen ist. Einer der wenigen Erfolge von Gentests im Kampf gegen den Krebs war zum Beispiel die Identifikation von BRCA1 und 2, spezifischen Genen, die mit einem erhöhten Brustkrebsrisiko in Verbindung gebracht werden. BRCA1/2-Mutationen sind bei aschkenasischen Juden häufiger als im Bevölkerungsdurchschnitt. Wichtig ist, dass eine Mutation zu BRCA1 und 2 keinen Brustkrebs hervorruft, sondern nur weitere Mutationen erleichtert, die den Krebs verursachen. Frauen mit der ererbten BRCA1/2-Mutation werden zwar bereits mit dieser Mutation geboren, aber eben nicht mit Brustkrebs.

Es gibt mehrere solche Beispiele einer genetisch bedingten Anfälligkeit für Krebs, aber der Krebs selbst ist in keinem Fall ererbt. Angeboren ist nur die Prädisposition; wer das mutierte Gen hat, wird mit größerer Wahrscheinlichkeit Krebs bekommen. Die Gene BRCA1 und 2 unterbrechen wahrscheinlich die Unterhaltung, die im Körper zur Reparatur defekter DNA stattfindet. Aber nicht jede Frau mit den BRCA-Genen bekommt Brustkrebs, denn es gibt zwar viele Wege, auf denen Krebs entstehen kann, aber auch viele, die DNA zu reparieren. Bedenken Sie außerdem, dass die meisten Brustkrebspatientinnen völlig intakte BRCA-Gene haben, also liegt die Schuld nicht nur beim Genom.

Das bringt mich wieder auf den Begriff des Systems zurück. Wie man in einem umfangreichen, komplexen System an den Endpunkt gelangt, ist in gewisser Hinsicht irrelevant. Es kommt darauf an, das System als Ganzes zu pflegen und zu schützen. Genauer gesagt ist Krebs ein Symptom des Zusammenbruchs der Verständigung innerhalb der Zellen und zwischen ihnen. Es entsteht eine willkürliche Zellteilung, die Zellen versäumen es, einander den Befehl zum Selbstmord zu geben, erteilen stattdessen unbegründete Anweisungen zum Bilden von Blutgefäßen oder erzählen einander Lügen. Irgendwie ist das gesamte Regelwerk in dieser Verständigung außer Kraft. Wenn wir einen ganzen Klumpen von Zellen sehen, die sich in einem bestimmten Körperteil unkontrollierbar zu teilen beginnen, dann nennen wir diesen Klumpen Krebs, je nach dem befallenen Organ Lungenkrebs oder Hirnkrebs. Aber das beschreibt nicht den eigentlichen Schaden, sondern nur eines seiner *Symptome.*

Die Konvention, die einzelnen Krebsarten nach dem befallenen Körperteil zu benennen, entstammt einer Kombination von Autopsieergebnissen in Frankreich Anfang des 18. Jahrhunderts und mikroskopischen Beobachtungen aus der Mitte des 19. Jahrhunderts in Deutschland. Es ist ein völlig veralteter Brauch,

Krebs nach der Prostata, der Brust oder der Muskulatur zu benennen. Eigentlich ist das völlig sinnlos. Früher unterschied man Dutzende Krebsarten, heute sind es Hunderte. Man müsste mehrere Millionen unterscheiden. Der durchschnittliche Krebs hat bei der Erstdiagnose bereits über 100 Mutationen in seinem genetischen Code, und ich glaube nicht, dass man das erfassen oder in einem Modell nachbilden kann. Die Anzahl der Mutationen steigt dann noch exponentiell, wenn der Patient in der Chemotherapie mit Medikamenten behandelt wird, die von sich aus weitere Mutationen hervorrufen. Eines der typischen Kennzeichen von Krebs ist ja gerade seine unstabile DNA; wenn sich also die Wirkstoffe der Chemotherapie an sie andocken, können sie ebenso zu Krebs führen wie Strahlung, die das Genom mutieren lässt. Das erklärt, warum zum Beispiel ehemalige Brustkrebspatientinnen später im Leben womöglich durch die Chemotherapie, mit der ihr Brustkrebs behandelt wurde, Leukämie bekommen. So haben sie zwar eine Krankheit gegen die andere eingetauscht, aber in der Zwischenzeit mehr hochwertige Lebenszeit gewonnen.

Tumore sollten selbst als Organe betrachtet werden; sie sind genauso ein Teil des Systems wie Leber, Herz und Lunge. Krebs ist ganz einfach ein Systemversagen. Um es mit Tolstoi zu sagen: »Alle glücklichen Familien ähneln einander; jede unglückliche aber ist auf ihre eigene Art unglücklich«; ebenso gleicht ein glücklicher Körper dem anderen, aber wenn er zusammenbricht, tut er es auf seine ganz eigene Weise.

Aus dem Krebs ein Substantiv zu machen, ist eigentlich ein Missverständnis. Krebs ist, wie ich gerne sage, nichts, was man »bekommt« oder »hat«, sondern etwas, das der Körper *tut*. Sie sagen ja auch nicht: »Mein Haus hat Wasser«, sondern: »Meine Wasserleitung leckt«. Anstatt zu sagen, jemand habe Krebs, sollte es lieber heißen, er krebse. Wir krebsen wahrscheinlich alle die ganze Zeit, und unser Körper hat das Problem normalerweise im Griff und sorgt dafür, dass es nicht außer Kontrolle gerät. Was den Krebs unter Kontrolle hält, ist eine Verständigung zwischen den Zellen, und die Sprache dieser Verständigung ist in den *Proteinen* enthalten.

Die Macht der Proteine

An Proteine, also Eiweiß, denken wir meist im Zusammenhang mit unserer Ernährung; sie sind neben Fett und Kohlenhydraten einer der drei Hauptbestandteile der Nahrung, der sogenannten Makronutrienten, die für unsere Gesundheit wichtig sind. Aber Proteine sind noch viel mehr. Sie sind ein wesentlicher Bestandteil unseres Körpers und haben Anteil an so gut wie jedem Prozess innerhalb der Zellen, auch an der Verständigung der Zellen untereinander und der Organisation biologischer Vorgänge, auf denen die Zyklen von Gesundheit und Krankheit beruhen. Die Erforschung der Proteine, die sogenannte Proteomik, ist ein zukunftsträchtiges Forschungsgebiet, und zu ihren wichtigsten Aufgaben gehört es, zu verstehen, wie Proteine die Sprache unseres Körpers – und die Sprache der Gesundheit – kreieren. Die Proteomik wird es uns ermöglichen, der Verständigung der Zellen untereinander zuzuhören. Dadurch werden wir zu besseren Therapien gegen Krebs wie gegen jede andere Störung oder Erkrankung gelangen.

Unsere DNA ist festgelegt, aber unsere Proteine sind dynamisch. Sie verändern sich abhängig von den Abläufen im Körper von Minute zu Minute. Ihrer DNA kann ich nicht ansehen, ob Sie gerade ein Glas Wein getrunken haben, ob Sie letzte Nacht gut geschlafen haben, wann Sie zuletzt gegessen haben oder ob Sie unter Stress stehen – Ihren Proteinen aber schon. Sie bieten Informationen über den Organismus, die man sonst nicht im Körper findet. Die Proteomik ermöglicht es mir, mir den »Zustand« des Körpers anzusehen, denn hier sehe ich, was Sie gegessen haben, was bestimmte Medikamente für Wirkungen in Ihrem Körper entfalten, wie sich eine große sportliche Anstrengung ausgewirkt hat und so weiter. Das ist der Blick aus einigen Kilometern Entfernung, mit dem ich eine Momentaufnahme des ganzen Systems gewinnen kann, wie sie mir die DNA allein nicht liefert.

Galileos Genialität

In Kapitel 5 werde ich Ihnen die Proteomik genauer vorstellen und den letzten Stand dieses vielversprechenden neuen Forschungsgebiets schildern. Ich bin überzeugt, dass sie die Zukunft der Medizin und die Zukunft unserer Gesundheit verändern wird. Bei einem Zusammenbruch des Systems, der etwa zu Krebs, Autoimmunerkrankungen wie rheumatoide Arthritis oder Fibromyalgie oder auch zu unerklärbaren chronischen Schmerzen und Nervenerkrankungen führt, könnte es den Unterschied zwischen einem endlosen und wenig erfolgreichen Kampf gegen eine chronische Krankheit und einer wirklichen Heilung, die das Leiden beendet, ausmachen, wenn wir verstehen, wie Proteine miteinander wechselwirken und sich innerhalb des Systems verändern. Die Vorstellung, dass man einfach eine Pille nehmen kann, die wie durch Zauberei die Manifestation einer Krankheit – einer Systemkrankheit, eines Zusammenbruchs des Systems – aufhebt, ist ziemlich bemerkenswert. Wie bereits geschildert, ist das üblicherweise möglich, wenn es sich um einen Erreger handelt, der nicht zum Körper gehört und den man mit einem bestimmten Wirkstoff vergiften kann. Genauso kann man in einigen wenigen Fällen, in denen zur Gesundheit ein bestimmter Wirkstoff fehlt, eine Pille nehmen, die dem Körper genau diesen fehlenden Bestandteil zuführt.

Es liegt im Wesen des Menschen, sich nach Wunderwaffen in der Medizin zu sehnen, aber die entdeckt man alle Jubeljahre einmal, und vielleicht haben wir auch schon alle Jubeljahre hinter uns. In letzter Zeit hat es jedenfalls kaum noch solche Entdeckungen von Wunderpillen gegeben, die eine Krankheit wirklich heilen. Der Pharmaindustrie ist deswegen im Moment etwas unbehaglich zumute; alle leicht erreichbaren Früchte sind gepflückt, alle Wunderpillen gefunden. Jedenfalls wird es wohl nicht mehr viele geben; weiter nach ihnen zu forschen, ist meiner Meinung nach Verschwendung von Zeit, Geld und Ressourcen. Stattdessen brauchen wir einen ganz anderen Ansatz – ein neues Modell.

Die gute Nachricht lautet, dass es ziemlich vielversprechend ist, den Körper als ganzes System aufzufassen, was bedeutet, ihn kontrollieren zu können, ohne unbedingt jede einzelne Komponente verstehen zu müssen. Wir verstehen vielleicht erst dann, was Krankheiten wie Krebs eigentlich sind, wenn wir anfangen, den Körper so zu betrachten, dass wir sein komplexes Wesen, bei dem alles miteinander verwoben ist, verstehen und respektieren lernen, weil es zunächst kontrolliert werden muss, bevor man es wirklich erfassen kann. Ich werde später in diesem Buch noch zeigen, wie die Proteomik uns dabei helfen kann, dieses neue Modell zu gestalten und damit den Körper auf eine ganz neue Weise zu erforschen. Aber bis die Proteomik zu einem etablierten und leistungsfähigen Zweig der klinischen Medizin wird, der uns allen zugutekommt, müssen wir zunächst unsere Auffassung von Gesundheit ändern und lernen, den Körper als ein System zu betrachten.

Ein Großteil unserer Kenntnisse über den Nachthimmel verdankt sich einer ähnlichen Herangehensweise. Anfang des 17. Jahrhunderts ging Galileo Galilei jeden Abend ins Freie und kartierte die Sterne. Irgendwann hatte er die Karte fertig und konnte genau sagen, welche Sterne er zu sehen bekommen würde, wenn er zu einer bestimmten Zeit einen bestimmten Himmelsausschnitt betrachtete. Aber wusste er überhaupt, was ein Stern ist? Überhaupt nicht. Das wusste damals niemand. Es sollte noch Hunderte Jahre dauern, bis die Wissenschaft dahinterkam. Galileos Genialität bestand nicht darin, das Universum zu verstehen, sondern von seinem Wissensdrang abzusehen und dadurch Fortschritte auf anderen Gebieten der Astronomie zu erzielen.

Wenn ich die Biografie des menschlichen Körpers in einem einzigen Satz zusammenfassen sollte, würde ich sagen, dass sie eine Biografie eines Systems ist, die keiner anderen gleicht. Wir glauben vielleicht, bestimmte Aspekte des Systems im Griff zu haben, die es uns als gesund oder nicht gesund einschätzen lassen – etwa den Cholesterinwert oder das Idealgewicht –, aber das führt oft zu kategorischen und sturen Interpretationen. Oder, um es anders auszudrücken, wir nehmen vielleicht ein Vitamin-B-Prä-

parat, um unsere Energie zu steigern und den Stoffwechsel anzu-
kurbeln, aber das bedingt vielleicht einen Nachteil irgendwo anders im System. Was »gut« für das eine ist, muss nicht gut für das
andere sein. Und »gute Gene«, etwa eine krebsfreie Familiengeschichte, können uns mitunter im Stich lassen.

Krebs macht uns nicht nur so viel Angst, weil er für eine lange,
schmerzvolle und schwere Krankheit steht, die kaum je wirklich
heilbar ist, sondern auch, weil er verstohlen, heimlich, uner-
gründlich und von Natur aus rätselhaft auftritt. Es ist nur natürlich, dass wir es nicht mögen, wenn wir etwas nicht verstehen
oder kontrollieren können. Deswegen fällt es uns vielleicht auch
oft so schwer, den Körper als kompliziertes und oft geheimnis-
volles Wesen zu begreifen. Wir wollen nicht zugeben, dass er immer noch jenseits unserer Begriffsmöglichkeiten liegt und dass
wir unseren eigenen Körper vielleicht nie so beherrschen werden,
wie wir unsere Muttersprache oder das Radfahren beherrschen.
Unverständnis und Unkenntnis führen zu Furcht. Die Ironie dabei ist, dass wir diese Kontrolle, die wir so verzweifelt anstreben,
vielleicht schneller und besser erlangen, wenn wir zugeben, dass
wir in vieler Hinsicht unbegreiflich komplex sind und uns selbst
auch so behandeln. So kann es uns auch gelingen, die Furcht zu
vertreiben, die unsere Lebensqualität mindert.

Gesundheitsregel Vielleicht gelingt es uns nie, Krankheiten
wie Krebs wirklich zu verstehen, vielleicht auch nicht, sie zu
heilen. Deshalb ist Vorsorge so wichtig. Sie sollten sich Ihrer Gesundheit annähern, indem Sie von diesen *Verständnis-
lücken* ausgehen. Respektieren Sie Ihren Körper und seine
Beziehung zur Krankheit als komplexes, sich entwickelndes
System, das Sie vielleicht nie ganz verstehen werden. Erkrankungen wie Krebs, Herzleiden, Diabetes, Autoimmunleiden
und neurodegenerative Krankheiten kommen durch Zusammenbruch dieses Systems zustande. Krebs ist zum Beispiel
nichts, was der Körper »hat« oder »bekommt«, sondern etwas, das er *tut*.

Kapitel 2

Ein Pfund Heilung

Wie Sie heute ganz einfach Ihre Gesundheit messen
und welche Kompromisse Sie eingehen sollten,
um auch morgen gesund zu bleiben

Es ist leicht, sich von allgemeinen weisen Sprüchen zum Thema
Gesundheit beeinflussen zu lassen. Nehmen Sie ein Multivitaminpräparat. Essen Sie mehr Gemüse; trinken Sie zumindest Gemü-
sesaft, wenn Sie keine Zeit haben. Denken Sie über Cholesterinsenker nach, wenn Ihr Cholesterinwert zu hoch ist. Mit einem
täglichen Baby-Aspirin können Sie Ihr Herzinfarkt- und Krebsrisiko senken. Erhöhen Sie Ihre Vitamin-D-Zufuhr mit Nahrungsergänzungsmitteln. Achten Sie bei Lebensmitteln auf einen hohen
Gehalt an Antioxidantien. Das klingt alles ganz vernünftig. Aber
sind das auch für Sie persönlich die richtigen Ratschläge?

In den folgenden Kapiteln helfe ich Ihnen, diese Frage zu beantworten, weil viele allgemein anzutreffende Annahmen genau
das sind, was sie sind – einfach nur *Annahmen*. Ich werde einige
davon als falsch entlarven und Ihnen einen anderen Weg zeigen,
um herauszufinden, was gut für Sie ist und was nicht. Gehen wir
zuerst noch einmal zu dem Konzept zurück, den Gesundheitszustand des gesamten Körpers zu betrachten, weil ich Ihnen zunächst noch einiges erklären muss, bevor es persönlich wird. In
diesem Kapitel werden wir uns näher mit dem Körper als System
befassen. Ich erkläre Ihnen zunächst, wie Sie Ihre persönliche
Metrik finden, und helfe Ihnen anschließend dabei, Ihren Normalzustand – den gegenwärtigen Zustand des Körpers – zu definieren, von dem alle Präventivmaßnahmen ausgehen.

Kompromisse akzeptieren

Hoffentlich konnte ich Ihnen bereits klarmachen, dass in jedem beliebigen Moment eine Menge in unserem Körper passiert. Dennoch gehen wir in der Medizin schrittweise vor und befassen uns jeweils nur mit einem einzigen Problem. Wird beispielsweise bei Ihnen eine Lungenentzündung diagnostiziert, so wird die verordnete Therapie genau diese bekämpfen, und danach warten Sie auf Ihr nächstes Gesundheitsproblem. Aber was, wenn Ihr System einen Schaden hat, der nicht mehr durch einen einzelnen Eindringling, Biss, Virus, Parasiten oder Ähnliches erklärt werden kann? Dann haben Sie ein echtes Problem, weil die Medizin, wie sie gegenwärtig betrieben wird, nichts mehr mit Ihnen anzufangen weiß. Die Therapie, die Sie dann bekommen, wird wahrscheinlich andere Bereiche Ihres Systems mit bekannten oder auch unbekannten Nebenwirkungen schädigen. Ihr Arzt wird Ihnen sagen, dass die Behandlung »sicher und wirksam« sei, aber das meint er nur im Hinblick auf die eine Störung und den gegenwärtigen Zeitpunkt. Er bedenkt alles andere nicht, mit dem Sie sonst noch zu tun haben – besonders auf lange Sicht –, denn vieles von diesem Wissen ist noch unerschlossen.

Nehmen wir als Beispiel die sogenannten Statine; das sind Cholesterinsenker wie Sortis® und Crestor®. Statine gehören zu den meistverordneten Medikamenten, wenn es um die Senkung des Cholesterinspiegels im Blut geht. Sie sind außerdem ein ausgezeichnetes Beispiel dafür, wie bestimmte äußere Kräfte, in diesem Fall ein Medikament, einen messbaren Einfluss auf ein ganzes biologisches System ausüben. Biochemisch betrachtet sind Statine Wirkstoffkombinationen, die ein Leberenzym hemmen, das eine zentrale Rolle bei der Produktion von Cholesterin spielt. Dieser Stoff kann entweder synthetisch oder aus natürlichen Nahrungsmitteln wie rot fermentiertem Reis und Austernpilzen gewonnen werden. Weil ein hoher Cholesterinspiegel, besonders im Fall von LDL-(Low Density Lipoprotein-)Cholesterin als Risikofaktor für Herzerkrankungen gilt, werden Statine gerne

Patienten verschrieben, die ihren Cholesterinspiegel nicht allein über die Ernährung kontrollieren können. Aber Statine wirken nicht nur auf den Cholesterinspiegel.

Forscher der Harvard-Universität zeigten 2008 in einem der wichtigsten klinischen Tests in der langen Reihe der Statin-Studien, dass Statine das Risiko für den ersten Herzinfarkt, für Schlaganfälle und andere Arterienprobleme bei anscheinend gesunden Männern über 50 und Frauen über 60 Jahren, die keine erhöhten Cholesterinwerte haben, drastisch senken können. Wir wissen jetzt, dass Cholesterin womöglich gar nicht der wirkliche Grund für kardiovaskuläre Erkrankungen ist. Bei vielen Patienten könnte eine Entzündung – ein normaler, aber manchmal überaktiver biologischer Vorgang – ein viel zutreffenderer Indikator, ein sogenannter Biomarker, sein als Cholesterin.

Kurz gesagt, handelt es sich bei Entzündungen um Anzeichen, dass im Körper etwas nicht stimmt. Der Körper hat es mit schädlichen Reizen zu tun, die alles Mögliche sein können – von Pathogenen über beschädigte Zellen bis zu Fremdkörpern. Um sich selbst zu schützen und die schädlichen Reize zu beseitigen, reagiert er mit einer Entzündung, einem komplizierten Vorgang unter Beteiligung des Gefäßsystems, des Immunsystems und verschiedener Zellen des geschädigten Gewebes. Das Ziel dabei ist die Heilung, aber wenn eine Entzündung durch Krankheit oder Dauerstress chronisch wird, dann wird sie auch schädlich.

Eine der Methoden, um Entzündungen im Körper feststellen zu können, ist die Messung des C-reaktiven Proteins (CRP) im Blutserum, einem Eiweiß, dessen Anteil bei Entzündungen steigt. Dieses Protein half den Forschern dabei, einen der Hauptgründe herauszufinden, warum Statine das Risiko von Herzkrankheiten senken. Die sogenannte JUPITER-Studie (eine Abkürzung für Justification for the Use of Statins in Primary Prevention: An Intervention Trial Evaluating Rosuvastatin, zu Deutsch etwa »Rechtfertigung des Einsatzes von Statinen in der Vorsorge: Eine Interventionsstudie zur Auswertung von Rosuvastatin«) sollte als erste ihrer Art den Effekt einer Statintherapie auf die Verminderung von Herzinfarkten und Schlaganfällen bei Menschen mit normalem LDL-Cholesterinspiegel und erhöhtem CRP-Spiegel feststellen. Die Studie bestätigte, dass ein erhöhter CRP-Spiegel möglicherweise bis zu acht Jahre im Voraus das Risiko eines künftigen Herzinfarkts anzeigt, selbst wenn der Cholesterinspiegel niedrig ist.

Statine entfalten also ihre Wunderkraft, indem sie Entzündungen bekämpfen – und nicht das Cholesterin an sich. Es sollte also nicht überraschen, dass andere Studien gezeigt haben, dass die Herzinfarktraten sich nicht ändern, wenn ein Medikament zwar den Cholesterinspiegel senkt, nicht aber die Entzündungen im Körper bekämpft. In einem späteren Kapitel werde ich noch ausführlich auf Entzündungen eingehen, weil sie heute in der Medizin ein viel diskutiertes Thema sind. Die Forschung entdeckt immer mehr Zusammenhänge zwischen verschiedenen Arten von Entzündungen und den zerstörerischsten degenerativen Krankheiten wie Herzkrankheiten, Alzheimer, Krebs, Autoimmunerkrankungen, Diabetes und generell einem beschleunigten Alterungsprozess. Praktisch alle chronischen Erkrankungen werden mit chronischen Entzündungen in Zusammenhang gebracht, die, einfach ausgedrückt, ein Ungleichgewicht in Ihrem System verursachen, das in der Folge negative Auswirkungen auf Ihre Gesundheit hat.

Das alles weist auf einen guten Grundsatz hin: Es ist völlig willkürlich und gewissenlos, sich in einem System eine einzige Variable wie das Cholesterin auszusuchen und zu fragen: »Wird diese eine Variable von dieser Pille verbessert?« und dann zu sagen: »Ja, stimmt, sie wird besser«. Ein sichtbarer Vergleich wäre, zu bemerken, dass sich die Drehzahl des Motors erhöht hat, weil wir ein schmieriges Zeug hineingekippt haben, was aber nicht unbedingt ein positiver Effekt sein muss. Womöglich ist die Drehzahl nur gestiegen, weil der Zusatz den Regulator oder das Sicherheitsventil außer Gefecht gesetzt hat. Gegenwärtig wird in Medikamentenstudien immer nur eine Variable über einen bestimmten Zeitraum gemessen. Die Ärzte entdecken potenziell schädliche Nebenwirkungen erst in retrospektiven Studien, also in einer nachträglichen Bewertung, wenn Patienten ein Medikament langfristig eingenommen haben, oder indem sie mehrere Studien zusammenfassen. Ich muss kaum auf den offensichtlichen Gemeinplatz hinweisen, der sich hier aufdrängt: Im Nachhinein ist alles einfach. Doch wäre es nicht toll, mit perfekter Klarheit die eigene zukünftige Gesundheit betrachten zu können? Wäre es nicht nützlich, heute schon zu wissen, was man tun muss, um den idealen Gesundheitszustand zu erreichen? Das ist genau das, was Fachgebiete wie die Proteomik und andere neue Technologien zu erleichtern hoffen. Bis dahin gibt es aber immer noch eine Menge geschickter Strategien, die Sie einsetzen können und die ich kurz schildern werde.

Die meisten Medikamente haben nachteilige Nebenwirkungen und sind Kompromisslösungen. Sie verschieben das Gleichgewicht. Es gibt einen Grund, warum der Körper keine natürlichen Statine produziert. Ich glaube nicht, dass es daran liegt, dass die Natur nicht darauf gekommen ist, sondern eher, weil Statine ihre Vor- und Nachteile haben; wenn Sie sie einnehmen, balancieren Sie Ihre Biologie neu aus und verschieben sie in eine bestimmte Richtung. Ich nehme absichtlich die Statine als Beispiel, denn sie werden aus gutem Grund häufig verordnet und spielen im Kampf gegen Herz-Kreislauf-Krankheiten eine große Rolle, indem sie für Millionen Menschen das Infarkt- und Schlaganfallrisiko senken; sind sie das vollkommene Beispiel für ein Medikament, das das System im Wesentlichen zum Vorteil verändert. Die Pros überwiegen die Kontras, und weiter hinten in diesem Kapitel können Sie lesen, dass ich ein großer Verfechter der Statine bin.

Ein besonders krasses Beispiel für einen Kompromiss sieht man anhand des aktuellen Trends unter älteren Männern, die sich menschliche Wachstumshormone spritzen lassen, weil sie sie für einen Jungbrunnen halten. Im Jahr 2009 gaben die Amerikaner insgesamt 1,35 Milliarden Dollar für 431 000 Wachstumshormonbehandlungen aus, an die viele der Empfänger die Hoffnung knüpften, die Uhr ihres Lebens zurückdrehen zu können. Wenn der Körper altert, produziert er nicht mehr so viele Wachstumshormone wie in der Jugend, als er sich noch rasch entwickelte. Mit künstlichen Gaben dieses Hormons zur Bekämpfung des Alterungsprozesses kann man vielleicht einfacher Muskelmasse bilden und erhalten (so wie als jüngerer Mensch), aber es gibt einen großen Nachteil.

Im Jahr 2011 kam eine Studie an einer ecuadorianischen Bevölkerungsgruppe mit einer seltenen genetischen Mutation, die verhindert, dass diese Menschen auf das menschliche Wachstumshormon ansprechen, zu dem Ergebnis, dass sie fast nie Krebs oder Diabetes bekamen. Die Entdeckung, veröffentlicht in der Fachzeitschrift *Science Translational Medicine,* untermauert frühere Forschungen, die zeigen, dass Hefepilze, Fliegen und Nagetiere länger leben – bei manchen Arten bis zu zehnmal länger – wenn sie langsam wachsen. *Weniger* Wachstumshormon – nicht mehr – kann also im Alter Krebs und Diabetes vorbeugen. Wenn also Männer in ihrer späten Blüte durch Wachstumshormoninjektionen unnatürlich starkes Muskelwachstum hervorrufen, dann akzeptieren sie im Gegenzug ein deutlich erhöhtes Risiko für Krebs, Diabetes und möglicherweise weitere schwere Erkrankungen. Forschungen wie diese führen vielleicht zu Medikamenten, die das Wachstumshormon unterdrücken, um zahlreiche Alterskrankheiten zu verhindern – ungefähr so, wie Statinmedikamente eingesetzt werden, um den Cholesterinspiegel zu senken und Herzkrankheiten vorzubeugen. Das Ziel dieser Vorbeugung wäre es nicht, länger zu leben, sondern so lange wie möglich ohne Krankheiten zu leben.

Wir sind nicht mehr dieselben wie früher

❗ Weltweit sind über eine Milliarde Menschen übergewichtig, mindestens 300 Millionen davon krankhaft fettleibig. In den USA haben nur 33 Prozent der Erwachsenen ein gesundes Gewicht für ihre Körpergröße. Fettleibigkeit bei Erwachsenen und Kindern, männlichen wie weiblichen, hat sich in den letzten 40 Jahren verdoppelt; der größte Anstieg fällt in die Zeit seit 1980. Fettleibigkeit und Übergewicht bedeuten für die Betroffenen ein großes Risiko, chronisch zu erkranken, etwa an Diabetes Typ 2, Herz- und Gefäßkrankheiten, Bluthochdruck und Schlaganfällen sowie an bestimmten Krebsarten. Laut Schätzungen wird jeder zweite der im Jahr 2000 Geborenen als Erwachsener an Diabetes Typ 2 erkranken.

Die Vorstellung, dass wir in unserem Leben Kompromisse eingehen müssen, wenn wir praktische Schritte unternehmen, um das bestmögliche Leben oder das Leben, das wir uns wünschen, zu führen, ist immer Teil unserer Gesundheitsstrategie. Wir müssen allerdings bei unserer Vorsorgestrategie etwas berücksichtigen, worüber die meisten Menschen gar nicht nachdenken: das Gewicht. Die Bevölkerung der USA hat sich in den letzten Jahrzehnten radikal verändert – man braucht sich nur die Gewichtsveränderung anzusehen, wie sie der Körpermasseindex (Body Mass Index, BMI) angibt. Vor 20 Jahren hatte kein US-Bundesstaat eine Fettleibigkeitsrate von über 15 Prozent, vor zehn Jahren lag die höchste Fettleibigkeitsrate bei 24 Prozent. Heute liegt sie in zwölf Bundesstaaten bei über 30 Prozent und in 38 Staaten (also zwei Dritteln aller Bundesstaaten) bei über 25 Prozent. Vor 20 Jahren lag die Fettleibigkeits- und Übergewichtsrate in Wisconsin, dem Staat mit dem höchsten Wert, bei 49 Prozent. Vor zehn Jahren hatten nur zwei Staaten (Alabama und Mississippi) eine Fettleibigkeits- und Übergewichtsrate von über 60 Prozent. Inzwischen beträgt die niedrigste Rate 54,8 Prozent (im District of Columbia) und in 44 Staaten über 60 Prozent.

In der restlichen Welt liegen die Dinge ähnlich wie in den USA. Der BMI wächst mit alarmierender Geschwindigkeit. Über zwei Drittel der Japaner haben einen normalen BMI, bei der Bevölkerung von Kanada, Spanien und Australien ist es nur die Hälfte. In Großbritannien, Neuseeland und den USA ist schätzungsweise ein Drittel der Bevölkerung normalgewichtig, rund zwei Drittel liegen über dem BMI-Grenzwert, der als normales, gesundes Gewicht gilt.

Vielleicht fällt es auf den ersten Blick gar nicht auf, aber diese statistischen Daten zeigen den Unterschied unseres heutigen

Gesamtsystems zum Zustand vorheriger Generationen. Auch die Krankheiten von heute, die Muster im System der letzten Jahrzehnte widerspiegeln, werden sich im Laufe des nächsten Jahrzehnts aufgrund solcher außergewöhnlichen Verschiebungen verändern, desgleichen die Reaktion auf Therapien. Die Ergebnisse zehn oder zwanzig Jahre alter Studien sind heute womöglich kaum mehr relevant. Auch gibt es örtliche Systeme – »Mikrosysteme« –, so wie es klimatische Zonen innerhalb größerer geografischer Zonen gibt. In den Südstaaten liegt die Fettleibigkeitsrate viel höher als in Bundesstaaten wie Montana oder Oregon. Studien an Einwohnern von Louisiana bedeuten vielleicht nicht viel für Leute in Colorado, dem einzigen Staat, dessen Bevölkerung zu unter 20 Prozent fettleibig ist (das hat sich allerdings vielleicht auch schon geändert, wenn diese Zeilen in Druck gehen). Diese beiden spiegeln zwei völlig unterschiedliche Systeme innerhalb unserer Bevölkerung wider.

Ethnische Faktoren spielen ebenfalls eine Rolle, wenn wir die Ergebnisse von Studien bewerten. Auch für andere Faktoren als Fettleibigkeit gibt es Mikrosysteme, deren prominentestes auf genetischen Risiken innerhalb eines geografischen Bereichs beruht. So hat eine von aschkenasischen Juden dominierte Gemeinde andere Gesundheitsrisiken als eine vorwiegend asiatische oder afroamerikanische. Wenn wir Studien lesen oder analysieren, werden solche Faktoren oft bedeutend unterschätzt. So sind vielleicht Studien, die an der renommierten Mayo-Klinik in Rochester, Minnesota, durchgeführt werden, weniger aussagekräftig für Menschen aus anderen Regionen des Landes, sagen wir aus Newark, New Jersey, oder New Orleans, Louisiana.

Der Grund dafür liegt in der Demografie und der unterschiedlichen Genetik der einzelnen Bevölkerungsgruppen. Rochester ist zu einem großen Teil von deutsch- und norwegischstämmigen Amerikanern bewohnt, die dazu neigen, innerhalb ihrer eigenen Gruppe zu heiraten, und so einen beständigen Genpool aufrechterhalten. Aufgrund ihrer Vorfahren unterscheidet sich die Genetik einer solchen Gemeinde also stark von der einer vergleichbar homogenen Gemeinde anderswo.

Die Bedeutung einer Studie hängt immer von der Probandengruppe ab, selbst wenn die Teilnehmer nach strikten wissenschaftlichen Kriterien randomisiert ausgewählt werden. Wenn Sie also das nächste Mal eine aufschreckende Schlagzeile über die »völlig neuen« Erkenntnisse aus einer Gesundheitsstudie lesen (besonders, wenn die Absicht dahinter Angsterzeugung ist), prüfen Sie genau nach, wo und an wem diese Studie durchgeführt wurde. Hat Sie mit Ihnen und Ihrer Genom-Abstammung etwas zu tun? Es kann sich herausstellen, dass Sie die betreffenden Ergebnisse einfach ignorieren können, weil sie auf Sie und Ihre persönliche Metrik nicht zutreffen.

Und das bringt mich zur Kernfrage: Was ist eine *persönliche Metrik?*

Wie Sie Ihre persönliche Metrik definieren

Vereinfacht erklärt, handelt es sich bei der persönlichen Metrik um alle Daten, Regeln, Standards oder Details, die etwas über Ihre Gesundheit aussagen. Ihr Gewicht ist beispielsweise ein Teil der persönlichen Metrik. Wenn Sie sich am nächsten Tag nur dann wohl fühlen, wenn Sie abends um 22:00 Uhr ins Bett gehen, dann gehört das zur persönlichen Metrik. Weniger eng definiert, kann man die persönliche Metrik auch als diejenigen Ihrer Angewohnheiten beschreiben, die Ihre Gesundheit beeinflussen – die Ihrem angestrebten Körperzustand entweder förderlich oder abträglich sind. So kann man von gesunden und ungesunden Metriken sprechen, aber ich sage das mit Vorsicht.

Ich benutze die Wörter »gesund« und »ungesund« nicht gerne, weil sie verwirrend wirken können. Sie sind einander nicht unbedingt entgegengesetzt, obwohl es allgemein so gesehen wird. Was für einen Menschen »gesund« ist, muss es deswegen nicht auch für den anderen sein. Außerdem werden diese Begriffe gerne zu feststehenden Etiketten für Gewohnheiten, Nahrungsmittel und Getränke. Genau wie »gut« und »schlecht« oft schematisch und bedingungslos gebraucht werden, fehlt auch bei

»gesund« und »ungesund« meist der Kontext. Der Kontext fasst das zusammen, was Ihre Metrik für »Gesundheit« ist. Die meisten Menschen würden zum Beispiel einen Donut nicht für »gesund« (oder »gut«) erklären, aber rein technisch gesehen ist es unfair, einen Donut als »ungesund« (oder »schlecht«) zu bezeichnen. Wenn zu Ihrer Gesundheitsmetrik der gelegentliche Genuss fett- und zuckerreicher Leckerbissen gehört, dann kann man einen Donut auch »gesund« nennen. Wenn Ihre Gesundheitsmetrik dagegen alle Nahrungsmittel mit gesättigten Fetten und raffiniertem Zucker vermeidet, dann wird der Donut vermutlich Ihren Gesundheitsstandards nicht genügen. Wie ich in der Einleitung gesagt habe, bin ich nicht hier, um Ihnen kategorisch zu sagen, was für Sie gesund oder ungesund ist. Ich möchte Sie inspirieren, sich Ihre eigene Metrik zu kreieren und zu lernen, der Anwalt Ihres körperlichen Wohlbefindens zu sein.

Wenn Sie Ihr persönliches Gesundheitssystem aufbauen, dann haben Sie eine individuelle Reihe von Gesundheitsproblemen, Risiken, physiologischen Vorteilen oder Nachteilen und physischen Reaktionen oder Nebenwirkungen von Medikamenten, an die Sie denken müssen. Die Gesundheit selbst wird zum System – einem System wechselseitiger Kontrolle, das Sie regulieren können, indem Sie alles Ihnen jeweils zur Verfügung stehende Wissen einsetzen. Das wird kein zufälliges Herumprobieren sein, weil Sie in der Zukunft über Methoden verfügen können, die es Ihnen ermöglichen, die Auswirkungen bestimmter Gewohnheiten auf Ihr System zu testen. Sie können dann zum Beispiel eine Woche damit verbringen, Ihren Lykopin-Spiegel zu erhöhen, und beobachten, wie das Ihre Blutwerte verändert, und danach eine Woche lang Lykopin meiden und diese Blutwerte dann mit den anderen vergleichen. Das Geheimnis Ihrer Gesundheit wird aus einem Konzert von Gewohnheiten bestehen, die einen Gesamteffekt auf Ihr System haben und der Gesundheit zugutekommen. Sie werden außerdem Ihr System permanent mit High-Tech-Geräten überwachen können, sodass Sie es beständig feiner abstimmen und sich so dem idealen Gesundheitsbild für Ihren Körper annähern können.

Jetzt ist es Zeit, persönlich zu werden. Ich erwarte nicht, dass Sie jetzt sofort loslaufen und all das erledigen, was ich Ihnen vorschlage. Ich möchte, dass Sie diese Liste aufbewahren, um sie zur Hand zu haben, wenn Sie beschließen, sich mit diesen Dingen zu befassen. Es wäre unklug von mir als Arzt, Ihnen nicht wenigstens einige spezifische Details zu den praktischen und leicht anwendbaren Methoden zu liefern, mit denen Sie den gegenwärtigen Zustand Ihres Körpers feststellen können. Keine der im Folgenden gegebenen Empfehlungen erfordert einen Spezialisten oder ist besonders teuer. Vieles davon zahlt wahrscheinlich die Krankenkasse. Vor allem aber sollen diese Informationen Ihnen als Fahrplan dienen, der Ihnen zeigt, wie Sie Ihre Gesundheit selbst in die Hand nehmen.

Seien Sie Ihr eigener Arzt

Normalerweise gehen Sie einmal jährlich zum Arzt, wenn überhaupt. Bei dieser jährlichen Vorsorgeuntersuchung misst der Arzt Ihre grundlegenden Werte, hört Herz und Lunge ab, nimmt vielleicht eine Blutprobe, lässt Sie in einen Becher urinieren, führt einige Oberflächenuntersuchungen durch, macht die geschlechtsspezifischen Tests an Brüsten, Uterus, Hoden und so weiter und stellt Ihnen einige einfache Fragen. Eine davon lautet: »Haben Sie besondere Probleme oder Beschwerden?«

Wenn Sie dies verneinen und der Arzt auch nichts findet, atmen Sie erleichtert auf und leben fröhlich ein weiteres Jahr vor sich hin – oder zumindest so lange, bis Sie krank werden. Ihr Hausarzt sieht Sie also jährlich nur zu einem bestimmten Zeitpunkt. Er weiß deshalb nicht unbedingt, dass Ihr Blutdruck immer nachmittags ansteigt, außer, wenn Sie gerade um diese Uhrzeit Ihren Untersuchungstermin haben. Außerdem wird er kaum wissen, dass er Sie eigentlich nach Ihren mehrmaligen Toilettengängen jede Nacht oder diesem hartnäckigen Rückenschmerz fragen sollte, die Sie als Teil des Alterungsprozesses akzeptiert haben. Die Medizin ist die Kunst der Beobachtung und Interpretation, und diese Fähigkeiten lernt man nicht aus Büchern. Bis die Medizin durch den technischen Fortschritt zu einer echten Naturwissenschaft wird, müssen Sie einen Arzt finden, der diese Kunst sehr gut versteht. Es kommt durchaus darauf an, zu welchem Arzt Sie gehen und ob Sie und er als Team auf dem Spielfeld Ihrer Gesundheit zusammenarbeiten. Schon das Wissen, wann man eingreifen muss, ist eine Kunst. Sie und Ihr Arzt müssen das Wissen haben, um wichtige Entscheidungen zu treffen, wenn sie anstehen. Das Ziel ist dabei eine angemessene, nicht übertriebene Behandlung. Zum Glück entfernt sich die moderne Medizin inzwischen vom traditionellen, bevormundenden Standpunkt »Der Doktor weiß es am besten«, wenn es um therapeutische Entscheidungen geht. Stattdessen setzt das Modell der »informierten Entscheidung« oder der »gemeinsamen Entscheidungsfindung« sich allmählich durch; das heißt, Sie selbst treffen gemäß Ihren Wünschen, Werten und Risikotoleranzen die therapeutische Entscheidung. Das setzt natürlich voraus, dass Sie sich zuvor umfassend über Ihren Gesundheitszustand und die Behandlungsmöglichkeiten informiert haben. Dabei hilft Ihnen dieses Buch. Auch Ihr Arzt muss zeigen, dass er kompetent ist, und sich wie ein Teamplayer verhalten.

Trauen Sie sich unbedingt, Ihren Arzt zu fragen, wie er sich fachlich auf dem Laufenden hält. Er sollte idealerweise stets über die neueste Literatur und Technologie Bescheid wissen. Diese Frage ist keine Drohung; ein guter Arzt wird sie als Kompliment verstehen. Meiner Meinung nach befürchten die Patienten viel zu sehr, ihren Arzt womöglich zu verärgern, und das ist eine Schande. Vielleicht ist es nur menschlich, lieber nicht das Risiko einzugehen, jemanden zu verärgern, der die Macht über uns hat, doch es geht schließlich um Ihre Gesundheit. Wenn Sie um jeden Preis nett sind, wird die Behandlung nicht besser und die Diagnose nicht schneller. Ganz im Gegenteil, zu große Freundlichkeit, die den Arzt nicht herausfordert, wenn er es braucht, kann einen im Staub zurücklassen – und zwar buchstäblich.

Außerdem sollten Sie sich einen Arzt suchen, der Sie bei Entscheidungen nach Ihrem eigenen Wertesystem unterstützt. Das ist, wie ich gerade erklärt habe, der Schlüssel zur informierten Eigenentscheidung. Wenn Sie lieber keine Operation gegen Ihre Rückenschmerzen wollen, weil sie bei Ihrem spezifischen Befund zu geringe Erfolgsaussichten hat, dann probieren Sie lieber andere Behandlungsmethoden aus, die Ihrem Wertesystem eher entsprechen. Die meisten therapeutischen Entscheidungen heutzutage beruhen auf einem spezifischen Wertesystem, also achten Sie darauf, dass es möglichst Ihr eigenes ist. Es gibt für kaum ein Krankheitsstadium eine alleinig »richtige« Entscheidung. Das heißt: es gibt die richtige Entscheidung für Sie, aber keine allgemein gültige. Die für Sie richtige Therapie finden Sie gemeinsam mit Ihrem Arzt, ob sie nun aus Medikamenten, einem operativen Eingriff oder einer Kombination von beidem besteht.

Es geht nicht darum, mit Ihrem Arzt Freundschaft zu schließen. Sie sind nicht Freunde, sondern Partner. Er ist derjenige, dem Sie Ihr Leben anvertrauen. Das sind sehr unterschiedliche Prioritäten; die meisten Menschen verstehen das nicht. Wenn es etwas gibt, das Sie Ihrem Arzt nicht erzählen können, dann wechseln Sie den Arzt.

Solche Ärzte sind gar nicht so schwer zu finden. Vor allem kommt es auf die Informationen an, die Sie in die Sprechstunde mitbringen, damit Ihr Arzt Ihnen so gut wie möglich helfen kann. Vielleicht klingt es nach einer Binsenweisheit, aber Ihre Gesundheit liegt zum großen Teil in Ihrer eigenen Hand. Wenn Sie die richtigen Fragen stellen und Ihre Daten dabeihaben, so kann die Konsultation rundum zufriedenstellend sein. Deshalb gebe ich Ihnen jetzt einige Ratschläge, wie Sie Ihre eigene Gesundheit messen, diese Daten aufzeichnen und mit Ihrem Arzt am besten über eventuelle Probleme sprechen. Wenn Sie erst einmal Ihren Normalzustand bestimmt haben, werden Sie wissen, mit welchen Angewohnheiten oder mitunter auch Medikamenten Sie Ihren Körper auf Gesundheit kalibrieren können.

Bestimmen Sie Ihren Normalzustand

Genauso wie Ihre Lebenspartnerin oder Ihr Lebenspartner oder Ihre Freunde nicht immer automatisch wissen, was Sie sich zum Geburtstag wünschen, ohne dass Sie es ihnen sagen, kann ein Arzt auch nur so viel über Ihre Vorgeschichte oder eventuelle gegenwärtige Probleme wissen, wie Sie preisgeben wollen. Eine Vorsorgeuntersuchung ist kein Orakelspruch. Ihr eigenes Wissen ist viel wesentlicher als das Ihres Arztes. Leider bringt es die Ökonomisierung der Medizin im 21. Jahrhundert mit sich, dass immer mehr Ärzte immer weniger Zeit für den einzelnen Patienten haben. Aus dieser Zeit müssen Sie das Beste machen.

Fangen Sie mit einer umfassenden Liste von allem an, was Sie bei Ihrer Konsultation ansprechen möchten. Diese Liste sollte fertig sein, wenn Sie das Wartezimmer betreten; machen Sie sie in aller Ruhe zu Hause und führen Sie anhand der Checkliste in der Einleitung zu Teil 1 eine kleine Selbstuntersuchung durch. Das ist Schritt Nummer eins bei der Feststellung Ihres Normalzustands. Auf diese Weise können Sie grob Ihren gegenwärtigen »Status« bestimmen. Hilfreich ist es, eine Zeit lang ein Gesundheitstagebuch zu führen, während dieser Zeit besonders auf sich selbst zu achten und den Fragebogen mehrfach auszufüllen. Vergleichen Sie Ihre Antworten mit denen vom Monat oder Jahr zuvor. Was hat sich geändert? Was nicht?

Bringen Sie eine umfassende Liste aller Ihrer Medikamente (rezeptfreie wie rezeptpflichtige), Vitamine und Nahrungsergänzungsmittel mit, einschließlich der Angaben zur Dosierung und Häufigkeit der Einnahme. Wenn Sie sich unsicher sind, ob Sie die Schlaftablette anführen sollen, die Sie sonntagabends immer nehmen: Setzen Sie sie mit auf die Liste! Schreiben Sie die Etiketten aller Nahrungsergänzungsmittel ab, die mehr als einen Bestandteil haben. Die Ergebnisse der Untersuchungen, die Ihr Hausarzt durchführen möchte, können nämlich von diesen Nahrungsergänzungen beeinflusst werden, also verschweigen Sie sie nicht. Sägepalmenfrüchte zum Beispiel können den PSA-Wert senken, also den Spiegel des sogenannten prostataspezifischen Antigens, eines Proteins, das die männliche Prostata ausschüttet. Der PSA-Test misst den PSA-Spiegel im Blut, in der Erwartung, auf erhöhte Werte zu stoßen, die auf Prostatakrebs deuten können. Weil der PSA-Wert vom Testosteronausstoß abhängt, muss oft auch der Testosteronwert gemessen werden. Liegt er zu niedrig, ändert das die Höchstgrenze beim PSA-Wert; für Ihren Arzt ist das etwas anderes, als wenn Sie bei normalem Testosteronausstoß zu wenig PSA haben.

Ein Arzttermin ist nicht die richtige Zeit für scheue Zurückhaltung. Gehen Sie mit einem Schlachtplan ins Sprechzimmer, als ob Sie Ihren Chef um eine Gehaltserhöhung bitten wollten. In diesem Fall heißt es, Sie haben eine Liste aller Probleme, Fragen und Wünsche bereit, die Sie zur Sprache bringen möchten. Sprechen Sie offen und ehrlich. Ihr Arzt wird es Ihnen nicht übel nehmen. Warten Sie nicht erst, ob sich ein Problem bis zum nächsten Termin verschlimmert. Wenn Ihnen beim Bücken der Rücken ein wenig schmerzt, erwähnen Sie es gleich. Sie sind Ihr eigenes Barometer und Sie müssen Ihre Symptome selbst auflisten. Nehmen Sie nicht an, dass dem Arzt sämtliche Fragen einfallen, die für Sie relevant sein könnten. Alle Anzeichen und Symptome, die Ihnen auffallen, sollten notiert und angesprochen werden. Schließlich wollen Sie Probleme vermeiden, bevor Sie sich festsetzen. Wenn Sie Ihrem Arzt diesen vollständigen Bericht erstatten, können Sie gemeinsam nach Symptomen bestimmter Krankheiten suchen, weil die meisten verhindert oder geheilt werden können, bevor sie in ein schweres Stadium treten. Ich wundere mich immer, wie sehr die Leute auf jedes Detail einer Aktie achten, die sie kaufen, aber nicht auf sich selbst. Warum nicht? Wir wollen schnelle Reparaturen, ich weiß. Wir sind mit Informationen überlastet. Wir fühlen uns von unseren Verpflichtungen im Leben oft überwältigt, also müssen wir unsere Gesundheitsentscheidungen jemand anderem anvertrauen, zum Beispiel dem Hausarzt. Aber ich bin hier, um Ihnen zu sagen, dass das nicht der beste Weg zur Gesundheit ist.

Außerdem empfehle ich Ihnen, einen Freund oder Angehörigen mit in die Sprechstunde zu bringen. Das schafft mehr Verantwortlichkeit und Sie haben so ein zusätzliches Paar Ohren. Viele von uns sind etwas durcheinander, wenn sie im Sprechzimmer sitzen, besonders, wenn sie krank sind. Oft kann man den Arzttermin besser verarbeiten, wenn man noch jemanden dabeihat – und sich auch besser daran erinnern. Sie können auch ein Aufnahmegerät mitbringen. Viele Smartphones können Tonaufnahmen machen und auf jeden Fall können Sie sich eine App dafür herunterladen.

Kommen wir jetzt zu den wesentlichen Details, nach denen Sie beim nächsten Arztbesuch fragen sollten, damit Sie die Metrik Ihres Normalzustands in Zahlen bestimmen können. Dies sind wieder nur allgemeine Ratschläge, die als Anknüpfungspunkt dienen sollen. Vielleicht hat Ihr Arzt bereits eine empfohlene und umfassendere Liste von Punkten, die er während der jährlichen Vorsorgeuntersuchung durchgeht, also machen Sie sich nichts draus, wenn die folgende ein bisschen kurz wirkt. Ich kann nicht jede Möglichkeit abdecken, die Ihnen aufgrund Ihrer individuellen Umstände offensteht, also betrachten Sie die folgende Liste bitte als Übersichtslandkarte für Ihre gesamte »Vorsorgeuntersuchungslandschaft«. Lassen Sie von Ihrem Hausarzt die folgenden Tests durchführen, die alle mit einer einfachen Blutprobe möglich sind:

- *Lipidprofil im nüchternen Zustand:* Das ist eine Reihe von Tests, die oft gemeinsam durchgeführt werden, um das Risiko einer Herzkranzgefäßerkrankung zu bestimmen; sie umfassen unter anderem die Cholesterin- und Triglycerid-Werte. Vor dem Test dürfen Sie zwölf Stunden lang nichts essen, können aber Wasser trinken.
- *Test auf C-reaktives Protein (CRP):* Wie bereits erklärt, handelt es sich beim CRP um einen Biomarker für Entzündungen, der unter anderem auf das Risiko für Herz-Kreislauf-Beschwerden deuten kann, wenn ein hoher Wert vorliegt.
- *Umfassende Untersuchung des Stoffwechsels:* Dies ist ein oft durchgeführter Test auf mehrere Werte, der dem Arzt wichti-

ge Informationen über den gegenwärtigen Zustand Ihrer Nieren, Ihrer Leber, der Elektrolyte und den pH-Wert sowie über Blutzucker- und Bluteiweißwerte gibt.

- *Kleines Blutbild:* Das ist einer der am häufigsten durchgeführten Bluttests. Hier wird die Konzentration der weißen und roten Blutkörperchen sowie der Blutplättchen gemessen. Die Größe Ihrer Blutkörperchen kann ein guter Indikator für Nährstoffmangel sein. Dieser Wert, das sogenannte *Mean Corpuscular Volume* (MCV), sollte zwischen 85 und 95 μm^3 liegen. Außerdem sollten die roten Blutkörperchen in allen Größen vorliegen, was Zellen in unterschiedlichen Lebensstadien zeigt.

- *Schilddrüsenhormontest:* Das Thyreoidea stimulierende Hormon (TSH) ist Ihr wichtigstes Stoffwechselhormon. Wenn es aus dem Gleichgewicht ist, was passiert dann? Dann ist auch Ihr gesamtes System aus dem Gleichgewicht. Schilddrüsenunterfunktion (Hypothyreoidismus) ist eine der am häufigsten unerkannten Erkrankungen in Amerika und ist dennoch stark verbreitet – besonders bei Frauen. Man nimmt an, dass 20 Prozent aller Frauen eine »träge« Schilddrüse haben, jedoch nur die Hälfte aller betroffenen Frauen hat eine entsprechende Diagnose. Leider gibt es kein einzelnes Symptom und auch keinen Test, um eine Schilddrüsenunterfunktion zweifelsfrei feststellen zu können. Für eine zuverlässige Diagnose müssen Sie auf Symptome wie Gewichtszunahme, Erschöpfung, Verstopfung, Haarausfall und sogar verkürzte Augenbrauen achten, denn eine der Funktionen der Schilddrüse ist es, die Geschwindigkeit des Zellwachstums zu regulieren. Sinkt Ihr Schilddrüsenhormonspiegel unter den Normalwert, sieht man die Auswirkungen an fast jeder Körperzelle, darunter auch denen der Haarbälge. Um ein Schilddrüsenproblem zu beheben, müssen Sie es außerdem im Zusammenhang mit Ihrer gesamten Lebensweise betrachten. (Eine seltenere Erkrankung namens Schilddrüsenüberfunktion tritt auf, wenn die Schilddrüse zu viele Schilddrüsenhormone ausschüttet. Auch das hat negative Auswirkungen auf den Körper und löst unter anderem Herz- und Knochenprobleme aus.)

- *Hämoglobin-A1C-Test:* Um zu verstehen, was Hämoglobin A1C ist, stellen Sie sich Folgendes vor: Zucker ist klebrig, und je länger er irgendwo festklebt, desto schwerer bekommt man ihn wieder weg. Auch im Körper klebt Zucker fest, besonders an Proteinen. Die roten Blutkörperchen, die im Körper zirkulieren, leben etwa 100 Tage, bevor sie absterben, und wenn an diesen Zellen Zucker festklebt, gibt das den Ärzten Aufschluss darüber, wie viel Zucker in den letzten drei Monaten vorhanden gewesen ist. In den meisten Labors liegt der Normalwert bei 4 bis 5,9 Prozent. Bei schlecht kontrollierten Diabetikern liegt er über 8 Prozent, bei gut kontrollierten unter 7 Prozent. Der Nutzen einer Hämoglobin-A1C-Messung liegt in einer besseren Langzeitübersicht (über etwa drei Monate), denn der Wert schwankt nicht so stark wie bei Blutzucker-Messungen durch Fingerstich. Es gibt zwar keine Richtlinien für den Einsatz von Hämoglobin A1C als Indikator, aber es deutet stark darauf hin, dass jemand an Diabetes leidet, wenn sein Wert erhöht ist. Das ist einer der wenigen Werte, an denen ein Arzt beim Patienten einen längerfristigen »Durchschnitt« ablesen kann, bei dem er nicht schwindeln kann. Diabetes kann man jederzeit bekommen, nicht nur bei Übergewicht. Wenn Sie also, aus welcher Ursache auch immer, daran erkranken, dann sollten Sie es auch erfahren.

Nur für Männer: Wenn Sie einen PSA-Test machen lassen, sollte auch der Testosteronwert getestet werden. Testosteron kontrolliert die Höhe des PSA-Spiegels, also verändert die Testosteronproduktion Ihres Körpers auch Ihre Parameter für einen »hohen« oder »niedrigen« PSA-Wert. Was bei dem einen ein hoher Wert ist, kann beim anderen ein niedriger sein. Vor dem Test sollten Sie mehrere Tage lang sexuelle Aktivitäten und Fahrradfahren unterlassen. Beides verändert zwar nicht den PSA-Wert, kann aber die Resultate negativ beeinflussen und unnötige Belastungen verursachen, wenn man den Test wiederholen muss.

Wenn Ihr Arzt Ihre Vitalwerte testet, müssen Sie bedenken, dass diese nur für einen bestimmten Zeitpunkt gelten. Der Arzt hat keine Durchschnittswerte für die letzten sechs Monate erhoben. Viele von uns beobachten ganzjährig ihr Gewicht. Das können – und sollten – wir auch für unsere übrige Metrik tun. Sie können Ihre Körpertemperatur und den Blutdruck leicht messen; die entsprechenden Geräte sind in jeder Apotheke erhältlich. Am besten überprüfen Sie an zwei oder drei Tagen pro Woche Ihren Blutdruck jeweils zu verschiedenen Tageszeiten, um festzustellen, wie und wann er schwankt. Legen Sie eine Tabelle an und notieren Sie sich die Messwerte in bestimmten Intervallen über den Tag. Machen Sie Anmerkungen über besondere Umstände während der Messung, zum Beispiel, ob Sie gerade ein entspannendes Glas Wein getrunken oder aber einen entnervenden Telefonanruf hinter sich haben. Bringen Sie die Tabelle mit zur Vorsorgeuntersuchung.

Je nach Alter und Ihren persönlichen Risikofaktoren werden Sie und der Arzt noch weitere Tests hinzuziehen. Mammografien, Koloskopien, Pap-Abstriche, PSA- und Testosterontests und so weiter sollten alle im Hinblick auf Ihre Situation in Betracht gezogen werden. Wenn enge Blutsverwandte schon in jungen Jahren an bestimmten Krebsarten erkrankt sind, dann sollten Sie darüber sprechen, sich früher auf diesen Krebs hin testen zu lassen, als es für die Allgemeinheit empfohlen wird. Wenn Sie viel Fisch essen, besonders Schwert- und Thunfisch, dann wäre vielleicht auch ein Quecksilbertest angebracht.

Fragen Sie nach, welche Impfungen und anderen Vorsorgemaßnahmen für Sie, für Ihre Altersgruppe und Ihr Risikoprofil relevant sind. Eine Impfung gegen Gürtelrose zum Beispiel könnte für Sie in Betracht kommen, wenn Sie über 60 Jahre alt sind. Versuchen Sie unbedingt, sich durch gut dokumentierte Studien auf dem Laufenden darüber zu halten, was Sie an Vorsorgemaßnahmen gegen bekannte Risikofaktoren ergreifen können. Falls nicht das Gegenteil demonstriert wird, sollten die meisten Menschen über 40 Jahre Statine einnehmen, besonders jene mit erhöhtem Cholesterin- und/oder erhöhtem CRP-Wert, beides sind

Risikofaktoren für Herzinfarkte und Schlaganfälle. Wenn Sie über 40 Jahre alt sind und ein erhöhtes Risiko für Herz-Kreislauf-Erkrankungen haben, sprechen Sie mit Ihrem Arzt darüber, ob es für Sie einen Grund gibt, *keine* Statine zu nehmen.

Ich wiederhole: Hier kommt es wirklich darauf an, dass Sie Ihren Arzt mit allen Informationen über Ihre Krankengeschichte und Ihre Lebensweise versorgen. Sie sind unschätzbar wichtig für die Entscheidungsfindung und die Wahl der besten Gesundheitsvorsorge für Sie. Aber überlassen Sie bitte nicht alles Ihrem Arzt. Stellen Sie Fragen, bis Sie das Warum, Wie und Was verstanden haben. Je mehr Sie wissen, desto leichter fällt es Ihnen, sich an die Empfehlungen des Arztes zu halten und seine Antworten und die festgelegten Parameter zu verstehen.

Noch ein Tipp: Bevor Sie das Sprechzimmer verlassen, fragen Sie unbedingt:

- Worauf sollte ich mich dieses Jahr konzentrieren?
- Wie komme ich an eine Ausfertigung meiner Untersuchungsergebnisse?
- Welche Tests werden an mir durchgeführt?
- Gibt es Basiswerte, auf die ich Bezug nehmen kann, wenn etwas schiefgeht?
- Welche Impfungen sollte ich jetzt und in Zukunft ins Auge fassen?
- Sind dieses Jahr irgendwelche Studien erschienen, die für jemanden mit meiner Krankengeschichte und meinem Profil (Alter, Risikofaktoren und so weiter) relevant sind?

Letzteren Punkt sollte man nicht zu leichtnehmen. Während ich an diesem Buch arbeitete, kam eine neue Studie heraus, die in der Öffentlichkeit kaum zur Kenntnis genommen wurde. Sie berichtete über einige unerwartete Effekte, die sich bei der Einnahme von Baby-Aspirin ergeben und die Gefahr reduzieren, an vielen gewöhnlichen Krebsarten zu sterben. Man weiß schon eine Weile, dass Baby-Aspirin gegen Thrombosebildung und bei der Vorsorge gegen Herzinfarkte und Schlaganfälle hilft, aber hier haben wir einen weiteren Nutzen dieser Wunderpille für alle, die über 50 Jahre sind. In dem Bericht, der sich auf acht Langzeitstudien an etwa 25 000 Patienten stützt, schreiben britische Forscher, dass eine tägliche Dosis von 75 Milligramm Aspirin, über mindestens fünf Jahre eingenommen, das Sterberisiko durch verbreitete Krebsarten um etwa 10 bis 60 Prozent senkt. Hier einige der Ergebnisse, wie sie in der britischen Fachzeitschrift *Lancet* erschienen sind:

- Nach fünf Jahren täglicher Aspirin-Einnahme gingen die Todesfälle durch Magen- und Darmkrebs um 54 Prozent zurück.
- Nach 20 Jahren gingen die Todesfälle durch Prostatakrebs um 10 Prozent zurück.
- Nach 20 Jahren gingen die Todesfälle durch Lungenkrebs um 30 Prozent zurück (darunter Fälle mit Krebsarten, wie sie typisch für Nichtraucher sind).
- Nach 20 Jahren gingen die Todesfälle durch Dickdarmkrebs um 40 Prozent zurück.
- Nach 20 Jahren gingen die Todesfälle durch Speiseröhrenkrebs um 60 Prozent zurück.

Aber Vorsicht, diese Ergebnisse bedeuten nicht, dass Sie ab jetzt täglich Aspirin einnehmen sollten; es kann nämlich Komplikationen bewirken – etwa Blutungen –, deretwegen von täglichem Aspirin-Konsum zur Vorbeugung abgeraten wird. Aber dieser Artikel zeigt wichtige neue Nutzwirkungen, die bisher nicht in die Richtlinien eingegangen waren. Zuvor wurde zu Recht davor gewarnt, dass bei Menschen mittleren Alters das geringe Risiko von Magenblutungen den Nutzen durch Schlaganfall- und Herzinfarktvorsorge teilweise wieder aufhebt. Aber die Senkung der Todesrate bei mehreren Krebsarten kann jetzt die Risikoabwägung für Millionen Menschen verändern.

Schlägt die Waage jetzt zugunsten einer täglichen Baby-Aspirin-Tablette aus? Diese Frage müssen Sie mit Ihrem Arzt klären. Die Studie zeigt zwar keine geschlechtsspezifischen Unterschiede in den Ergebnissen, dafür aber deutliche Einflüsse des Alters der

Patienten; ältere Patienten profitierten sehr viel stärker von einer täglichen Dosis Aspirin als jüngere, und die idealen Kandidaten für diese Vorsorgemaßnahme waren wahrscheinlich die knapp unter Fünfzigjährigen. Die Forschung wird sich diesen vielversprechenden Anfangsergebnissen weiter widmen, aber schon heute ist es aufregend, zu wissen, dass in unseren Medizinschränken vielleicht bereits ein effektives Krebsmedikament steht.

Aspirin gibt es als Schmerzmittel bereits seit über hundert Jahren. Sein chemischer Wirkstoff Acetylsalicylsäure stammt aus einer Klasse von Medikamenten, die aus Pflanzen gewonnen werden und schon bekannt sind, seit Hippokrates in seinen Schriften das Pulver aus Rinde und Blättern der Weide gegen Kopfschmerzen und Fieber empfohlen hat. Aspirin hat ein breites Spektrum von Wirkungen, deshalb kann dieses Wundermittel auch so viele Übel bekämpfen – es wirkt sowohl auf die Nerven wie auch als Gerinnungshemmer im Blut sowie auf vielfältige Art als Krebsvorsorge. Vor allem ist es ein starker Entzündungshemmer, was vielleicht seine universelle Anwendbarkeit erklärt.

Genauso wie über Aspirin sollten Sie mit Ihrem Arzt auch über Ihre sämtlichen verschreibungspflichtigen Medikamente sprechen. Bei jedem Arzttermin sollten Sie sich einen klaren Plan für die folgenden Maßnahmen machen. Wenn Sie ein Rezept bekommen, ob es für Medikamente ist oder nicht, fragen Sie immer, wie Sie erkennen können, welches Medikament wirkt und welches nicht. Wie erhalten Sie die richtige Behandlung? Welche jahreszeitlichen Faktoren sollten beachtet werden? Wenn Sie nur einmal jährlich zum Arzt gehen, dann brauchen Sie einen »Arbeitsplan« für das ganze Jahr. Wenn Sie Ihren Termin zum Beispiel im Mai haben, dann können Sie sich nicht gegen Grippe impfen lassen. Sie müssen also ganzjährig in Kontakt bleiben, um die Variablen in Betracht zu ziehen, die natürlicherweise monatlich und jahreszeitlich auftreten.

Vergessen Sie nicht, in meinem Geschäft muss man viel herumprobieren. Wir haben noch nicht die Technik, um genau vorauszusagen, auf welches Medikament Sie am besten ansprechen werden. Achten Sie darauf, nur Medikamente zu nehmen, die

auch wirken! Wenn Sie gewohnheitsmäßig Schmerzmittel nehmen, aber keine Schmerzen haben, warum nehmen Sie sie dann
eigentlich? Entscheiden Sie selbst darüber, damit Sie möglichst
nur die Medikamente nehmen, die Sie auch brauchen.

Gibt es dafür eine App?

Ich gebe zu, dass ich technikbesessen bin. Ich liebe technische
Spielzeuge. Ich gebe außerdem zu, dass mein EKG (Elektrokardio-
gramm, die Aufzeichnung der elektrischen Herzaktivität) abnorm
ist. Meine T-Welle ist invertiert und ich muss akzeptieren, dass
das bei mir nun mal so ist. Es ist keine gravierende Abweichung,
aber immerhin. Wenn ich irgendwann mal in der Notaufnahme
lande und mich nicht mehr verständlich machen kann, muss
der behandelnde Arzt einfach nur meine EKG-Daten auf seinen
Computer herunterladen, und zwar von einem Online-Speicher-
dienst, bei dem ich angemeldet bin. Hier kann ich Informationen
sicher im Netz speichern. Heute nennt man das Cloud-Speiche-
rung. (Wenn mein Mobiltelefon im Krankenhaus funktioniert,
kann ich sie auch selbst auf mein Smartphone herunterladen und
dem Arzt zeigen.)

Heutzutage benutzt man sein Telefon und den Rechner für so
gut wie alles – mit einer Ausnahme: der Speicherung der medizinischen Daten und der Kontrolle unserer persönlichen Gesundheitsmetrik. Ich habe alle meine grundlegenden Daten in der
Cloud gespeichert, damit ich sie immer zur Verfügung habe. Außerdem hat meine Frau alle Passwörter, damit sie Zugang zu
den Daten hat, falls es notwendig wird. Meiner Meinung nach
sollte jeder einen Partner für seine Gesundheitsvorsorge haben.
Das kann der Ehepartner sein, ein Bruder oder eine Schwester,
Mutter oder Vater, ein Freund oder ein Nachbar. Suchen Sie sich
jemanden aus. Geben Sie dieser Person vollen Zugang zu allen
Ihren medizinischen Daten.

Was aber, wenn Sie nicht alle Ihre medizinischen Daten ordentlich in Dateien gespeichert haben? Keine Sorge, das geht

den meisten Menschen so. Die meisten haben ihre Akten immer noch auf Papier in schlecht lesbarer Handschrift und lassen sie im altertümlichen Karteisystem des Arztes verstauben. Ich bitte Sie dringend, sich Kopien aller Ihrer Akten von Ihren sämtlichen Ärzten geben zu lassen. Nehmen Sie sich einen Samstagnachmittag lang Zeit, um sie alle einzuscannen und zu digitalisieren. Sie können sich einen USB-Stick mit den gespeicherten Daten um den Hals hängen und immer dabeihaben. Damit verlange ich womöglich viel von Ihnen. Aber diese paar Stunden sollten Sie investieren; Sie werden den Rest Ihres Lebens davon profitieren. Wir alle sind einmalig und haben unsere Anomalien. Dafür muss man sich nicht schämen. Was uns aber von anderen Menschen unterscheidet, kann für den Arzt in der Notaufnahme, auf dessen Tisch wir völlig unverhofft kommen und der natürlich nichts über uns wissen kann, ein Problem werden. Es könnte Ihnen das Leben retten, wenn Sie alle Ihre medizinischen Daten gespeichert haben.

Täglich werden neue digitale Anwendungen vorgestellt, die uns dabei helfen, unsere Gesundheitsdaten und sogar unsere Versuche, ein aktives, gesundes Leben zu führen, zu verfolgen. Ich fange gar nicht erst an, alle hier aufzulisten, denn es gibt schon erstaunlich viele, und bis Sie das hier lesen, ist sicherlich schon eine ganze neue Generation nützlicher Programme auf dem Markt. Sie können inzwischen fast alles, was mit Gesundheit zu tun hat, speichern, kalkulieren, planen und recherchieren und diese Informationen dann für sich selbst passend zuschneiden. Sie können mit Schlaf-Apps Ihre Schlafgewohnheiten analysieren, mit Herz-Apps Ihren Stresslevel aufzeichnen (mit manchen können Sie angeblich auch Ihre Emotionen erfassen), und manche Apps machen Sie auf die Lebensmittel aufmerksam, die in Ihrer Region gerade Saison haben, und informieren Sie über örtliche Bauernmärkte.

Bald schon werden wir kleine Geräte bei uns tragen können, die uns jederzeit unsere körperlichen Dynamiken mitteilen können. Nicht, dass wir so etwas wirklich alle rund um die Uhr tragen möchten, aber sie könnten uns unglaublich dabei nützlich sein, die Werte unseres Normalzustands beizubehalten, und uns mitunter auch darauf trainieren, zu bemerken, wenn wir etwas ändern müssen. Es ist schwierig, sich in Stresssituationen von einem wütenden Stier wieder in einen ruhigen, gelassenen Menschen zu verwandeln, aber wenn Ihr Körper Ihnen mitteilen könnte, dass Sie gerade in die Gefahrenzone geraten, würde es Sie vielleicht motivieren, wirkungsvolle Veränderungen durchzuführen, die Ihren Stress reduzieren.

In vielen Lebensbereichen sind Werkzeuge für unseren Erfolg entscheidend – E-Mails und Mobiltelefone für die Kommunikation, das Internet für die Recherche, Autos, um uns an andere Orte zu bringen, und so weiter. Warum sollten wir glauben, für unsere Gesundheit keine Hilfsmittel zu benötigen? Sie stehen uns bereits zur Verfügung. Ihr Gebrauch wird uns die Anreize bieten, die wir manchmal brauchen. Machen Sie es sich zum Ziel, sich selbst ständig zu beobachten und die Ergebnisse zu protokollieren. Hören Sie Ihrem Körper zu und denken Sie daran, dass nur Sie Ihren Körper wirklich gut kennen. Ihr Arzt kann sich nicht in Ihren Körper oder Ihren Kopf hineinversetzen. Sie haben die Fähigkeit, den Entwicklungen zu folgen, die für Sie relevant sind. Finden Sie sie. Beginnen Sie noch heute, ein gesundes Leben zu führen. Und wie Sie im nächsten Kapitel sehen werden, kann es eine weitere Hilfe sein, Ihre zukünftige Gesundheit zu *planen,* wenn Sie wissen, woher Sie kommen.

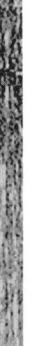 **Gesundheitsregel** Vertrauen Sie Ihrem Arzt nicht blind. Seien Sie zuerst Ihr eigener Arzt. Benutzen Sie den Fragebogen in der Einleitung zu Teil I und die Richtlinien in diesem Kapitel, um sich selbst mit den Informationen zu versorgen, die Sie brauchen, um ihre eigenen Gesundheitsregeln zu erstellen. Wenn Sie mit Ihrem Arzt darüber sprechen, betrachten Sie diese Beziehung als Partnerschaft – nicht als Freundschaft. Außerdem sollten Sie Ihrem Arzt die Speicherung Ihrer medizinischen Daten nicht allein anvertrauen. Lassen Sie sich von allem Kopien geben und speichern Sie sie in einem leicht zugänglichen Onlinespeicher.

Kapitel 3

Zurück in die Zukunft

Warum es sich auszahlt, die eigene Geschichte zu kennen – und wie man sie kennenlernt

Wie viele unserer Großeltern sind an »Altersschwäche« gestorben? In vielen Fällen herrschen womöglich nicht die besten Beziehungen in der Familie, sodass es schwierig wird, Fragen nach dem Gesundheitszustand zu stellen. Im Ergebnis brüten wir dann beim Ausfüllen des Fragebogens im Wartezimmer beispielsweise darüber, ob Mutter vielleicht zu hohe Cholesterinwerte hat und woran eigentlich Onkel Earl gestorben ist. Gab es Fälle von Diabetes oder Krebs in der Familie? Vielleicht ist Ihnen nicht klar, dass die krummen Rücken von Oma und ihren Schwestern Ihre eigene Osteoporose ankündigen, oder vielleicht hat Papa nie erzählt, dass er mit Anfang vierzig einen leichten Herzinfarkt hatte – oder dass sein eigener Vater an einem gestorben ist, und zwar in jungen Jahren. Wiederholt auftretende Krankheiten in einer Familie können die eigenen drohenden Gesundheitsrisiken voraussagen, also sollte man die Lücken in der Krankengeschichte der Familie möglichst schließen.

In den meisten Familien fragt man einander nicht aus, besonders nicht die älteren Verwandten. Aber die beste Methode, um später unangenehmen Untersuchungen zu entgehen, ist, den Mut zu fassen, schwierige Fragen zu stellen. Dabei setze ich natürlich voraus, dass Sie zumindest einige Familienangehörige erreichen oder deren Arztbefunde einsehen können und kein Adoptiv- oder Waisenkind sind. Die Familiengeschichte ist ein unterschätztes und sehr nützliches Mittel, um Ihren Gesundheitsstatus zu bewerten. Eine Studie der Cleveland Clinic von 2010 kam zu dem

Schluss, dass Familienforschung der beste Weg sei, um ein genetisches Krebsrisiko vorauszusagen. Dieses Mittel ist noch dazu kostenlos, auch wenn man sich dazu überwinden oder ein paar Ferngespräche führen muss, um die Verwandten zu befragen. Das kostet letztlich nur ein bisschen Zeit. Kenntnisse über die Gesundheit der Vorfahren sind selten; eine Umfrage der US-Regierung gelangte zu der Schätzung, dass weniger als ein Drittel aller Familien über einen solchen Krankheitsstammbaum verfügt, und Ärzte in ständiger Zeitnot drängen ihre Patienten nur selten, das zu ändern.

Falls es Ihnen allzu schwierig und unpassend erscheint, Opa oder die Großtante am Telefon auszufragen, dann nehmen Sie sich doch einfach vor, beim nächsten Verwandtenbesuch das Gespräch darauf zu bringen. Familientreffen und sogar Begräbnisse können der ideale Anlass sein. Beachten Sie stets beide Seiten der Familie, besonders, wenn Sie eine Frau sind, die weniger über ihre väterlichen als über ihre mütterlichen Vorfahren Bescheid weiß, wie es häufig vorkommt. Das Brust- und Eierstockkrebsrisiko kann man von beiden Seiten erben.

Weil die Gene aber nur selten unser Schicksal sind, sollte ein Familien-Krankheitsstammbaum auch die Faktoren Umwelt und Lebensstil berücksichtigen, die ein ererbtes Risiko verstärken. Wer war Raucher? Wer hatte Übergewicht? Welche anderen Kräfte kamen womöglich beim frühen Tod von Familienmitgliedern hinzu? Die Antworten auf diese Fragen können in vieler Hinsicht erhellend sein und zu Ihrer besseren Gesundheitsvorsorge beitragen. Haben Sie auf diese Weise alles erfahren, was persönliche Detektivarbeit herausbringen kann, dann können Sie den nächsten Schritt tun: einen Gentest machen.

Testen Sie Ihre Gene

Wenn Sie in den letzten zehn Jahren einigermaßen die Nachrichten verfolgt oder ein paar Wissensmagazine gelesen haben, dann wissen Sie, dass wir inzwischen ein 1990 begonnenes, enormes

Unternehmen abgeschlossen haben: Wir haben die Abfolge fast aller der mehr als drei Milliarden Moleküle bestimmt, die gemeinsam die menschliche DNA ausmachen. Ich habe schon im ersten Kapitel kurz über die DNA gesprochen und darauf hingewiesen, dass sie weniger über einen Menschen aussagt, als die meisten glauben. Aber ich habe noch nicht genau erklärt, wie sie funktioniert, was sie über Sie aussagen kann und wie man sie am besten nutzt. Das sehen wir uns jetzt genauer an, damit Sie es im Rahmen Ihrer Gesundheitsvorsorge richtig verstehen. Danach werde ich Ihnen etwas über die Grundlagen moderner Gentestverfahren erzählen.

Der genetische Code des Menschen, sein sogenanntes Genom, findet sich in buchstäblich jeder einzelnen der Billionen von Zellen, aus denen der Körper besteht, und liefert die Anweisungen, nach denen er funktioniert. Dieser Code besteht aus 23 »Bänden« mit Informationen, den sogenannten Chromosomen. Jeder von uns hat zwei Exemplare jedes Chromosoms, jeweils eines vom Vater und eines von der Mutter ererbt. Die Chromosomen bestehen aus DNA-Strängen, die wiederum aus Zehntausenden von Genen zusammengesetzt sind. Die berühmte Doppelhelixstruktur der DNA wird von Sprossen aus etwa drei Milliarden Basenpaaren zusammengehalten, die von jeweils zwei der vier mit ihren Anfangsbuchstaben A, G, C und T bezeichneten Basen oder Nukleotide Adenin, Guanin, Cytosin und Thymin gebildet werden. Diese Nukleotide sind die Schlüsselelemente der Gene, die einzeln oder kombiniert alles bestimmen, was an einem Menschen ererbt ist, von der Haarfarbe bis zu einer möglichen Veranlagung für die parkinsonsche Krankheit.

Nach dreizehn Jahren Arbeit wurde das Projekt 2003, zwei Jahre früher als geplant, abgeschlossen, pünktlich zum fünfzigsten Jahrestag der mit dem Nobelpreis geehrten Entdeckung der DNA-Doppelhelix durch Francis Crick und James Watson. Einzelne Sequenzen dieser Bausteine bilden jeweils ein Gen, genau wie bestimmte Buchstabenfolgen jeweils ein Wort ergeben. Und damit hat das Rennen begonnen, die Bedeutungen zu entschlüsseln, die von diesen 20 000 bis 25 000 Genen ausgedrückt werden, welche praktisch die molekularen Fernbedienungen unserer Körperfunktionen sind. Viele Aspekte unseres Lebens werden von den Genen bestimmt, etwa, ob man blaue oder braune Augen hat und wie wahrscheinlich es ist, dass man fettleibig wird oder Alzheimer bekommt. Ein *Genom* ist die Gesamtheit der ererbten Anweisungen zum Bau, Betrieb und Instandhalten eines Organismus und seiner Fortpflanzung. Jede Spezies hat ihr eigenes unverwechselbares Genom: Es gibt das Hundegenom, das Katzengenom, das Genom der Rose, des Kaninchens, des Erkältungsvirus, des Brokkolis, des *Escherichia-coli*-Bakteriums und so weiter. Das Genom enthält sämtliche für die Erzeugung eines spezifischen Organismus notwendigen Informationen. Ein Genom ist aber nicht nur für die Spezies, sondern auch für das Individuum spezifisch. Außer eineiigen Zwillingen und anderen Klonen hat jeder Mensch ein einzigartiges Genom, ebenso wie jeder Hirsch, jede Eiche und jeder Adler. Genome unterscheiden sich von Individuum zu Individuum wie von Art zu Art.

Zu den bahnbrechenden Entdeckungen im Zuge des Humangenomprojekts gehört, dass etwa 99,9 Prozent der DNA-Sequenz bei allen Menschen gleich sind. Einzelnukleotidpolymorphismen (*single nucleotide polymorphisms,* die Abkürzung SNP wird gewöhnlich »snip« ausgesprochen) als Variationen der DNA-Sequenz erscheinen im Abstand von ein- bis dreihunderttausend Basen entlang der drei Milliarden Basenpaare des Genoms. SNPs sind Abweichungen in den genetischen Anweisungen, von denen man annimmt, dass sie die genetischen Marker für unsere Reaktionen auf Krankheiten, Umweltfaktoren sowie Medikamente darstellen. So kann zum Beispiel ein A statt eines G in einem bestimmten Gen die Veranlagung zu männlicher Glatzenbildung darstellen. Andere Varianten der Nukleotidsequenzen sind vielleicht Marker für Zöliakie, zystische Fibrose oder Asthma. Wichtig dabei ist, dass diese DNA-Varianten die Krankheit nicht verursachen, sondern nur ein Marker des relativen Risikos sind, an ihr zu erkranken. Seit der Beendigung des Humangenomprojekts sind Hunderte von Studien veröffentlicht worden, die Zusammenhänge zwischen den SNPs und Hunderten spezifischer

Krankheiten, Eigenschaften und Leiden beschreiben. Wie Sie sich vorstellen können, haben diese Studien der Industrie, die persönliche Gentests anbietet, Tür und Tor geöffnet, indem sie die Basis für eine DNA-Analyse schufen, für die eine abgegebene Speichelprobe ausreichend ist, um die eigene, ganz persönliche genetische Landkarte zu enthüllen.

Als Mitbegründer einer Gentestfirma bin ich natürlich ein großer Befürworter dieser Technologie, die einen umfassenden Überblick über diese DNA-Varianten gibt und so auf die Risiken bestimmter Erkrankungen hinweist. Obwohl eine DNA-Sequenzierung Ihnen vielleicht nur eine allgemeine Liste Ihrer »Zutaten« gibt, ohne genaue Angaben, wie diese Zutaten in Ihrem Körper miteinander reagieren und wechselwirken, ist sie doch eine wichtige Grundlage – denn je mehr Sie über Ihre Zutatenliste wissen, desto bessere Maßnahmen zur Gesundheitsvorsorge können Sie treffen. Diese Art Gentest kann Ihnen Vorwarnungen geben, worauf Sie achten müssen, wenn die Evolution sich nicht mehr um Sie kümmert, während Sie altern. Es handelt sich nicht um einen diagnostischen Test; Sie erfahren dadurch nicht, ob Sie zum Beispiel Lupus oder Krebs haben. Ein Gentest zeigt die Tendenz einer genetischen Veranlagung für häufige Krankheiten an, sodass Sie Vorsorgemaßnahmen treffen oder eine spezifische Diagnose erstellen lassen können. Ihr ererbtes genetisches Risiko steht in Zusammenhang mit der Anzahl der Risikomarker, die an jedem SNP sitzen – keiner, einer oder zwei. Haben Sie einen oder zwei solcher Risikomarker, heißt das noch nicht, dass Sie die betreffende Krankheit bekommen, aber es kann Ihr Risiko in Wechselwirkung mit einer bestimmten Lebensweise oder bestimmten Umweltfaktoren erhöhen. In vieler Hinsicht ist es ähnlich wie bei anderen uns bekannten medizinischen Tests. Wenn jemand zum Beispiel einen erhöhten Cholesterinspiegel hat, dann sehen wir das als Zeichen eines höheren Risikos für Herz-Kreislauf-Erkrankungen an und empfehlen vorbeugende Maßnahmen.

Die Lokalisierung dieser SNPs folgt einer ziemlich einfachen Methode. Man nehme einige Tausend Patienten mit einer bestimmten Krankheit und einige Tausend vergleichbarer Menschen ohne diese Krankheit. Man vergleiche ihre DNA und identifiziere die Stellen, an denen eine Variante eines bestimmten Markers sehr viel häufiger bei den Kranken als bei den Gesunden auftritt. Dann vergleicht man Ihre persönlichen genetischen Marker mit den Daten, die die Forscher in der medizinischen Fachliteratur veröffentlicht haben, und setzt das Ergebnis in eine leichter verständliche Größe um: den Schätzwert für Ihr persönliches Risiko, diese Krankheit zu bekommen. Die SNPs lösen die jeweiligen Krankheiten womöglich gar nicht aus, aber wir wissen, dass sie entweder Teil von Genen sind oder sich in deren Nähe befinden, die das Risiko einer Erkrankung erhöhen und daher als Marker für eine verstärkte Neigung fungieren. Wenn Sie keine bekannten genetischen Risikomarker für eine Krankheit haben, garantiert das nicht, dass sie sie nicht bekommen, sondern es bedeutet nur, dass Ihr Risiko geringer ist.

Hier eine kurze Liste von Krankheiten, deren Risikoprofil man bereits genetisch testen kann:
Krebs: Brust, Dickdarm, Lunge, Prostata, Magen, Haut (Melanom)
Autoimmunerkrankungen: Basedowsche Krankheit, Lupus, Psoriasis (Schuppenflechte), rheumatoide Arthritis
Gefäßerkrankungen: Bauchaortenaneurysma, Aortenaneurysma, Gehirnaneurysma, tiefe Venenthrombose
Auge: Maculadegeneration, Glaukom (Grüner Star)
Nervensystem: Alzheimerkrankheit, Multiple Sklerose, Restless-Legs-Syndrom
Herz: Vorhofflimmern, Herzinfarkt
Magen und Darm: Morbus Crohn, Zöliakie
Endokrines System: Typ-2-Diabetes, Fettleibigkeit
Gelenke: Arthrose
Andere: Sarkoidose, Hämochromatose
Die Pharmakogenomik testet darüber hinaus die Dosierung und Wirkung einer Gruppe von Medikamenten, die gegen *mehrere Krankheiten* helfen.

Aber vergessen Sie nicht, dass diese Krankheiten viele verschiedene Ursachen haben, genetische wie umweltbedingte, und einige sind noch gar nicht bekannt. Gegenwärtig können wir das genetische Risikoprofil für etwa 40 Krankheiten bestimmen, von Aneurysmen über Multiple Sklerose bis zum Magenkrebs. Alle diese Daten können wir aus einer Speichelprobe gewinnen, man muss dafür nicht einmal Blut abgeben, denn im Speichel ist bereits genug DNA enthalten, die dann vermehrt und untersucht werden kann. Für manche genetischen Tests, etwa diejenigen auf BRCA-Genmutationen – das sind die Hochrisikoindikatoren für Brust- und Eierstockkrebs – ist allerdings noch eine Blutprobe erforderlich. Es kommt darauf an, wer den Test durchführt und in welcher Form das betreffende Labor Ihre DNA gerne haben möchte. Auch an Haaren, Hautproben und Fruchtwasser können Gentests durchgeführt werden. Vielen Schwangeren wird heutzutage die Möglichkeit geboten, ihr Ungeborenes genetisch testen und sich über seine Anfälligkeit für Erb- und andere Krankheiten beraten zu lassen.

Es gibt inzwischen eine kleine Anzahl von Firmen, die Gentests durchführen. Mein Unternehmen, Navigenics, sieht seine Mission darin, Menschen mithilfe genetischer Informationen die Möglichkeit zu geben, sich effizienter um ihre Gesundheit zu kümmern. Ich glaube fest an den Nutzen dieser Technologie, der immer weiter zunehmen wird, je mehr Krankheiten wir der Liste hinzufügen, je mehr Verbindungen zwischen DNA-Varianten und bestimmten Krankheiten wir erkennen und je mehr pharmakogenomische Daten wir gewinnen. Die Pharmakogenomik ist, wie ich gleich schildern werde, ein weiterer expandierender neuer Zweig der Pharmakologie, der sich mit dem Einfluss genetischer Varianten auf die Wirksamkeit von Medikamenten befasst.

Mit dem Ergebnisbericht des Gentests, der für Laien so einfach wie möglich formuliert ist, erhalten die Navigenics-Kunden über das Internet auch Zugang zu späteren neuen Forschungsergebnissen. Außerdem erhalten sie Hinweise dazu, wie sie ihre Gewohnheiten ändern können, um das Risiko für verschiedene Erkrankungen bei besonderer Anfälligkeit zu verringern; diese

Hinweise berücksichtigen den Forschungsstand, die Dosierung und Wirkung von Medikamenten sowie das, was sie ihrem Arzt mitteilen sollten. Obwohl diese Berichte wirklich leicht zu verstehen sind, können die Daten selbst überwältigend sein, allein durch ihren Umfang, sodass wir die Kunden dringend bitten, sie ausführlich und offen mit ihrem Arzt zu besprechen, damit sie sie vollständig verstehen und über das weitere Vorgehen Bescheid wissen. Alle unsere Kunden, die sich einem Gentest unterziehen, bekommen darüber hinaus ein Gespräch mit den Genetik-Beratern von Navigenics angeboten. Diese Fachkräfte sind speziell für alle Fragen ausgebildet, die sich bei einem solchen Präsdispositionstest ergeben. Meine Hoffnung ist dabei, dass die Informationen zu einer gesünderen Lebensweise motivieren.

Der zweite große Nutzen von Gentests, der sich durch die Proteomik rapide steigern wird, ist die Erstellung maßgeschneiderter Medikamente. Inzwischen können wir eine sogenannte pharmakogenomische Analyse durchführen, bei der Ihre DNA auf genetische Marker hin untersucht wird, die anzeigen, wie Ihr Körper bestimmte Medikamente verarbeitet. In manchen Fällen gibt Ihr genetischer Code an, ob Sie bei einem Medikament vielleicht schwere Nebenwirkungen zu fürchten haben, in anderen, ob es bei Ihnen überhaupt wirkt oder welche Dosis die richtige ist. Durch dieses Vorwissen kann Ihr Arzt gemeinsam mit Ihnen eine für Sie persönlich genau passende Medikation ausarbeiten.

Es kommt auf die richtigen Anreize an. Wenn ich Ihnen erzähle, dass Sie bevölkerungsstatistisch mit 30-prozentiger Wahrscheinlichkeit krankhaft fettleibig werden, dann sagt Ihnen das vermutlich gar nichts. Sage ich Ihnen aber, dass Sie, beispielsweise, durch Ihre genetische Veranlagung mit einer Wahrscheinlichkeit von 60 bis 80 Prozent zu krankhaftem Übergewicht neigen, dann würde es Sie nachdenklich machen, oder? Vielleicht würde es Sie dazu bringen, Ihre Lebensweise daraufhin unter die Lupe zu nehmen, wie sie Ihr Gewicht beeinflusst. Vielleicht würde es Sie motivieren, in Zukunft wirklich effektiv auf Ihren Hüftumfang zu achten. Das ist die Wirkung von persönlichen Gentests. Man kann es auch so sehen: Wenn Sie wüssten, dass Ihr persönliches Herzinfarktrisiko 90 Prozent beträgt, dann würden Sie vermutlich sehr auf Ihr Herz achten. Eine allgemeine Statistik wie »Herzkrankheiten sind die häufigste Todesursache in unserem Land« bewirkt wenig oder nichts. Aber wenn Sie erfahren, dass Ihr genetisches Profil Sie in eine Hochrisikogruppe für Herzinfarkte einordnet, bewirkt das sehr wohl etwas.

Mit dieser Art von Informationen können Sie auch einschätzen, ob und für welche Kompromisse Sie bereit sind. Wissen sie beispielsweise, dass Sie ein erhöhtes Herzerkrankungsrisiko haben, so wägen Sie ab, ob ein tägliches Glas Rotwein für Sie stimmig ist – vorausgesetzt, Sie mögen Alkohol. Man weiß schon eine Weile, dass mäßiger Alkoholgenuss, insbesondere Rotwein, das Risiko für Herzerkrankungen senkt, aber das für Brustkrebs erhöhen kann. Das ist der Kompromiss in diesem Fall, und Sie sollten Für und Wider gemeinsam mit Ihrem Arzt abwägen und einen persönlichen Gesundheitsplan erstellen.

Auf der Grundlage von all diesen Informationen würde ich Ihnen vorschlagen, noch heute einen Gentest zu machen. Wie bei den meisten meiner Vorschläge in diesem Buch liegt die Entscheidung bei Ihnen. Wenn Sie sich über Ihre Krankheitsgeschichte unsicher sind und die Informationen nicht anders bekommen können, dann sollten Sie unbedingt einen Gentest in Erwägung ziehen. Für alle mehr oder weniger deterministischen Krankheiten – also, wenn eine bestimmte Mutation eine Erkrankung sehr wahrscheinlich macht – sollten Sie anschließend überlegen, was Sie tun können, um dieses Schicksal zu verzögern oder zu vermeiden. Beispiele für solche seltenen Erbkrankheiten sind BRCA1 und 2 (Brust-/Eierstockkrebs), die Tay-Sachs-Krankheit und die Chorea Huntington. Wie auch immer Ihr Test aussieht, planen Sie unbedingt auch eine anschließende Beratung mit ein. Die hilft Ihnen nicht nur, Ihr Risikoprofil besser zu verstehen, sondern auch, mit Ihren Gefühlen umzugehen. Außerdem können Sie so bestens trainieren, wie man Laborberichte liest.

Mein persönliches Navigenics-Profil brachte einige interessante Ergebnisse. Ich habe ein überdurchschnittliches Risiko für Herz-Kreislauf-Erkrankungen, obwohl mein Lipidprofil mit einem Cholesterinspiegel unter 200 (alles unter 200 gilt als gut bis befriedigend) normal war. Auf der Grundlage meines Risikoprofils entschied ich mich gemeinsam mit meinem Arzt für eine Therapie mit Crestor, einem Statin. Meine Kinder übernahmen es, mich von Pommes frites fernzuhalten. Ironischerweise erschien im gleichen Jahr, in dem ich meine Statintherapie begann, die JUPITER-Studie und zeigte den Nutzen von Statinen nicht nur bei der Senkung des Cholesterinspiegels, sondern auch für die Bekämpfung von Entzündungen im Körper. Gegenwärtig wird erforscht, was Statine bei Patienten mit geringer Entzündungsneigung und niedrigem Cholesterinspiegel bewirken. Welche unbekannten Wirkungen mögen sie noch haben?

Mein Profil zeigte zwar ein unterdurchschnittliches Dickdarmkrebsrisiko, aber als ich meine Familie befragte, erfuhr ich, dass ein naher Verwandter an Dickdarmkrebs litt. Ich entschied mich daraufhin schon mit 43 Jahren für eine Koloskopie, anstatt damit bis zu meinem fünfzigsten Lebensjahr zu warten, wie offiziell empfohlen wird. Das Risiko, das meine Familiengeschichte bedeutete, war mir zu groß, um so lange zu warten. Der Gentest gemeinsam mit einer nützlichen Familiengeschichte änderte meine Ansichten zur Gesundheit. Es endete damit, dass ich einen Polyp entfernen ließ. Polypen sind abnorme Gewebewucherungen, aus denen Krebs entstehen kann. Wäre es in meinem Fall auch so gewesen? Wer weiß es schon? Und warum hätte ich erst warten sollen, bis es zu spät gewesen wäre? Stattdessen handelte ich offensiv, griff ein und hielt meine Gesundheit aufrecht. Genau das sollten auch Sie tun, indem Sie einen Arzt wählen, der Sie kontinuierlich einen gesunden Lebensweg gehen lässt. Das Entscheidende ist eine gut erforschte Krankengeschichte der Familie zusammen mit einem Gentest. Leider sind diese Familiengeschichten oft schwierig zu erheben und führen oftmals in die Irre. Viele Krankheiten galten in früheren Generationen als unanständig, und genaue Informationen über familiäre Gesundheitsprobleme sind möglicherweise nicht leicht zu erhalten.

Wie wird man mit den Testergebnissen fertig, wenn sich tatsächlich etwas Bedenkliches ergibt? Diese Frage stellen wir uns alle. Wenn sich nun herausstellt, dass Sie die Variante ApoE4 des ApoE-Gens haben, eine Variante, die ein erhöhtes Risiko für Alzheimer in sich birgt? Nur wenige von uns können voraussagen, wie wir auf schlechte Nachrichten bezüglich unserer Gesundheit reagieren, selbst wenn es nur um ein zukünftiges Risiko geht. Hier eine ermutigende Tatsache: Als Mediziner der Boston University eine Studie mit Kindern von an Alzheimer erkrankten Eltern durchführten, die erfuhren, dass sie die E4-Variante des ApoE-Gens hatten, stellte sich heraus, dass die kurzfristige Niedergeschlagenheit über ein positives Resultat womöglich gar nicht so schlimm ist.

Der Artikel, erschienen 2009 im *New England Journal of Medicine,* basiert auf der REVEAL-Studie (Abkürzung für *Risk Evaluation and Education for Alzheimer's Disease,* etwa »Risikobewertung und Gedächtnistraining bei Alzheimer«), der ersten randomisierten Untersuchung dazu, wie sich die Enthüllung, ob Menschen die betreffende Genvariante haben oder nicht, auf diese auswirkt. Erwartungsgemäß zeigten sich ängstliche, negativ getestete Teilnehmer erleichtert. Aber diejenigen, die mit einem positiven Ergebnis fertigwerden mussten, zeigten nur eine kurzfristige emotionale Reaktion. Die psychische Belastung war geringer als vermutet und verschwand schnell wieder. Der Hauptautor der Studie, Robert C. Green, Professor für Neurologie, Genetik und Epidemiologie an der Boston University und Fellow für Genetik an der Harvard University, erklärte, »Versuchsteilnehmer, die erfuhren, dass sie ApoE4-positiv waren und daher ein höheres Risiko für die Alzheimer-Krankheit hatten, zeigten keine stärkeren Angstreaktionen, Depressionen oder testabhängige Niedergeschlagenheit als Versuchsteilnehmer, die keine Informationen über ihren Genotyp erhielten.« Green sagte vielmehr, was ich schon lange glaube: »Genetische Informationen zu erhalten, kann für manche Menschen eine positive und ermutigende Erfahrung sein, selbst wenn es sich um eine beängstigende Krankheit handelt und die Information selbst keinen klaren medizinischen Nutzen bringt.«

Ob man sich genetische Informationen über sich selbst beschaffen sollte, ist weniger eine Frage von »Will ich es wissen?«

als von »Was kann ich heute dagegen tun?«, wenn man erfährt, dass man tatsächlich eine höhere Wahrscheinlichkeit für bestimmte Krankheiten hat. Das Sprichwort hat recht: Wissen ist Macht. Nur wenn Sie das Wissen darüber haben, wissen Sie auch, wie Sie Ihr Leben am besten führen, um Ihr zukünftiges Ich zu schützen. Ich war zuerst auch skeptisch und glaubte nicht, dass meine Testergebnisse mich verändern würden. Aber ich erinnere mich noch genau an den Freitagabend, als ich nach Hause kam und sie im Internet einsehen konnte. Zuerst hatte ich ein bisschen Angst, was ich wohl vorfinden würde, aber als ich mich dann auf dem Bildschirm sah, fühlte ich Ehrfurcht. Ich sah wirklich mich selbst, und das Erlebnis veränderte mich schlagartig. Ich änderte meine Essgewohnheiten, mein Trainingsprogramm, meine Lebensweise. Eigentlich krempelte diese Erfahrung meine gesamte Familie um, da meine Testergebnisse auch meine Kinder betrafen. Die ganze Familie begann in der Folge, mehr auf ihre Lebensweise zu achten. Ich kann mir keinen besseren Anreiz zur Veränderung vorstellen, als einen Blick auf die eigenen Gene zu werfen und nachzusehen, was sie für einen bereithalten. Es ist ermutigend, nicht erschreckend.

Abgebildet sehen Sie mein persönliches genetisches Profil. Ich gebe es hier als Beispiel genauso an, wie ich es erhalten habe (die Fußnoten sind offensichtlich an mich gerichtet). Es war wirklich ein Aha-Erlebnis für mich. Bei mir besteht ein echtes Risiko für Herz-Kreislauf-Erkrankungen – und ich handelte sofort.

Angeboren oder anerzogen?

Sehen Sie sich, als Vorbereitung auf das nächste Kapitel, die folgenden Grafiken an, die den Anteil der beteiligten genetischen sowie Umweltfaktoren bei den verschiedenen Krankheiten zeigen. Es stimmt nachdenklich, diese Prozentsätze zu betrachten und sich klarzumachen, wie sehr wir unsere Gesundheit selbst beeinflussen können. Manche dieser Krankheiten werden anscheinend wirklich zum größten Teil von genetischen Faktoren bestimmt,

Mein persönliches genetisches Profil

Krankheit	Ihr Prozentsatz[1]	Ihr geschätztes Risiko (Lebenszeit)[2]	Durchschnittsrisiko (Lebenszeit)[3]
Arthrose	11–18%	26%	40%
Basedowsche Krankheit	11–36%	0,39%	0,55%
Aortenaneurysma	75–100%	3,9%	3,1%
Dickdarmkrebs	30–33%	5%	6%
Fettleibigkeit	55–85%	36%	34%
Gehirnaneurysma	75–100%	0,80%	0,64%
Glaukom	43–79%	0,78%	1,1%
Hämochromatose (bedingt durch das HFE-Gen)	0–57%	extrem geringes Risiko/ keine Risikomarker vorhanden (Nichtträger)	k.A.
Herzinfarkt	71–87%	46%	42%
Laktoseintoleranz	95–100%	hohes Risiko	k.A.
Lungenkrebs	33–80%	8%	8%
Lupus	32–37%	0,01%	0,03%
Maculadegeneration	39–48%	1,3%	3,1%
Magenkrebs, diffuser Typ	0–13%	0,65%	2,4%
Melanom	72–92%	5%	3,7%
Morbus Crohn	40–42%	0,36%	0,58%
Multiple Sklerose	37–57%	0,17%	0,30%
Prostatakrebs	46–48%	16%	17%
Psoriasis	20–23%	2,8%	4,0%
Restless-Legs-Syndrom	56–72%	4,3%	4,0%
Rheumatoide Arthritis	10–17%	0,88%	1,6%
Sarkoidose	21–69%	0,61%	0,70%
Typ-2-Diabetes	22–24%	19%	25%
Venenthrombose	82–87%	3,3%	3,4%
Vorhofflimmern	0–59%	22%	26%
Zöliakie	10–12%	0,01%	0,06%

[1] *Ihr Prozentsatz:* Diese Information zeigt Ihren Wert im Vergleich mit dem anderer Menschen. Verglichen mit einer Bevölkerungsstichprobe liegt Ihr SNP-basierter Risikowert für diese Krankheit im angegebenen Prozentbereich.

[2] *Ihr geschätztes Risiko (Lebenszeit):* Das Risiko, dass Sie im Laufe Ihres Lebens diese Krankheit bekommen. Für einige Krankheiten ist dieser Wert nicht feststellbar; in diesem Fall geben wir an, ob Sie ein erhöhtes Risiko haben.

[3] *Durchschnittsrisiko (Lebenszeit):* Das geschlechtsspezifische Risiko eines Durchschnittsmenschen, diese Krankheit im Laufe seines Lebens zu bekommen. Für einige Krankheiten, etwa Hämochromatose oder Laktoseintoleranz, ist dieser Wert nicht verfügbar.

Anmerkung: Die schwarzen Markierungen geben an, dass Ihr Gesamtrisiko bei über 25 Prozent oder bei mehr als 20 Prozent über dem Durchschnitt für diese Krankheit liegt.

Quelle: Navigenics

aber denken Sie daran, dass die Umwelt nicht nur eine direkte, sondern auch eine indirekte Rolle bei Gesundheitsrisiken spielt. Die Umwelt ist ein Netz einander überlappender Faktoren von Ernährung über Bewegung bis hin zu Giftstoffen und Stress, denen man ausgesetzt ist. Sie kann die geerbten Gene zum Guten wie zum Schlechten beeinflussen. Die genetische Seite dieser Gleichung repräsentiert ererbte Risikofaktoren – es sind nicht notwendigerweise die Gene, von denen die Krankheiten ausgelöst werden. Wenn Sie sich zum Beispiel die Zahlen für Fettleibigkeit ansehen, stellen Sie fest, dass diese Krankheit zu 33 Prozent umweltbedingten Faktoren zugeschrieben wird und zu 67 Prozent ererbten Markern auf bestimmten Genen, die das Risiko einer Erkrankung erhöhen, aber nicht auslösen. Wenn also Ihr DNA-Profil ein erhöhtes Fettleibigkeitsrisiko anzeigt, dann müssen Sie es nicht so hinnehmen. Sie können vielmehr die Umweltfaktoren in der Gleichung entscheidend verändern und damit Ihr Gesamtrisiko stark vermindern.

Die Unterscheidung zwischen umweltbedingt und genetisch ist sehr wichtig, denn, wie ich bereits angemerkt habe, akzeptieren viel zu viele Menschen fatalistisch ihre DNA-Werte und nehmen sie als unabwendbares Schicksal. Wie wir im folgenden Ka-

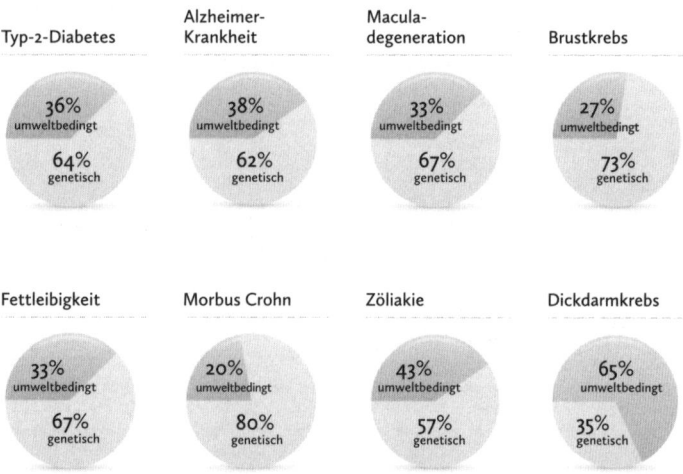

Typ-2-Diabetes

36% umweltbedingt
64% genetisch

Alzheimer-Krankheit

38% umweltbedingt
62% genetisch

Macula-degeneration

33% umweltbedingt
67% genetisch

Brustkrebs

27% umweltbedingt
73% genetisch

Fettleibigkeit

33% umweltbedingt
67% genetisch

Morbus Crohn

20% umweltbedingt
80% genetisch

Zöliakie

43% umweltbedingt
57% genetisch

Dickdarmkrebs

65% umweltbedingt
35% genetisch

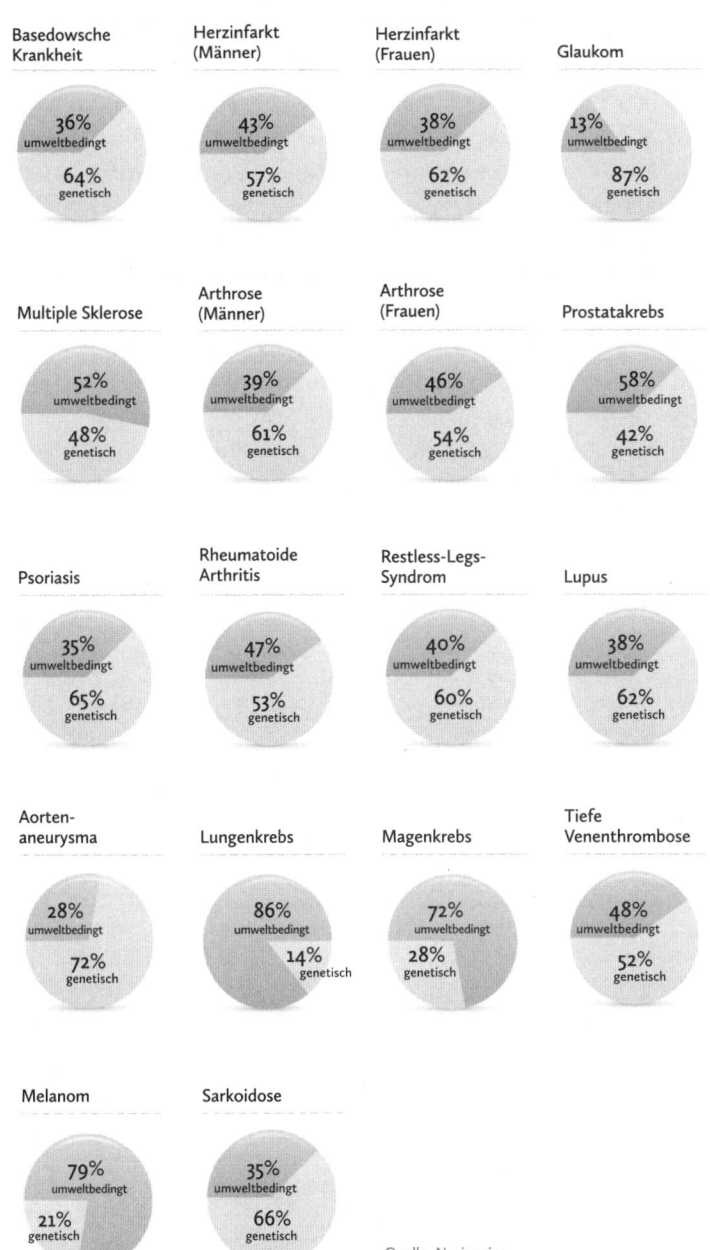

Basedowsche Krankheit
36% umweltbedingt
64% genetisch

Herzinfarkt (Männer)
43% umweltbedingt
57% genetisch

Herzinfarkt (Frauen)
38% umweltbedingt
62% genetisch

Glaukom
13% umweltbedingt
87% genetisch

Multiple Sklerose
52% umweltbedingt
48% genetisch

Arthrose (Männer)
39% umweltbedingt
61% genetisch

Arthrose (Frauen)
46% umweltbedingt
54% genetisch

Prostatakrebs
58% umweltbedingt
42% genetisch

Psoriasis
35% umweltbedingt
65% genetisch

Rheumatoide Arthritis
47% umweltbedingt
53% genetisch

Restless-Legs-Syndrom
40% umweltbedingt
60% genetisch

Lupus
38% umweltbedingt
62% genetisch

Aorten-aneurysma
28% umweltbedingt
72% genetisch

Lungenkrebs
86% umweltbedingt
14% genetisch

Magenkrebs
72% umweltbedingt
28% genetisch

Tiefe Venenthrombose
48% umweltbedingt
52% genetisch

Melanom
79% umweltbedingt
21% genetisch

Sarkoidose
35% umweltbedingt
66% genetisch

Quelle: Navigenics.

pitel sehen werden, können unterschiedliche Umweltfaktoren das Ergebnis entscheidend ändern. Mit Umweltfaktoren meine ich hier nicht nur die offensichtliche Umgebung, sondern auch die zelluläre Umwelt auf Systemebene, die darauf Einfluss nimmt, wie Medikamente wirken und wie man auf gesundheitsfördernde Maßnahmen reagiert.

 **Gesundheitsregel**   Stellen Sie sich den Tatsachen: Informieren Sie sich durch einen DNA-Test über Ihre genetischen Risikofaktoren, aber bedenken Sie auch immer, dass die DNA-Werte nur Wahrscheinlichkeiten und kein unabwendbares Schicksal sind. Es gibt so viel, was Sie tun können, um Ihr Leben selbst in die Hand zu nehmen und in besserer Verfassung länger zu leben, als die DNA anscheinend vorgibt.

Kapitel 4

Faule Eier und niedliche Küken

Wie Umwelteinflüsse dort wirken, wo wir sie am
wenigsten erwarten, und dort wirkungslos bleiben,
wo wir sie am meisten erwarten

Wir haben gerade gesehen, inwieweit die angeborenen (DNA) beziehungsweise die anerzogenen Faktoren (Umwelteinflüsse) für zahlreiche heute verbreitete Krankheiten verantwortlich sind. An den Genen können wir natürlich nichts ändern, wohl aber an unserer Umwelt, damit sie auf die Gene Einfluss nimmt. Man kann diese Vorstellung nicht besser illustrieren als mit dem, was ich das Eierkonzept nenne. Erzählt hat mir davon zuerst Don Coffey, Ph. D., einer der größten Krebsforscher und Biologen an der Johns Hopkins University.

Wenn man ein Ei einige Wochen bei Zimmertemperatur sich selbst überlässt, ist das Ergebnis klar: ein verfaultes, verdorbenes Ei. Nehmen Sie aber dasselbe Ei und vergessen es nicht drei Wochen auf der Arbeitsfläche in der Küche, sondern setzen es einer Temperatur von 37,5 °C aus und wenden es dreimal täglich, ist das Ergebnis ein völlig anderes, nämlich ein tschilpendes Küken. (Achtung: Die Anzahl der Wendungen muss ungerade sein, warum auch immer. Übrigens, ein sogenanntes »Tausendjähriges Ei« ist etwas ganz anderes. Es entsteht nämlich, indem man ein Ei mehrere Wochen oder Monate lang in einer Mischung aus Lehm, Asche, Salz, Kalk und Reisspelzen konserviert. Dass man ein Tausendjähriges Ei herstellen kann, indem man es sorgfältig mit bestimmten Materialien in Kontakt bringt, stärkt nur das Argument, dass die Umgebung alles entscheidend sein kann.)

Dieses einfache Experiment demonstriert den tief greifenden Effekt wechselnder Umwelteinflüsse; hier sind es Schwerkraft und Temperatur, die Chaos in Ordnung verwandeln. Genauso können auch im System unseres Körpers kleine Veränderungen dramatische Wirkungen auslösen. Aber oft denken wir gar nicht an all die kleinen Veränderungen, die unterhalb unseres Radars vor sich gehen und uns entweder krank machen oder gesund erhalten helfen.

Wenn wir versuchen, das in einen praktischen, menschlichen Zusammenhang zu bringen, müssen wir nur an die Studien denken, die zu den Auswirkungen der uterinen Umgebung, das heißt der Gebärmutter, auf das Wachstum des Fötus – also eines befruchteten, sich entwickelnden Eis – durchgeführt worden sind. Angesichts des Umfangs der Forschung zur pränatalen Entwicklung in den letzten Jahrzehnten würde niemand behaupten, dass dieses Stadium, in dem man so verwundbar ist, für Krankheit wie Gesundheit im späteren Leben ohne Bedeutung sei. Wir wissen inzwischen, dass Mütter, die zu stark zunehmen, damit möglicherweise das Diabetesrisiko ihres Kindes erhöhen, dass ein niedriges Geburtsgewicht zu erhöhtem Risiko für Herz-Kreislauf-Erkrankungen führt und dass chemische Stoffe – auch Alkohol –, denen das Ungeborene ausgesetzt ist, zu Missbildungen führen können. Kürzlich haben Forscher entdeckt, dass selbst die innere Umgebung, die eine Frau *zwischen* zwei Schwangerschaften unterhält, Auswirkungen haben kann.

Anfang 2011 fanden Forscher an der Columbia University heraus, dass das Risiko für Autismus bei zweitgeborenen Kindern um mehr als das Dreifache höher war, wenn sie innerhalb von zwölf Monaten nach der Geburt des ersten Kindes gezeugt worden waren. Zweitgeborene, die zwischen dem zwölften und dem dreiundzwanzigsten Monat nach der Geburt des ersten Kindes gezeugt worden waren, hatten ein doppelt so hohes Autismusrisiko wie Kinder, die erst drei Jahre nach der ersten Geburt gezeugt worden waren. Ob es jetzt an einem Nährstoffmangel oder einer veränderten Biochemie liegt, irgendetwas tut sich in der Gebärmutter nach einer Schwangerschaft, das die nächste beeinflussen kann. Diese Ergebnisse untermauern vorhergehende Forschungen über andere Hirnschädigungen, die mehrfach zu dem Ergebnis kamen, dass kürzere Schwangerschaftsintervalle mit psychischen Störungen wie Schizophrenie zusammenhängen können.

Für Autismus verantwortlich sind womöglich zahlreiche miteinander kollidierende Faktoren, darunter genetische und umweltbedingte. Diese neue Entdeckung der Columbia University belegt eindrucksvoll den Einfluss von Umweltbedingungen, die gar nichts mit den vorhandenen Genen zu tun haben müssen und die jene einmaligen Umstände bestimmen, die zu dieser für die meisten Eltern herzzerreißenden Diagnose führen können. Die Weltgesundheitsorganisation empfiehlt einen Abstand von mindestens 24 Monaten zwischen einer Geburt und der Zeugung des nächsten Kindes, um möglichst gesunde Kinder zu gebären. Dieser Ratschlag wird allerdings selbst in vielen hoch entwickelten Ländern nicht beachtet.

Die vielleicht beste Demonstration der Wirkung bestimmter Umweltbedingungen auf ein lebendes Wesen findet sich in der Wirkungsweise mancher Medikamente. Nehmen wir als Beispiel eine der grundlegendsten klinischen Versuchsreihen in der Krebsmedizin, die im Februar 2009 im angesehenen *New England Journal of Medicine* publiziert wurde. Die Forscher, zum großen Teil von der Universität Wien, untersuchten prämenopausale Brustkrebspatientinnen. Sie litten an einem besonders bösartigen Typus, genannt hormonsensitiver Brustkrebs, der umso stärker wächst, je mehr das weibliche Sexualhormon Östrogen auf ihn einwirkt. Die Standardtherapie umfasst daher oft eine Antihormonbehandlung, um den Östrogenspiegel zu senken. Nach der chirurgischen Entfernung ihres Tumors teilten die Forscher die 1803 Versuchsteilnehmerinnen randomisiert in zwei Gruppen. Die Hälfte bekam zweimal jährlich ein Placebo injiziert und erhielt eine Antihormonbehandlung, während die andere Hälfte neben der Antihormonbehandlung einen Wirkstoff namens Zoledronsäure erhielt, der die Knochenbildung fördert. Es ist unter den Handelsnamen Aclasta und Zometa erhältlich und wird gegen Osteoporose verschrieben, eine Krankheit, die zum Knochenschwund führt. Das Ergebnis?

Bei den Patientinnen, die das den Knochenaufbau fördernde Mittel erhielten, sank die Rückfallrate des Krebses um 36 Prozent. Das Erstaunliche dabei ist, dass das Mittel überhaupt nicht gegen den Krebs wirkt. Dieses Beispiel zeigt vielmehr, dass die Saat (in diesem Fall die Brustkrebszellen) nicht so gut aufgeht, wenn man den Nährboden (Brustkrebs bildet besonders gerne Metastasen in Knochen) verändert. Das Medikament veränderte das Körpersystem der Patientinnen und erzielte so eine starke Wirkung auf den Krebs. Fünf Jahre nach der Diagnose waren 98 Prozent der Betroffenen, die Zoledronsäure erhalten hatten, noch am Leben – und genauso bemerkenswert ist, dass das ohne Chemotherapie erreicht wurde. Wie genau war es möglich? Wir wissen es noch nicht, was die Notwendigkeit unterstreicht, weiter Daten über das komplexe System des menschlichen Körpers zu sammeln.

Weitere Untersuchungen zeigten kurz darauf, dass die Einnahme von Biphosphonaten gegen Osteoporose über mindestens ein Jahr nicht nur zu einem reduzierten Brustkrebsrisiko führt, sondern auch das Risiko für Kolorektalkrebs, also Dickdarm- und Mastdarmkrebs, senkt. Vom physiologischen Standpunkt aus ereignen sich hier mehrere Vorgänge gleichzeitig, weil ein einziges Medikament mehrere Wirkungen hat. Die Forscher haben postuliert, dass die Biphosphonate die Fähigkeit der Krebszellen reduzieren, zu wandern und sich aneinander (und am Knochen) anzulagern; dass Biphosphonate die krebsbekämpfenden T-Zellen stimulieren; dass Biphosphonate die Bildung von Blutgefäßen verhindern, von denen die Krebszellen versorgt werden; und dass Biphosphonate die Effektivität anderer Krebsmedikamente steigern und gleichzeitig den programmierten Zelltod auslösen, der die Körperzellen im Gleichgewicht hält. Mit mehr Daten können wir auch mehr Hypothesen aufstellen, die in Experimenten wie den eben geschilderten überprüft werden.

Ähnlich wie die Statine mit ihren unterschiedlichen, das

ganze System betreffenden Wirkungen auf den Körper bieten auch die Biphosphonate zahlreiche potenzielle Nutzanwendungen über die Bewahrung und den Aufbau von Knochensubstanz hinaus, unter anderem in der Krebstherapie. Kürzlich konnte gezeigt werden, dass Patienten, die Biphosphonate einnehmen, durchschnittlich fünf Jahre länger leben. Als eine Gruppe klinischer Forscher aus Australien im Zuge der weltweit größtangelegten Langzeitstudie über osteoporotische Frakturen bei Männern und Frauen erstmals zu diesem Ergebnis kamen, dachten sie zunächst, es handele sich um einen Datenfehler oder einen übersehenen Faktor. Es hätte zum Beispiel sein können, dass die Studienteilnehmer Menschen waren, die eigens einen Arzt aufgesucht hatten, um etwas gegen ihre Osteoporose zu unternehmen, was sie vermutlich für bessere Gesundheit und längeres Leben disponieren würde. Aber der Vergleich der Ergebnisse mit denen ähnlich gesundheitsbewusster Patienten, die Vitamin D oder Kalzium einnahmen, oder mit Frauen, die eine Hormontherapie durchführten, bestätigte, dass sie nicht durch diesen Faktor verfälscht wurden. Das Medikament veränderte das System der Menschen auf mehr als eine Art und Weise und neigte die Waagschale zugunsten der Gesundheit.

Die Forscher versuchten daraufhin, unkonventionell zu denken, und spekulierten, einer der Gründe könnte sein, dass sich in der Knochensubstanz Schwermetalle wie Blei und Kadmium einlagern. Mit dem Schwund der Knochensubstanz im Alter werden diese Metalle wieder in den Körper abgegeben, was sich auf die Gesundheit negativ auswirkt. Durch die Verhinderung von Knochenschwund beugen die Biphosphonate möglicherweise der Freisetzung von Schwermetallen aus dem Knochen vor. Ob das stimmt, werden zukünftige Forschungen zeigen, aber die für mich wichtige Tatsache ist bereits bewiesen: Ein einzelnes Medikament kann mehrere kombinierte Wirkungen haben, ob nun zum Guten oder zum Schlechten. Es kann die Umwelt verändern, aus der heraus Gesundheit oder Krankheit zu verstehen sind. Wie bei jedem Medikament sollte die Entscheidung über eine Einnahme von Biphosphonaten von jedem Patienten mit dem Arzt individuell abgesprochen werden. Wenn ich die Wahl hätte, würde ich die zusätzlichen fünf Lebensjahre gerne nehmen, vorausgesetzt, das Medikament verträgt sich mit meiner Gesundheitsmetrik.

Die Gefahren der Petrischale und das Potenzial der Beobachtung an echten Menschen

Obwohl für die Behandlung von Krebs verbreitet Chemotherapie eingesetzt wird, ist für die meisten Chemotherapien nie bewiesen worden, dass sie auch nur eine einzige Krebszelle vernichten. Die Forschung besteht aus eleganten Versuchsreihen in Gewebekulturschalen – *wenn ich eine Zelle diesem Krebsmedikament aussetze, passiert Folgendes,* und so weiter –, aber Dosen und Umweltbedingungen in diesen Schalen kommen jenen im Körper auch nicht annähernd nahe. Ich bin daher immer skeptisch, wenn über die »Wirkung« bestimmter Nahrungsmittel gegen Krebs berichtet wird. Natürlich, Knoblauch und Kurkuma meucheln im Labor die Tumorzellen hin, aber wie sieht es in einem lebenden Körper aus? Der Körper ist viel komplexer und geheimnisvoller. Natürlich kann es durchaus gesund sein, Knoblauch und Kurkuma zu essen, aber wir müssen uns vor übereilten Schlussfolgerungen anhand von Versuchsergebnissen in der sehr kontrollierten Umwelt einer Petrischale hüten. In einer Petrischale tötet auch Alkohol Krebszellen, aber deswegen können Alkoholiker trotzdem Krebs bekommen. Wahrscheinlich kann man Tumorzellen im Labor auch mit Kerosin abtöten, aber deswegen wird man es trotzdem nicht auf seinen täglichen Speiseplan setzen. Allerdings kennen wir inzwischen ein weit weniger tödliches Toxin, das bei Krebspatienten tatsächlich funktioniert.

Die Chemotherapie nutzt den Krebspatienten ganz ohne Frage, allerdings wissen wir oft gar nicht, warum. Ich möchte Ihnen noch ein weiteres Beispiel dafür geben, das mich besonders beeindruckt hat, weil ich zum Schluss selbst an diesem Experiment beteiligt war. Es bestätigte die wichtige Rolle der Umweltbedingungen beim Wachstum und der Kontrolle eines Tumors und zeigte, was für unglaubliche und unerklärliche Ergebnisse ein Experiment – ob nun in der Petrischale oder am Menschen – haben kann.

Im Jahr 2001 war ich an der Gründung von Accelerate Brain Cancer Cure (ABC²) beteiligt, einer gemeinnützigen Organisation zur Erforschung neuer Heilmethoden für Hirntumore. Hinter ABC² standen die Familien von Dan und Steve Case. Dan hatte gerade die Diagnose bekommen, dass er an einer tödlichen Form von Hirntumor litt, dem sogenannten multiformen Glioblastom. Steve Case ist bekannt als Mitbegründer und früherer CEO und Vorsitzender von America Online; sein Bruder starb 2002 mit 24 Jahren an dieser seltenen Krebsart. Zwei Jahre später, 2004, bekam ich einen Anruf Henry Friedmans, einem der bedeutendsten Neuroonkologen der USA, der an der Duke University lehrt. Er erzählte, dass er bei einem Abendessen eine niedergelassene Krebsärztin namens Virginia Stark-Vance, die in Dallas und Fort Worth, Texas, praktiziert, getroffen habe. Sie habe ihn um Rat wegen einer Patientin gebeten, die an demselben seltenen Tumortyp litt und bei der die Chemotherapie nicht anschlug. Die Lebenserwartung solcher Patienten liegt gewöhnlich im einstelligen Wochenbereich. Lucy, wie wir die Patientin hier nennen wollen, hatte selbst nachgeforscht und in der *New York Times* einen Artikel gefunden, in dem es um die Behandlung verschiedener Karzinomtypen mit einem Medikament ging, das die Bildung neuer Blutgefäße verhindert, die den Tumor mit Nährstoffen versorgen. Das klingt plausibel, allerdings war dieses Medikament namens Avastin (die generische Bezeichnung ist Bevacizumab) damals nur für Dickdarmkrebs zugelassen, noch nicht für Hirntumore. Nachdem sie den Zeitungsartikel gelesen hatten, ruhten Lucy und ihr Mann aber nicht eher, als bis sie an Avastin herankamen; sie hatten ja auch nichts mehr zu verlieren. Doch Stark-Vance hatte Bedenken, nicht zuletzt, weil Avastin zu Hirnblutungen führen kann. Das war bei einem der ersten klinischen Versuche geschehen, als eine 29-jährige Patientin, deren Leberkrebs Metastasen im Gehirn gebildet hatte, während einer Fahrradfahrt

Hirnblutungen bekam und kollabierte. Stark-Vance entschied sich allerdings dann, nachdem auch Friedman ihr zugeraten hatte, das Risiko einzugehen und die Avastin-Therapie zu genehmigen.

Der Anruf, in dem Henry mir mitteilte, wie das Mittel bei Lucy und mehreren anderen Patienten anschlug, klang dann aber ganz anders. Ich spürte die Aufregung in seiner Stimme, als er mehrere beeindruckende Fallverläufe schilderte, in denen der Tumor zu schrumpfen oder zumindest nicht mehr zu wachsen schien. Das ist bei fortgeschrittenen Hirntumoren äußerst selten.

Wie viele andere, die Avastin® nahmen, war Lucy ins kalte Wasser gesprungen; es gab nicht einmal eine klinische Studie, die feststellte, ob das Mittel gegen ihren Krebs wirksam war. Ärzte wie Stark-Vance und ich haben die Befugnis, Avastin und jedes andere verfügbare Medikament nach eigenem Ermessen auch für nicht genehmigte Therapien zu verschreiben (das wird als Off-Label-Verschreibung bezeichnet). Bis zu 75 Prozent aller Krebsmedikationen sind »off-Label«. Einige von uns Ärzten geben offen zu, dass sie einfach nicht die Zeit haben, auf eine wasserdichte Studie zu warten, während der Patient stirbt. Wirklich seltsam am Einsatz von Avastin® gegen einen Hirntumor war aber, dass dieses Mittel die Blut-Hirn-Schranke gar nicht passieren kann – das Wirkstoffmolekül ist zu groß dafür. Wie konnte es also gegen einen Hirntumor wirken? Wie sich herausstellte, verändert es den Hirninnendruck und damit die Umweltbedingungen des Karzinoms. (Avastin® ist übrigens ein wohldokumentierter Bestandteil bei der Behandlung zur Änderung des Drucks in Organen.) Lucys Tumor wuchs nur unter hohem Druck, und Avastin® konnte zwar das Karzinom selbst nicht bekämpfen, senkte aber den Innendruck des Hirns und verlangsamte damit seine Ausbreitung. Hier haben wir erneut ein Beispiel dafür, dass die Saat nicht so gut aufgeht, wenn man den Boden verändert. In einer Studie der Duke University, bei der Avastin® an Hirnkarzinompatienten wie Lucy getestet wurde, reagierten 63 Prozent der Teilnehmer positiv auf das Mittel – das Tumorwachstum wurde dramatisch abgebremst, die Lebenserwartung der Patienten erhöhte sich beträchtlich. Im Mai 2009 genehmigte dann die Food and Drug Administration den Einsatz von Avastin® bei Hirntumoren wie dem von Lucy, die auf andere Therapien nicht ansprechen.

Fälle wie dieser illustrieren nicht nur den Einfluss der Umweltbedingungen auf das Wachstum und sicher auch auf die Entstehung von Karzinomen, sondern auch die große Rolle zufällig entdeckter Nebeneffekte. Ärzte wie ich gelangen durch die gute alte Methode von Versuch und Irrtum zu unseren Ergebnissen und können daher nicht immer erklären, wie etwas funktioniert. Ich kann nicht immer sagen, warum ein bestimmtes Mittel anschlägt oder wie es wirkt, sondern oft nur, dass es bewiesenermaßen wirkt. Außerdem kann ich nicht immer genau sagen, welche Therapie für Sie persönlich am besten ist.

Die Geschichte der Genesung des ehemaligen Radsportprofis Lance Armstrong ist nicht exemplarischer als andere ähnliche Fälle in meinem Fachgebiet. Sie ist aber typisch für diese neue Denkweise beim Herangehen an die Krankheit. Die Medizin weiß immer noch nicht, warum die Kombination von Medikamenten, die Armstrong einnahm, seinen Krebs heilte. Offen gesagt wissen die Ärzte – auch ich – nicht einmal, warum diese Medikamente überhaupt gegen Krebs wirken! Wer mit Lance Armstrongs Geschichte vertraut ist, weiß, dass er im Herbst 1996 schonend erklärt bekam, er solle jetzt lieber zu Hause bleiben und so viel Zeit wie noch möglich mit seiner Familie verbringen, nachdem sein Hodenkrebs Metastasen im Gehirn, in der Lunge und im Unterleib gebildet hatte. Alle behandelnden Ärzte waren sich einig, dass Armstrong im Sterben liege und alle weiteren Therapieversuche sinnlos und fast schon absurd seien. Aber Armstrong nahm dieses traurige Schicksal nicht einfach hin. Durch hartnäckige eigene Recherchen gelang es ihm, einen letzten Strohhalm aufzutreiben, an den er sich klammern konnte. Bald darauf fand er sich als Teilnehmer eines ungewöhnlichen dreimonatigen klinischen Versuchs unter der Leitung von Lawrence Einhorn und Craig Nichols wieder. Diese beiden neugierigen Forscher versuchten, Krebspatienten mit hohen Dosen eines Medikaments auf der Basis von Platin zu behandeln, demselben Edelmetall, das auch zu Schmuckstücken und Eheringen verarbeitet wird. Und es funktionierte. 30 Monate nach Therapiebeginn war Lance Armstrong den Statistiken der Mediziner entkommen. Viele der Medikamente, die ich heute einsetze und deren Wirkung nachgewiesen ist, sind nur zufällig als wirksam erkannt worden. Das platinbasierte Mittel, das entscheidend für Lances Therapie war, hatte sich Anfang der 1970er-Jahre als wirksam in der Krebsbehandlung entpuppt, als Barnett Rosenberg die Effekte elektromagnetischer Strahlung auf das Zellwachstum von Bakterien studierte und dabei zufällig Platinelektroden einsetzte. Er bemerkte, dass die Bakterien starke Strukturveränderungen durchmachten, wenn sie dem Platinderivat ausgesetzt waren, das bei dem Experiment entstand (dieses Derivat war Cisplatin – dasselbe Mittel wie bei Lance Armstrong).

Ich möchte damit sagen, dass man in der Medizin keine Bedenken haben soll, Zufallsentdeckungen zu nutzen und mitunter frustrierende Versuch-und-Irrtum-Experimente durchzuhalten. Im Gegenteil – wir sollten mehr Vertrauen in experimentelle Therapien haben und auch Risiken eingehen, wenn sie uns mehr Daten verschaffen. Wenn wir uns wirklich um unsere Gesundheit kümmern wollen, müssen wir medizinische Studien kritisch betrachten und gleichzeitig bereit sein, unseren Horizont zu erweitern, wenn es darum geht, die Arbeitsweise des Körpers zu verstehen; besonders, wenn er ein Verhalten zeigt, das anscheinend bisheriger Logik und Verständnis zuwiderläuft.

Wir Mediziner sind Experten darin, negative Resultate zu melden. Wir sollten endlich anfangen, auch positive zu vermerken. Jedes Mal, wenn einer meiner Patienten ausgeprägt negativ auf eine Medikation reagiert, muss ich das der FDA melden. Aber eine ausgeprägt positive Reaktion muss ich nicht berichten! Wir brauchen unbedingt eine Datensammlung über Behandlungen und Ergebnisse bei so vielen Krankheiten wie möglich, damit wir aus unseren Fehlern wie auch aus unseren Erfolgen lernen können.

Aus Lance Armstrongs Geschichte lassen sich noch zwei weitere Lehren ziehen. Erstens hätte Armstrong auf die frühen Warnzeichen achten sollen; das hätte ihm den größten Teil seines

Kampfs ersparen können. Bei Krebsleiden sind Vorbeugung und Früherkennung entscheidend für die Überlebenschancen. Zweitens akzeptierte er seine Niederlage und den damaligen Forschungsstand in Bezug auf seine Krankheit nicht, informierte sich selbst und wurde sein eigener Anwalt für eine auf ihn persönlich zugeschnittene Therapie – wenn auch eine verzweifelte –, die das Potenzial hatte, seinen Gesundheitszustand zu verändern. Das rettete ihm das Leben.

Grauzonen

Mein Fachgebiet ist besonders von einem atemberaubenden Spektrum an Grauzonen geprägt. Es scheint zunächst nicht verwunderlich, dass ein Tumor von ursprünglich vier Zentimetern Durchmesser, der nach vier Monaten auf sechs Zentimeter angewachsen ist, als resistent bezeichnet wird – er widersteht den Medikamenten, die ich dem Patienten gegeben habe und ist jetzt größer als zuvor. Ohne meine Therapie wäre er aber vielleicht schon zwölf Zentimeter groß. Mit unseren gegenwärtigen technischen Mitteln können wir es nicht sicher sagen. Die meisten Studien über resistente Karzinome bedienen sich dieser Messgrößen, was die Ergebnisse schwer verständlich macht. Echte Resistenz zu definieren wird unmöglich. Die Medizin kennt inzwischen nur noch Schwarz und Weiß – ja oder nein. In Wirklichkeit ist sie aber eine gigantische Grauzone, weil wir nicht alle Daten haben, die wir bräuchten. In vielen Fällen sehen wir uns nur zwei Punkte an, »vorher« und »nachher«, und erfassen nicht das ganze Bild. Leider ist unser einziger Maßstab für Erfolg in meinem Fachgebiet das Schrumpfen des Tumors. Sein Wachstum bloß zu verlangsamen, gilt gewöhnlich nicht als Erfolg, aber ich finde, auch das sollte zählen – ein langsamer wachsender Tumor erhöht schließlich die Lebenserwartung des Patienten.

Nehmen wir folgendes Beispiel: Im Jahr 2003 rückte das Medikament Gefitinib (im Handel als IRESSA®), das nachgewiesenermaßen der Ausbreitung von Lungenkarzinomen entgegenwirkt, ins Zentrum der Aufmerksamkeit, als es in die dritte Phase einer klinischen Versuchsreihe eintrat. Die Patienten, die mit diesem Mittel behandelt wurden, zeigten eine Besserung ihrer Symptome, aber ihre Tumore schrumpften nicht. Allein das schmälerte schon die positiven Resultate der Studie, und es kam noch eine fehlende Placebo-Kontrollgruppe dazu. Zum Glück wurde im Jahr darauf ein ähnliches Medikament namens Erlotinib (Handelsname Tarceva®) getestet, und diesmal umfasste die Studie auch eine Kontrollgruppe, die ein Placebo erhielt. Auch hier konnten die Forscher zeigen, dass das Medikament den meisten Lungenkrebspatienten ein längeres Leben bescherte, auch wenn ihre Tumore nicht schrumpften. Diese erhöhte Lebenserwartung war beweisbar, da die Patienten der Kontrollgruppe sehr viel früher starben. Es wäre schön, wenn man mehr solche Studien durchführen könnte, ohne dabei jedes Mal eine Placebo-Kontrollgruppe »zu opfern«.

Ich gebe Ihnen noch ein Beispiel für die Komplexität des menschlichen Körpers. Wenn man Brustkrebspatientinnen alle drei Wochen eine Dosis Paclitaxel (Handelsname TAXOL®) verordnet, wie es heute üblich ist, dann zeigen 40 Prozent der bereits an Metastasten Leidenden eine sehr gute Reaktion. Das heißt in diesem Fall, dass der Tumor bei ihnen um 50 Prozent schrumpft. Dann kommt der Krebs wieder, das heißt die Patientinnen erleiden einen Rückfall, und ich verordne denselben Patientinnen das Paclitaxel einmal wöchentlich in veränderter Dosis anstatt nur alle drei Wochen. Diesmal reagieren nur noch 30 Prozent positiv. Kommt es dann zu einem zweiten Rückfall, gebe ich den Patientinnen das Paclitaxel 96 Stunden lang über eine Dauerinfusion, und 20 bis 30 Prozent von ihnen sprechen darauf an. Ich kann nicht sagen, ob das Mittel jedes Mal auf die gleiche Art und Weise wirkt. Wir kennen den Wirkmechanismus nicht. Vielleicht ändert die Chemotherapie das komplexe Zusammenwirken des Körpersystems, genau wie es die Förderung der Knochenbildung getan und das Risiko eines Rückfalls bei Brustkrebs gesenkt hat, oder genau wie das Platinderivat bei Lance Armstrong zur Genesung führte.

Kurz gesagt – unsere Körpersysteme verändern sich, und zwar ununterbrochen. Sie sind dynamisch, und zwar viel dynamischer als unsere Laborversuche in Reagenzgläsern und Gewebekulturen. Meine Hoffnung ist, dass eine neue Generation von Therapien bei solchen Systemveränderungen ansetzt und damit die Körperumwelt so verändert, dass ein gesünderer Zustand eintritt. Es ist gut möglich, dass wir bereits alle Medikamente haben, die wir brauchen, um den größten Teil aller Krankheiten zu behandeln – selbst diejenigen, die durch einen Zusammenbruch des Systems und nicht durch einen Erreger von außen ausgelöst werden. Wir wissen nur noch nicht, wie wir dieses Arsenal einsetzen sollen (Methode), wie viel wir jeweils davon brauchen (Dosierung) und wann wir es verabreichen müssen (Zeitplan). Zukünftige Technologien für das Sammeln von Gesundheitsdaten werden diesen Gedanken hoffentlich konkretisieren. Angesichts der angeführten Beispiele, wie Medikamente wirken, indem sie die Umwelt des Körpers oder eines Organs verändern, müssen wir uns fragen, welche anderen Medikamente wir kennen, die gegen die Krankheit X verschrieben werden, aber gegen Y und Z Wunder wirken?

Die Vorstellung, dass die Umwelt – und hier insbesondere die Veränderung der Umwelt – eine entscheidende Rolle sowohl bei der Behandlung wie beim Verlauf einer Krankheit spielen kann, gilt auch für die pharmazeutische Forschung im Allgemeinen. Wenn ich gefragt werde, warum die Entwicklung von Medikamenten gegen Krebs im Tierversuch gewöhnlich nicht funktioniert oder die Wirkungen kaum auf den Menschen übertragbar sind, gebe ich immer drei Hauptgründe an. Erstens wachsen Tumore im Menschen langsam verglichen mit denen in Versuchstieren, bei denen wir in zwei Wochen Karzinome von 20 bis 30 Prozent der Körpergröße des Tieres erzeugen können. Das ist eine ungeheure Wachstumsrate. Wenn ich einer Maus ein Medikament verabreiche, das aber Übelkeit verursacht, sodass die Maus weniger isst, wächst der Tumor dieser Maus sehr viel langsamer. Der Tumor hungert gleichsam, weil die Nährstoffzufuhr abgeschnitten ist; er braucht aber viele Nährstoffe, da sich seine Zellen häufiger teilen als normale Körperzellen. Wirkt nun das Medikament tatsächlich oder liegt der Effekt daran, dass die Maus weniger isst? Das kann man im Tierversuch nicht feststellen. Die beiden »Umwelten« Mensch und Versuchstier sind radikal unterschiedlich.

Zweitens ist es schwierig, menschliche Tumore mit denen anderer Tierarten zu vergleichen. Menschliche Tumore sind oft einzigartig, und wenn wir sie in einem anderen Tier replizieren wollen, erreichen wir nie dieselben Eigenschaften, die wir bräuchten, um sie erforschen und manipulieren zu können. Und die Umwelt ist, wie wir gesehen haben, entscheidend für das Wachstum des Tumors. Die Umwelt des menschlichen Körpers in einem Versuchstier nachzubilden, ist sehr schwierig, wenn nicht unmöglich.

Schließlich ist es auch ein großes Problem, die Wirkungsweise verschiedener Medikamente in verschiedenen lebendigen Körpern zu überwachen und nachzuvollziehen. Wenn ich einem Menschen oder einem Tier ein Medikament verabreiche, setze ich damit eine Kaskade von Ereignissen in Gang, und diese Ereignisse hängen von individuellen Faktoren wie Stoffwechsel, Dosierung, Zeit und so weiter ab. Wie gesagt, es ist schwierig, denselben Medikamententest an zwei verschiedenen Organismen genau identisch zu wiederholen, und die Interpretation dieser Tests angesichts der Variablen ist womöglich noch schwieriger.

Bis wir bessere Methoden zum Verständnis von Krankheiten von einem systemorientierten Standpunkt aus haben, wird es uns kaum gelingen, diese Geißeln zu verhindern, zu behandeln und letztlich zu heilen, die unseren Bemühungen, sie zu enträtseln, so erfolgreich widerstehen. Die gute Nachricht dabei ist, dass meiner Meinung nach eine Revolution in der Biomedizin kurz bevorsteht, die uns zwingen wird, uns ein neues Modell zu eigen zu machen und den Körper als komplexes System zu betrachten. Diese Revolution wird uns die Daten verschaffen, die wir unbedingt brauchen, um unsere Gesundheit individuell zu optimieren.

Die Makroperspektive

Zu Beginn dieses Kapitels haben Sie vielleicht gedacht, dass mit »Umwelteinflüssen« unsere äußere Umwelt, etwa Umweltverschmutzung und die Einwirkungen von Giftstoffen auf das System unseres Körpers, gemeint sei. Ich habe absichtlich zuerst die Mikroperspektive gewählt, bevor ich jetzt zum anderen Ende des Spektrums komme, der Makroperspektive. Es ist allgemein bekannt, dass unsere Welt nicht mehr so sauber ist, wie sie einmal war. Stadtbewohner sind einem höheren Grad von Luftverschmutzung ausgesetzt; künstliche und genetisch veränderte Zutaten machen sich in Nahrungsmitteln und Getränken breit; Kunststoffe, die Chemikalien absondern, finden sich in Haushaltsgeräten und Getränkeflaschen; manchmal weiß man nicht so genau, was alles im Trinkwasser ist; und Industriechemikalien sind sowieso überall, auch wenn man nicht direkt neben einem rauchenden Fabrikschornstein wohnt.

Diese Faktoren können unser System natürlich beeinträchtigen, ganz abgesehen vom System der Umwelt des Planeten, aber wir sollten aufpassen, nicht allzu generalisiert und voreilig alle Veränderungen unserer äußeren Umwelt vom Gesundheitsstandpunkt aus für »schlecht« zu halten. Die vielfach als »schlecht« bezeichneten Stoffe müssen unsere Gesundheit gar nicht beeinträchtigen. Jeder dieser Stoffe und Faktoren muss getrennt untersucht und beurteilt werden. Wir dürfen nicht vergessen, wie sehr unsere Lebenserwartung gestiegen ist, seit wir angefangen haben, in Städten zu wohnen – trotz allem, was am Stadtleben ungesund ist. Teilweise erklärt es sich durch ein besseres Gesundheitswesen, aber wir sollten trotzdem keine allgemeinen Aussagen machen, bevor alle diese Veränderungen genau untersucht und verstanden sind. Wir brauchen einfach noch mehr Daten, bevor wir endgültige Schlüsse ziehen können – bevor wir wissen, ob wir ein faules Ei oder ein niedliches Küken ausbrüten.

Gesundheitsregel Wir können die Gene nicht verändern, wohl aber die Umwelt, um die Gene zu beeinflussen. Das kann auf vielerlei Arten geschehen, sowohl innerlich wie äußerlich, um die Systeme unseres Körpers und ihre Funktionsweise zu beeinflussen. Vielleicht stehen uns schon heute alle Medikamente zur Verfügung, die wir brauchen, um sämtliche Krankheiten zu verhindern beziehungsweise zu heilen, und wir kennen nur ihren richtigen Einsatz noch nicht, um die nötigen Umweltveränderungen in unserem Körper hervorzurufen. Um dieses Wissen zu erlangen, bedarf es der gemeinsamen Anstrengung von Forschern und Normalbürgern wie Ihnen und mir, die selbst Verantwortung für ihre Gesundheit übernehmen.

Kapitel 5

Zwei französische Restaurants, eines ohne Butter

Die Schwachstelle in der DNA und die Stärke
in den Proteinen

Wenn ich Sie fragen würde, wie groß der Unterschied in der Anzahl der Gene zwischen einem Menschen und einer Fruchtfliege
ist, würden Sie wahrscheinlich mit einer ziemlich großen Zahl
antworten. Menschen sind schließlich um vieles größer und
komplexer gebaut als Fruchtfliegen (wir können zwar nicht fliegen, dafür aber denken). Seltsamerweise scheint jedoch die Anzahl der menschlichen Gene weniger als doppelt so groß zu sein
wie die vieler einfacherer Organismen, etwa des Fadenwurms
oder eben der Fruchtfliege. Diese ärmliche Ausstattung machen
wir allerdings durch die Art und Weise, wie wir unsere Gene einsetzen, mehr als wett. Menschliche Zellen können mehrere Proteine aus einem einzigen Gen produzieren, und das menschliche
Proteom – die biologische Schatztruhe aller Proteine, die von
den Zellen hervorgebracht werden können – ist Vermutungen
zufolge weit größer als das unserer weniger komplexen Mitkrea-
turen. Neueste Schätzungen setzen die Anzahl der unterschiedlichen Proteine im Körper mit fast einer Million an. Daraus ergibt sich eine wichtige Tatsache: Für den Aufbau unseres Körpers
ist weniger die DNA als vielmehr die Proteine und die Umwelt,
in der sie geschaffen werden, wichtig. Das möchte ich gerne näher erklären.

Wie gesagt bestimmt die DNA eher Wahrscheinlichkeiten als Schicksale, aber ich treffe immer noch auf viele Menschen, die glauben, dass das Genom eine Art Blaupause sei – der Instruktionsplan, dem der Körper folgt, um Sie zu dem zu machen, der Sie eben sind, und der bestimmt, ob Sie im Alter von 42 Jahren an einem Herzinfarkt oder mit 92 Jahren an Altersschwäche sterben, obwohl Sie jeden Tag ein Päckchen Zigaretten geraucht haben. Der Blaupausenvergleich ist allerdings leider irreführend. Eine Blaupause verzeichnet, wie die Dinge miteinander verbunden sind und sich aufeinander beziehen. Das Genom wird digital ausgelesen, aber wir Menschen sind nun einmal analog, nicht digital. Die Variablen in unserem Körper sind allesamt kontinuierlich. Obwohl also das Genom an einer bestimmten Stelle »ATCD« lautet, ist es ein analoger Prozess, herauszufinden, was diese Sequenz für die außergewöhnliche Dynamik Ihres menschlichen Körpers bedeutet und wie sie Proteine codiert, die in Ihnen spezifische Funktionen ausüben. Bei meiner Zusammenarbeit mit Danny Hillis greife ich dieses Problem auf; wir versuchen die Krankheit von einem ganz anderen Standpunkt aus zu verstehen als nur von der DNA aus.

Ich begegnete Hillis im Mai 2003. Der ehemalige Vizepräsident der USA Al Gore stellte uns einander vor, nachdem er mein Labor am Cedars-Sinai Medical Center in Los Angeles besichtigt hatte. Gore, der die Verbesserung des Gesundheitswesens zu seiner Mission erklärt hatte, hatte nach dem Ende seiner Amtszeit eine Kampagne namens »Blue Sky to Blueprint« gestartet. Als ich ihn durch mein Labor führte, erklärte ich ihm, dass wir, um Krebs wirklich zu verstehen, mehr als nur die Methoden bräuchten, die uns die Genomik und die bildgebenden Verfahren zur Verfügung stellten. Mit anderen Worten, das Studium von DNA-Sequenzen, Röntgenbildern, MRTs und so weiter genüge nicht. Diese Informationsquellen haben zwar ihren Wert, aber es fehle ihnen an Dimension und Dynamik. Ich sagte ihm weiter, dass wir eine Methode bräuchten, um die Ergebnisse einer Krankheit zu verstehen – dass wir zum Beispiel in der Lage sein müssten, anhand einer Blutprobe Proteine zu identifizieren, die für diese

Krankheit typisch sind. Außerdem müssten wir anhand derselben Blutprobe den Gesamtzustand des Körpers bestimmen können, einschließlich der Stoffwechselaktivität und früherer Erkrankungen.

Man sollte glauben, die Medizin verfüge bereits über eine solche Technologie, einen »Gesundheitsmesser« sozusagen, aber den gibt es noch nicht. Wie ich bereits geschildert habe, kann man zwar bestimmte Blutwerte feststellen, etwa den Kaliumspiegel, die Anzahl der roten Blutkörperchen, den Cholesterinwert und so weiter, und ich kann Sie mit verschiedenen Tests auf Anzeichen von Krankheit oder Infektionen untersuchen, ich kann sogar Ihre DNA sequenzieren. Aber das alles sagt mir nichts über den Gesamtzustand Ihres Körpers. Natürlich könnte ich einige allgemeine Schlussfolgerungen über Ihren Gesundheitszustand anhand dieser spezifischen Ergebnisse ziehen, aber keine davon wäre für die Feststellung Ihres Gesamtgesundheitszustands besonders hilfreich.

Ich wusste, dass ich mit meiner Begeisterung über die Möglichkeiten, die die Welt der Proteine bot, Gores Interesse geweckt hatte, aber auch, dass ich mich selbst in eine Ecke manövriert hatte. Gore sah, dass mir die Daten, die ich auswerten wollte, über den Kopf wuchsen, und er erklärte mir geradeheraus: »Was Sie brauchen, ist ein Ingenieur. Sie sollten mal mit diesem Typen von Disney reden.«

Ich hatte eigentlich gar keine Lust auf eine Begegnung mit Danny Hillis, dessen Namen ich Anfang 2003 immer wieder hörte. Damals war mir allerdings noch nicht klar, was er für meine Arbeit tun konnte; auf jeden Fall war ich mir sicher, dass ich keinen Ingenieur wollte, der als »fantastisch«, »kreativ« und ein »großer Denker« beschrieben wurde. Hillis kam aus der Kybernetik und war erst vor Kurzem bei Walt Disney Engineering ausgeschieden, um seinen eigenen Thinktank in Glendale im San Fernando Valley zu gründen. Ich glaubte eigentlich nicht, dass ein ehemaliger Disney-Beschäftigter, einer der Pioniere der Entwicklung paralleler Supercomputer, mir in meiner biomedizinischen Blase irgendwie nutzen könnte. Später erfuhr ich, dass auch Hillis gezögert hatte, mit mir, »irgendeinem Arzt«, zusammenzuarbeiten.

Ich gab schließlich nach und habe es nie bereut, seit ich Hillis persönlich getroffen habe. Etiketten wie »fantastisch«, »kreativ« und »großer Denker« werden diesem Visionär bei Weitem nicht gerecht. Wir taten uns sofort zusammen, und für alles, was er an computertechnischem Yin einbrachte, hatte ich mein biotechnisches Yang, und dies zusammen versprach eine Umwälzung bei der Erforschung des Körpers und der Datensammlung. Wir begannen regelmäßig zu kooperieren und wandten dabei ingenieurtechnische Prinzipien auf meine Proteinforschung an. Unsere Arbeit trug Früchte, und eine Firma, Applied Proteomics, sowie eine große akademische Kollaboration, die das National Cancer Institute finanziert, entstanden daraus.

Über die Jahre habe ich von Hillis viel gelernt, und heute lachen wir, wenn wir daran zurückdenken, wie wir uns begegneten. Er hat eine geradezu unheimliche Art, komplexe Themen aus meinem Fachgebiet so einfach zusammenzufassen, dass nicht nur der Laie mitkommt, sondern auch tatsächlich eine neue Perspektive entsteht. Hillis sieht die DNA eher als Inventarliste denn als umfassende Blaupause. Die DNA gleicht mehr der Aufzählung des Lebensmittelbestands in einem Restaurant. Machen wir einfach das kleine Gedankenspiel, mit dem Danny mir das einmal erklärt hat, und Sie verstehen bestimmt auch, was ich meine. Stellen Sie sich Ihr Lieblingsrestaurant vor. Jetzt tun Sie so, als wollten Sie die Gesundheit dieses Restaurants feststellen. Wenn Sie eine Liste aller Lebensmittel und Zutaten hätten, die sich in der Küche finden, dann könnten Sie schon einiges darüber sagen. Sie würden daran zum Beispiel erkennen, ob es sich um ein französisches oder ein chinesisches Restaurant handelt. Aber ob es sich um ein gutes oder schlechtes, ein gesundes oder krankes Lokal handelt, könnten Sie wohl nicht sehen. Das menschliche Genom muss man sich so ähnlich vorstellen. Man kann einen Europäer und einen Asiaten leicht an ihren »Zutaten« voneinander unterscheiden, aber deswegen nichts über ihren allgemeinen Gesundheitszustand sagen. Man kann wahrscheinlich über eine Menge Eigenschaften nichts sagen, zum Beispiel Persönlichkeit, Intelligenz, Sozialverhalten und Angewohnheiten oder ob jemand lieber Schokoladen- oder Vanilleeis mag. Außerdem bedenken Sie: Wenn Sie krank werden, haben Ihre Gene sich deswegen nicht verändert. Kann aber die Krankheit vielleicht etwas über Genomdefekte aussagen?

Stellen wir uns wieder das Restaurant zum Vergleich vor. Wenn in einem französischen Restaurant Margarine statt Butter verwendet wird, dann könnte das ein Problem (»Defekt«) sein; wenn es einen großen Salzvorrat hätte, könnte das darauf hindeuten, dass die Gerichte möglicherweise zu stark gesalzen werden (auch ein »Defekt«). Aber um das wirklich herauszufinden, müsste man die Speisen schon probieren. Die Zutatenliste genügt nicht. Die Qualität der Gerichte hängt von vielen Details wie der Kombination oder Verarbeitung der Zutaten ab – sprich: vom Kochen. Im menschlichen Körper entspricht diesem Kochen in etwa der Vorgang, wie der Körper mittels der DNA seine magische Mischung von Proteinen erzeugt.

Wo Darwin sich beim Verständnis der DNA geirrt hat

Die Genetik steht aus guten Gründen so sehr im Rampenlicht. Erstens gehört sie zu den größten Triumphen der theoretischen Biologie. Vielleicht ist sie sogar die größte Erfolgsgeschichte der Biologie überhaupt, weil sie eben als Theorie begann und später in der Praxis bestätigt wurde, was sonst in diesem Fachgebiet kaum vorkommt, während es zum Beispiel in der Physik keineswegs selten ist. Bevor die Existenz Schwarzer Löcher nachweisbar war, wurden sie bereits als Modellvorstellung – also mehr oder weniger in Gleichungsform – postuliert. Und siehe da, bald darauf wurden sie tatsächlich entdeckt. Wie ich in der Einleitung bereits erwähnt habe, hat auch Murray Gell-Mann die Quarks zunächst mathematisch beschrieben; später erst wurden sie in der Praxis nachgewiesen.

Diese Art Entdeckung, die Bestätigung eines theoretischen

Postulats, gibt es in der Biologie nicht. Die Biologie ist vielmehr voller Dogmen, die auf praktischen Beobachtungen statt auf Vorannahmen beruhen. Es gibt allerdings eine relativ junge Ausnahme: die DNA und das Genom. Die Existenz von Genen wurde bereits im 19. Jahrhundert von dem Mönch und späteren Abt Gregor Johann Mendel vermutet, der deshalb posthum als Vater der Genetik berühmt wurde. Mendel, ein österreichischer Augustiner und außerdem leidenschaftlicher Gärtner, unternahm im Klostergarten der Abtei St. Thomas in Brünn umfangreiche Kreuzungsversuche mit verschiedenen Unterarten der Erbsenpflanze. Man stellt ihn sich oft als freundlichen alten Mann vor, der während seiner geruhsamen Tätigkeit als Klostergärtner irgendwie über die Gesetze der Vererbungslehre gestolpert ist. Mendel war allerdings in vielerlei Hinsicht seiner Zeit voraus und ging eher wie ein Biologe des 20. Jahrhunderts vor, den es in die falsche Zeit verschlagen hatte.

Durch systematische Züchtung demonstrierte Mendel an seinen Erbsen die voraussagbare Übertragung von Merkmalen durch sogenannte Faktoren, die später als Gene erkannt wurden. Obwohl es damals noch kaum Fachvokabular für die Beschreibung seiner Entdeckungen gab, konnte Mendel zeigen, wie Erbmerkmale von einer Generation an die nächste weitergegeben werden und dass für ein gegebenes Merkmal an einer Einzelpflanze immer beide Elternindividuen verantwortlich sind. Weiter zeigte er, dass Gene in Varianten auftreten können, die sich als dominante und rezessive Erbmerkmale manifestieren. Eine der wichtigsten Entdeckungen Mendels, die schließlich zu seinem grundlegendsten Prinzip wurde, war die Erkenntnis, dass Gene sich in den Nachkommen nicht vermischen, sondern stattdessen jedes Erbmerkmal von einem Paar als Allele bezeichneter Genvarianten hervorgebracht wird und dass diese Allele in männlichen und weiblichen Fortpflanzungsträgern (Pollen und Ovulum bei den Pflanzen oder Spermium und Eizelle bei Tieren und Menschen) getrennt voneinander vorliegen. Die beiden Teile eines Allelpaares können sich in ihrer Expression unterscheiden, wobei eines das andere dominiert; die Allelkombination in der Folgegeneration wird vom Zufall bestimmt. Ein praktisches Beispiel: Wenn man eine blauäugige mit einer braunäugigen Katze kreuzt, erhält man blau- und braunäugige Nachkommen je nach Allelmischung und je nachdem, ob der braunäugige Elternteil ein rezessives Gen für blaue Augen weitergibt. Der braunäugige Elternteil könnte das rezessive Allel für blaue Augen haben, aber es wird dann vom dominanten Allel für braune Augen überdeckt.

Ob man die Logistik der Weitergabe von Erbmerkmalen wirklich versteht oder nicht, ist nicht einmal so wichtig. Mendels stetig weiterentwickelte Prinzipien wurden jedenfalls zur Grundlage des neuen Fachgebiets der Genetik, aber es fehlte ihnen immer noch der entscheidende Faktor – der gemeinsame Nenner aller dieser Beobachtungen und Prinzipien. Der britische Naturforscher und Geologe Charles Darwin, der zur selben Zeit, als Mendel im Garten arbeitete, seine eigenen Beobachtungen machte, wurde zwar als größter Biologe des 19. Jahrhunderts und Vater der Evolutionsbiologie sehr viel berühmter, aber er verstand die Vererbungsgesetze längst nicht so gut wie Mendel. Die meisten von Darwins Vorstellungen über Erbmechanismen waren sogar richtiggehend falsch.

Darwin glaubte nämlich an die Vermischungstheorie, die besagt, dass das »Blut« beziehungsweise die Erbmerkmale beider Eltern sich in den Nachkommen vermischten wie zwei verschiedenfarbige Tinten, wenn man sie zusammenrührt. Aber diese Vermischungstheorie funktioniert für kontinuierlich variable Eigenschaften wie etwa Größe und Gewicht ganz einfach nicht, denn danach müsste jede Generation weniger extreme Werte als die vorige aufweisen, bis die Welt schließlich mit lauter Durchschnittswesen angefüllt wäre, was offensichtlich nicht der Fall ist. Darwins schärfste Kritiker wiesen ihn auf diesen Fehler in seiner Theorie hin, nachdem er es endlich geschafft hatte, seine Gedanken zur natürlichen Zuchtwahl zu veröffentlichen. Die Kritiker hatten durchaus recht mit ihrem Einwand, dass die natürliche Selektion nicht auf Basis gemischter Erbanlagen erfolgt, weil dann alle Variationen unweigerlich ausgeglichen würden. Darwin gelang es leider nicht, eine bessere Lösung zu finden; er machte sogar Rückzieher, und in späteren Auflagen seines grundlegenden Werkes *Über die Entstehung der Arten* kann man aus seinen Erklärungen Untertöne von Verzweiflung herauslesen.

Die Ironie dabei ist, dass Darwin so dicht an die Lösung des Rätsels der Vererbungsgesetze herangekommen war. Er hatte den richtigen Ansatz, als er seine Züchtungsversuche mit Löwenmäulchen begann, um diese bohrende Frage ein für alle Mal zu beantworten. Er beobachtete, dass ein Merkmal einer Elternpflanze in ihren Nachkommen durch ein anderes überdeckt werden konnte – also Fälle von genetischer Dominanz. Darwin fasste diese Beobachtungen aber nie in klare Gesetze, wie es Mendel tat. Während Darwin in England mit den Löwenmäulchen experimentierte, schrieb Mendel Wissenschaftsgeschichte. Obwohl die beiden einander nie begegneten, führten sie fast identische Experimente durch und gelangten zu nahezu denselben Ergebnissen. Für die Grundlagen seiner Evolutionstheorie kam Darwin zum Glück mit der Erkenntnis aus, dass Nachkommen dazu neigen, ihren Eltern zu ähneln. Dabei konnte er es bewenden lassen und darauf seine großartige Theorie der natürlichen Zuchtwahl und des Überlebens der am besten Angepassten aufbauen. Die Geschichte hat ihr Urteil gefällt, weil die meisten Menschen zwar wissen, warum Darwin berühmt ist, aber nicht, woher man Mendels Namen kennt.

Zu Anfang des 20. Jahrhunderts war immer noch nicht bekannt, was eigentlich hinter den Vererbungsgesetzen steckt. Mendels Arbeit wurde erst 1866 veröffentlicht, kaum wahrgenommen und erst zur Jahrhundertwende allmählich anerkannt. Es sollte nach Mendels Publikation noch fast ein Jahrhundert dauern, bis die Naturwissenschaft einen Schritt weiterkam. Im Jahr 1953 postulierten James Watson und Francis Crick die Doppelhelix- oder Wendeltreppenstruktur des DNA-Moleküls. Watson und Crick hatten damit offiziell die DNA entdeckt, die Lehrbücher dauerhaft umgeschrieben und uns eine Vorstellung gegeben, wie das Geheimnis des Lebens eigentlich aussieht. Eine solche Leistung gewinnt in der Biologie fast religiöse Bedeutung. Mit einem Mal hatten wir etwas Fassbares, das uns zeigte, wie wir funktionieren und wie wir auf der molekularen Ebene aufgebaut sind. Alle Beobachtungen von Forschern seit Mendel und Darwin sowie die von ihnen angesetzten »Faktoren« konnten jetzt auf dieses eine, allem zugrundeliegende, scheinbar allmächtige Molekül namens Desoxyribonukleinsäure, die DNS oder DNA (nach dem englischen Begriff *deoxyribonucleic acid*), zurückgeführt werden.

In einer Gesellschaft, die den Menschen besser zu verstehen versucht, genießt die DNA besonderen Respekt. Wir hatten ihre Existenz nicht nur lange vor ihrer Entdeckung vermutet, sondern wagten sogar die Voraussage, dass wir eines Tages ihren tatsächlichen Inhalt entschlüsseln würden, und das haben wir mit der Gensequenzierung tatsächlich geschafft. Sobald wir einmal wussten, wie wir mit der DNA im Laborversuch arbeiten mussten, entwickelte sich die Genetik explosionsartig. Anfang der 1980er-Jahre fand Kary Mullis eine elegante Methode zur Untersuchung von Genen mit Mitteln, die den meisten Biologen bereits zur Verfügung standen. In dieser Pionierzeit musste man für DNA-Experimente noch nicht viel Aufwand treiben, es genügten die richtigen Chemikalien, um die richtigen Reaktionen auszulösen. Ganz einfach gesprochen wärmte man eine DNA-Probe einige Male auf, kühlte sie wieder ab, goss sie in einen Wackelpudding, hielt eine Batterie daran, und dann hatte man eine Analyse der DNA. Weil das Sequenzieren so leicht war, stürzten eine Menge Forscher sich darauf, und tonnenweise interessante Ergebnisse wurden verfügbar. Der Vorgang selbst, die sogenannte Polymerase-Kettenreaktion (abgekürzt PCR für *polymerase chain reaction*), sollte zur Grundlage einer rasch immer umfangreicher werdenden Bestimmung und Erforschung von Genen werden; Mullis erhielt 1993 den Chemie-Nobelpreis dafür.

Heutzutage sequenzieren wir Gene mit viel ausgefeilteren Geräten, die auch viel schneller sind. Einer der wichtigsten Fortschritte aufgrund dieser Art Forschung ergab sich für die Zoologie, die jetzt zum ersten Mal wirklich sagen kann, wie welche Arten miteinander verwandt sind; die Gene verraten ja sozusagen den Unterschied zwischen einem französischen und einem chinesischen Restaurant. Die Analyse der Zutaten verriet den kompletten Stammbaum, und der Wissenschaft erschlossen sich ganze neue Möglichkeiten. Natürlich wurde auch sofort überlegt, welche medizinischen Nutzanwendungen diese neue Technologie und die Informationen, die dadurch zugänglich wurden, haben könnten.

Aber konkrete Daten wie solche aus der DNA-Sequenzierung könnten uns und unser Krankheitspotenzial auch nicht vollständig erklären. Obwohl es in der Medizin dramatische Beispiele für Krankheiten gibt, die durch eine fehlende Zutat verursacht werden – denken Sie an die fehlende Butter im französischen Restaurant –, ist es bei den meisten Erkrankungen bei Weitem nicht so einfach. Die zystische Fibrose ist einer der Fälle, in denen die Krankheit von einem einzigen Gen verursacht wird, das ein einziges Protein codiert. Bei den meisten Krankheiten ist es aber wie im Restaurant: Unbekannte Speisen muss man probieren, um sagen zu können, wie sie zubereitet wurden. Das ist dann Proteomik. Proteine, also Eiweiße, sind das Produkt der Gene, das, was sie herstellen. Es gibt Krankheiten, die von einem einzigen Gen verursacht werden, das tödliche Proteine erzeugt. Die Chorea Huntington, eine Erbkrankheit, an der zum Beispiel der amerikanische Folksänger Woody Guthrie starb, ist ein weiteres Beispiel für eine Störung, die auf ein einziges Gen und dessen fehlerhaften Proteine zurückzuführen ist.

Jetzt muss ich den Restaurantvergleich noch ein bisschen erweitern, denn die Proteine entsprechen nicht nur den Speisen. Wie bereits gesagt, entsprechen sie auch dem Kochvorgang und der Unterhaltung in der Küche, allem, was abläuft. Der menschliche Körper hat einige erstaunliche Inhaltsstoffe, aber noch viel interessanter ist, wie sie erzeugt, gepflegt und modifiziert werden. Diese Vorgänge kommen durch ständigen Austausch innerhalb von und zwischen Zellen in allen Körperteilen zustande. Was sagen alle diese Zellen zueinander? In der Proteomik geht es darum, diese Unterhaltungen zu verstehen, denn jedes Wort in dieser intensiven Unterhaltung ist ein Protein. Man könnte die Proteomik auch als Erlauschen der dynamischen Konversation definieren, die in jedem gegebenen Augenblick im Körper stattfindet.

Bausteine des Lebens und der Gesundheit

Vielleicht haben Sie schon gehört, dass man die Proteine und besonders ihre chemischen Bestandteile namens Aminosäuren als »Bausteine des Lebens« bezeichnet. Das passt sehr gut: Proteine sind wesentliche Bestandteile jedes Organismus und an buchstäblich jedem einzelnen Prozess innerhalb einer Zelle beteiligt. Viele Proteine sind Enzyme, die als Katalysatoren biochemische Reaktionen erleichtern und unentbehrlich für den Stoffwechsel sind. Proteine haben außerdem strukturelle und mechanische Funktionen, so wie Aktin und Myosin im Muskelgewebe oder die Proteine im Zytoskelett, die ein Gerüst bilden, um der Zelle ihre Form zu geben. Andere Proteine sind wichtig für den Nachrichtenverkehr der Zelle, ihre Immunreaktionen, die Adhäsion an andere Zellen und den Zellzyklus. Weil Proteine so viele unterschiedliche Funktionen im Körper wahrnehmen, sind diese organischen Moleküle entscheidende Zutaten des Lebens wie der Gesundheit. Die Abfolge der Aminosäuren in einem Protein wird von der Gensequenz bestimmt, die ja in der DNA codiert ist. Die Sequenzierung von Proteinen ist inzwischen genauso einfach wie die von der DNA, aber herauszufinden, was das Protein im Körper eigentlich anstellt – und wie es andere Aspekte des Körpersystems beeinflusst –, ist dann schon schwieriger.

Proteine sind außerdem in unserer Ernährung unverzichtbar, weil wir, wie auch viele Tiere, nicht alle Aminosäuren, die wir brauchen, selbst erzeugen können und sie daher mit der Nahrung aufnehmen müssen. Wenn wir essen, macht der Körper sich daran, die Proteine in ihre Aminosäuren zu zerlegen, die dann absorbiert und mit dem Blutkreislauf für den weiteren Gebrauch in die Zellen transportiert werden. Es stimmt also, dass man ist, was man isst. Wenn wir unseren Körper komplett chemisch analysieren könnten, würde die Auflistung der Inhaltsstoffe ganz ähnlich aussehen wie die von Nahrungsmitteln: Wasser, Fettmoleküle, Kohlenhydrate, Proteinkomplexe sowie Vitamine und Mineralstoffe, die uns beim Überführen von Nahrung in den Stoffwechsel und bei der Energieerzeugung für die Lebensprozesse helfen. Stellen Sie sich den Körper als selbstreparierende Fabrik vor; er regeneriert sich auf der Zellebene ununterbrochen selbst. Einmal im Monat erneuern wir unsere Haut, alle sechs Wochen bekommen wir eine neue Leber, und alle drei Monate neue Knochen.

Was die Proteomik so aussagekräftig macht, ist die Tatsache, dass der Körper perfekt auf eine methodische Proteinanalyse ausgerichtet ist. Durch jeden Körper zirkuliert Blut und die Proteine darin spiegeln alles wider, was sich insgesamt darin abspielt. Eine entzündete Zehe kann anhand einer Blutprobe aus der Armvene ermittelt werden, denn die Entzündungsproteine aus der Zehe finden sich auch dort wieder. Ihr Gesamtbefinden kann theoretisch zu jedem beliebigen Zeitpunkt und an jeder beliebigen Körperstelle aus einer Blutprobe durch die Untersuchung der Proteine bestimmt werden. Die Schwierigkeit dabei ist allerdings, die wirkliche Bedeutung aller Proteine und die Art ihres Zusammenwirkens festzustellen, das der Gesundheit förderlich oder abträglich sein kann. Hier kommt die Proteomik ins Spiel. Denn auch wenn es vielleicht einfach für uns ist, komplizierte Gesundheitsfragen und -probleme durch Proteinanalysen zu lösen, die Geheimnisse des Körpers bleiben trotzdem aus vielerlei Gründen verhüllt.

Das Potenzial der Proteomik

In der Medizin weiß man schon lange, dass es eine fantastische Sache wäre, wenn man alle Proteine »belauschen« könnte, die unser Körper produziert. Wir können es nur noch nicht besonders gut, weil es technisch gesehen sehr viel schwieriger ist als es die Methoden der Genomik sind, unter anderem deshalb, weil die dynamische Bandbreite von Proteinen in jedem einzelnen Menschen ungeheuer groß ist; zwischen den häufigsten und den seltensten Proteinen im Körper besteht ein Häufigkeitsunterschied von zehn bis zwölf Größenordnungen. Außerdem muss man bedenken, dass die Technologie, mit der Proteine analysiert werden, anhand von Unterschieden zwischen Proteinfragmenten erfolgt, die nur so groß wie ein einzelnes Neutron sind, also unvorstellbar klein. Es ist eine große Herausforderung, solche komplexen und winzig kleinen Informationen zu verarbeiten, ohne Fehler zu machen, die das Ergebnis verzerren.

Anders als in der Genomik können wir nicht einfach ein paar Zutaten zusammenrühren, und schon haben wir eine Analyse Ihrer Proteine. Ganz im Gegenteil, das Sammeln und Ordnen dieser großen Moleküle ist ein hauptsächlich analoger – nicht digitaler – Vorgang, denn, wie gesagt, der menschliche Körper ist ein analoges, kein digitales Objekt. Es ist wichtig, wie viel von jedem Protein vorhanden ist, und unter den Hunderttausenden Proteinvarianten, die in jedem System aktiv sind, können die Mengen eines bestimmten Proteins, die in einem gegebenen Augenblick vorhanden sind, um viele Größenordnungen variieren.

Die Forschung hat jahrelang versucht, alle Proteine auf einmal im Labor zu analysieren, aber es war einfach zu schwierig. Die Ergebnisse waren ungenau und nicht wiederholbar. Eine Messung ergab nie zweimal dasselbe, was jedes verlässliche, beweisbare Resultat verhinderte. Dadurch bekam die Proteomik einen schlechten Ruf, und die Forschung gab auf, mehr als einige wenige Proteine gleichzeitig analysieren zu wollen, weil das offenkundig sinnlos erschien. Aber ich war mir sicher, dass die Technologie irgendwann so weit sein würde, dieses Problem zu meistern, und die Proteomik dann der Medizin, die so sehr nach Innovation verlangte, weitreichende Möglichkeiten bieten würde. Insbesondere in meinem Fachgebiet, der Krebsmedizin, wurden neue Erkenntnisse dringend gebraucht.

Eine der Hürden, die das Problem ausmachen, ist die Störanfälligkeit der Proteinanalyse. Man kann nicht einfach morgens um neun Uhr im Labor erscheinen, ein Experiment mit einer Blutprobe durchführen, das auch ein Fünftklässler verstünde, und ein paar Stunden später sich von einer Maschine das Resultat ausdrucken lassen. So sieht heutzutage eher die DNA-Sequenzierung aus. Zur Analyse der Proteine im Blut gehören leider Hunderte von Arbeitsschritten, die allesamt wichtig für das Ergebnis sind. Wenn man die Analyse mit studentischen Assistenten im Labor durchführt, und einer von ihnen lässt die Arbeitsprobe 15 Sekunden zu lange in einer chemischen Lösung, weil er zwischendurch den Radiosender wechselt, bekommt man ein völlig verändertes Resultat. Das ist wissenschaftlich nicht akzeptabel. Zur wissenschaftlichen Methode gehört die Reproduzierbarkeit von Experimenten; wenn man das nicht hinbekommt, kann man auch aufgeben und nach Hause gehen. Nur aus reproduzierbaren Ergebnissen kann man gültige Schlüsse ziehen.

Um dieses Problem zu lösen, hatte Al Gore mich zu dem Treffen mit Danny Hillis gedrängt. Es handelte sich im Kern um ein ingenieurtechnisches Problem, was bedeutete, dass mein Experiment bessere physikalische Grundlagen brauchte. Die nötige gut kontrollierte Technik sollte eher einer Halbleiterlinie gleichen als einem altmodischen Labortisch; viele Einzelschritte mussten verfeinert und kontrolliert werden, wenn das Ergebnis wiederholbar sein sollte. Und selbst wenn es gelingen würde, Hunderttausende einzelner Proteinwerte im Blut zu messen, ergab sich als Nächstes ein großes mathematisches und damit computertechnisches Problem, nämlich, sie alle auszuwerten. Das Bild der Proteine jedes einzelnen Patienten ergibt eine 40 Gigabyte große Datei. Ich wusste, ich würde Hillis' Hilfe nicht nur für den Anfang benötigen, sondern weit länger. Ich möchte Sie hier nicht mit den ingenieurtechnischen Einzelheiten langweilen, sondern nur so viel sagen, dass wir beide unser gesamtes Fachwissen aufbieten mussten. Wir griffen auf die Robotik und auf parallele Rechnerarchitektur zurück (das heißt, dass viele Berechnungen gleichzeitig, also parallel, durchgeführt werden) und bauten die Massenspektrometer um, die die einzelnen Proteine wiegen.

Die Arbeitsweise eines Massenspektrometers ist eigentlich einfach. Um die Eigenschaften einzelner Moleküle zu messen, ionisiert das Gerät sie, lädt sie elektrisch auf, um sie mithilfe magnetischer und elektrischer Felder verschieben und bewegen zu können. Die ionisierte Probe wird dann nach Masse und Ladung der Moleküle sortiert und getrennt, und diese getrennten Ionengruppen werden gemessen; das Ergebnis wird grafisch dargestellt.

Weil Proteine meistens sehr große Moleküle bilden, zerlegt das Massenspektrometer sie zunächst in Fragmente von Aminosäurenketten, die dann nach Masse sortiert werden. Wir vergleichen dann die Ergebnisse jeder Probe mit in Datenbanken festgehaltenen bekannten oder vorausgesagten Protein-Fingerabdrücken, um das ursprüngliche Protein zu identifizieren. Das ist nur die kurze Schilderung des Verfahrens; in Wirklichkeit braucht man sehr viel mehr Technik, bis ein digitales Bild der menschlichen Proteine vorliegt. Die Methode ist einfach, aber das fehlerlose Zusammenwirken aller technischen Einrichtungen, besonders beim Umgang mit schnell veränderlichen und unstabilen Proben vom Menschen, ist alles andere als das!

Nach sechs Jahren mühevoller Arbeit stand dann 2009 unser Fließband bereit. Es führt die Hunderte notwendiger Schritte automatisch durch, und zum ersten Mal erhalten wir jetzt genaue und wiederholbare Ergebnisse. Wir können über 100 000 Merkmale einer gegebenen Blutprobe identifizieren – Merkmale, die von Person zu Person dieselben zu sein scheinen.

Sehen wir uns einmal einen Blutstropfen an, der durch einen supraleitenden Magneten hindurchgegangen ist und uns genug Einzelheiten gezeigt hat, dass wir alle Proteine im Körper erkennen können. Wir können jetzt das System, das Proteinbild als Ganzes betrachten.

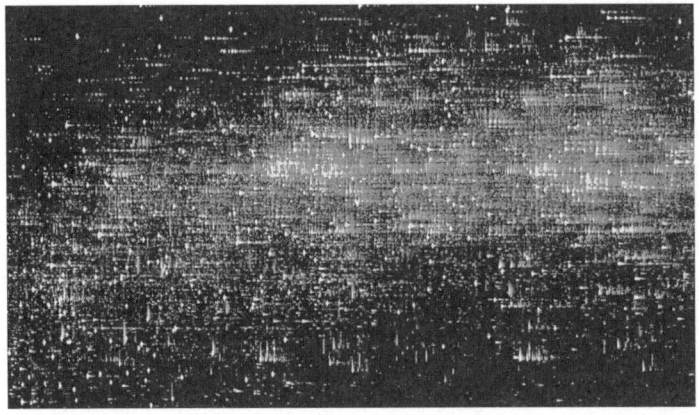

Quelle: Applied Proteomics.

Es wirkt fast wie ein Ausschnitt des Sternenhimmels, ist aber in Wirklichkeit eine hochauflösende Abbildung des menschlichen Proteoms. So sieht ein Blutstropfen aus, wenn man ihn mit einer 70 000-Megapixel-Kamera fotografiert. Mit anderen Worten: Wir sehen hier ein »Bild« der Proteine, die im Blut des Betreffenden herumwirbeln. Das Bild umfasst auch Messungen auf atomarer Ebene, die so komplex sind, dass alle Daten aus der Probe zusammen 40 Gigabyte Speicherplatz fressen (das Bild zeigt übrigens nur einen Ausschnitt von etwa einem Vierundzwanzigstel aller Daten). Die Farben (hier nicht gezeigt) dienen der Angabe der Häufigkeit eines Proteins in einer gegebenen Position im Raum, wobei die häufigsten Proteine im Sternenfeld näher zu stehen scheinen. Wir wissen nicht unbedingt, was alle diese Punkte und Flecken bedeuten, aber viele Tausend von ihnen können wir als bekannte Proteine identifizieren und ihnen inzwischen auch Gene zuordnen. Das bedeutet, dass wir oft einige ihrer Funktionen kennen – zum Beispiel bei einem Protein, das beim Abbau von Koffein im Organismus hilft – oder den Ort, wo das betreffende Protein im Körper erzeugt wird (z. B. im Magen) und so weiter. Eine gute Analogie zum Verständnis der Möglichkeiten dieser Technologie wäre Google Earth: Wir können uns an einen einzelnen Punkt heranzoomen, ihn beispielsweise als ein für Kaltwasserfische typisches Protein bestimmen und daraus schließen, dass die untersuchte Person Lachs oder Heilbutt zum Mittagessen hatte. Natürlich möchten wir gerne nützlichere und aufschlussreichere Erkenntnisse gewinnen, etwa, ob Proteine vorhanden sind, die auf abnorme Vorgänge im Körper deuten, oder ob ein ungewöhnliches Muster auftritt, das den Ausbruch einer Krankheit ankündigt. Und genau das wird mit dieser Technologie möglich sein, wenn wir die Proteine erst einmal besser verstehen und mehr Daten über sie haben.

Stellen Sie sich vor, was wir nun mit diesen Informationen anfangen können. Wir können Unterschiede zwischen einzelnen Menschen erkennen, nicht nur die in der Inventarliste, sondern auch die im Geschehen, das sich im Organismus abspielt. Wie ich schon mehrfach gesagt habe, ist die DNA statisch, die Proteine aber sind dynamisch. Ihr Bestand verändert sich im Körper von Minute zu Minute, je nach den im Organismus ablaufenden Vorgängen. Das ist genau das, was wir in meinen Labors am Center for Applied Molecular Medicine der University of Southern California und bei Applied Proteomics versuchen herauszufinden: nämlich wozu die Proteine unseres Körpers da sind und wie sie zusammenwirken, um die Sprache unseres Körpers hervorzubringen, die letztlich den Dialog unserer Gesundheit interpretiert.

Das Ziel ist es, Tests auf verschiedene Krankheiten, die auf Proteinen beruhen, zu entwickeln. Die erste kommerzielle Anwendung der Proteomik wird in der Diagnostik sein, außerdem in der sogenannten Theragnostik, die sich mit der Analyse von Markern zur Vorhersage von Therapieerfolgen befasst. Ein Onkologe wie ich könnte also einen Proteomiktest auf Krebs durchführen, der nach bestimmten Markern im Blut sucht – Proteinen im Blut, die anzeigen, dass etwas nicht stimmt; damit ließen sich Veränderungen in der körperlichen Verfassung ausmachen, die dann behandelt werden können, oder die Reaktion auf ein Medikament oder eine Operation bei einem Patienten im Voraus abschätzen. Dieses Verfahren könnte die heute noch erforderlichen invasiven Verfahren – wie etwa Biopsien – ersetzen. Die Proteomik könnte dem Arzt den Weg zu besseren Therapien weisen und ihm sagen, ob überhaupt invasive Maßnahmen nötig sind.

Proteomische Untersuchungen sind übrigens gar nicht so neuartig, wie Sie vielleicht glauben. Sie werden bereits seit Jahrzehnten eingesetzt, allerdings immer auf ein einzelnes Protein beschränkt. Einer der ersten solchen Tests bestimmte den Spiegel des Hormons HCG (Humanes Choriongonadotropin), das von Schwangeren kurz nach der Befruchtung ausgeschüttet wird. Anfang des 20. Jahrhunderts bestand ein Schwangerschaftstest darin, den Urin der Frau in die Ohrvene eines Kaninchenweibchens zu injizieren. Nach einigen Tagen wurden die Ovarien des Kaninchens von einem Labortechniker untersucht; wenn im injizierten Urin HCG enthalten war, hatten sie sich als Reaktion auf das Hormon verändert und zeigten eine Schwangerschaft an. Der

»Kaninchentest« war als Schwangerschaftstest sehr verbreitet, bis Ende 1977 Warner Chilcott den ersten freiverkäuflichen Schwangerschaftstest für den Eigengebrauch anbot, den sogenannten »e. p. t.« (für *Early Pregnancy Test,* also »Schwangerschaftsfrüherkennung«). Er kostete nur etwa zehn Dollar, und viele Tausend Kaninchen konnten sich freuen.

Aber überlegen wir uns, welche anderen Anwendungen es noch für diese Art Proteinanalyse geben könnte: Stellen Sie sich vor, man könnte ein Proteinmuster im Blut nachweisen, das anzeigt, ob in Ihrem Dickdarm Polypen wachsen, das sind abnorme Gewebewucherungen, die eine Vorstufe von Krebs sein können. Das wäre viel besser, als zu diesem Zweck eine Kolonoskopie durchführen zu müssen. Gegenwärtig wird empfohlen, alle fünf oder zehn Jahre ab einem bestimmten Lebensalter eine solche Darmspiegelung durchführen zu lassen, aber immerhin etwa einer von 1000 Untersuchten trägt durch die Prozedur selbst schwere Schädigungen davon, ganz zu schweigen von der ängstlichen Unsicherheit vorher. Zurzeit kennen wir leider noch keine bessere Methode, um herauszufinden, ob Ihr Dickdarm krebsgefährdet ist. Wäre es nicht viel besser, wenn Sie es einfach durch einen jährlichen Bluttest herausfinden könnten, der viel leichter auszuhalten ist? Eine Koloskopie wäre dann nur noch notwendig, wenn tatsächlich ein Polyp entfernt werden müsste. Das ist nur ein Beispiel für die Möglichkeiten, die uns die Proteomik bietet. Die Kosten im Gesundheitswesen würden sinken, das Risiko von Sekundärschäden durch invasive Untersuchungsmethoden würde sich reduzieren, wenn nicht gar ganz verschwinden.

Der gegenwärtige Stand der Technik erlegt den Ärzten viele Schranken auf. Ob ein Gewebeknoten ein Tumor ist, kann man oft nur durch eine Biopsie, also eine Gewebeentnahme, feststellen. Die Früherkennung von Eierstockkrebs zum Beispiel ist sehr schwierig. Stellen Sie sich eine Reihe minimalinvasiver Technologien vor, die eine eindeutige Diagnose schon im Frühstadium ermöglichen und angeben, welche Therapie effektiv ist. Bei Eierstockkrebs würde ein einfacher Bluttest genügen, den jede Frau zusammen mit dem jährlichen Pap-Abstrich durchführen lassen könnte und der nach bestimmten Proteinen im Blut sucht, die das Frühstadium von Eierstockkrebs markieren. Das sind die Perspektiven auf dem Gebiet der Proteomik, in dem sich vermutlich ein breites Spektrum neuer Technologien zusammenfinden wird, die die Medizin revolutionieren werden.

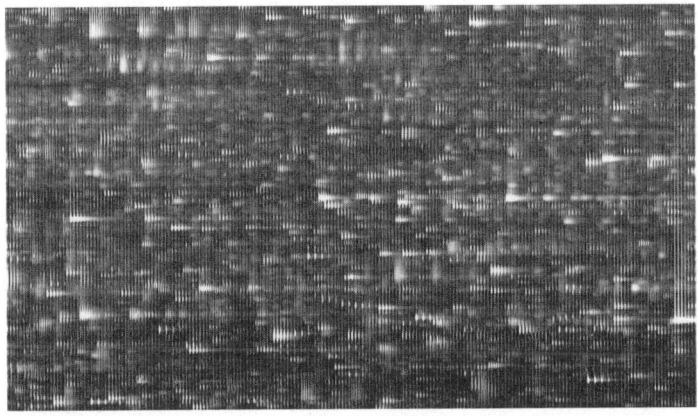

Übereinandergelegte Proteomikanalysen zweier Personen. Im farbigen Original sind die beiden Datensätze rot beziehungsweise grün und exakte Übereinstimmungen gelb markiert. Quelle: Applied Proteomics.

Die Medizin komplexer Systeme

Wie bei der Genomik ist noch eine Menge Decodierungsarbeit zu erledigen, bevor wir dahin gelangen, dass man seine Proteine analysieren lassen und daraus praktische Schlüsse ziehen kann. Wir wissen noch nicht von allen Merkmalen, die sich im Blut finden, was sie bedeuten oder wie sie sich aufeinander beziehen. Es kann sein, dass wie im Gentest einzelne Merkmale etwas Wichtiges bezeichnen. Aber wahrscheinlich liegen die meisten Informationen in den Mustern und Kombinationen. Es ist fast wieder wie in den Tagen Gregor Mendels und Charles Darwins; wir mühen uns mit unseren Experimenten ab und versuchen so viele

Notizen wie möglich zu machen, um das ultimative Rätsel des menschlichen Körpers und der unendlich vielen Arten, wie er in Gesundheit und Krankheit agiert, zu lösen. Ein entscheidender Unterschied zwischen unserer heutigen Arbeit und der von Darwin und Mendel in ihren verschiedenen Winkeln der Welt vor über 100 Jahren ist allerdings, dass wir nicht mehr voneinander isoliert sind. Zurzeit wird von einem Forscherkonsortium geforscht, das Wissenschaftler an der Stanford University, dem Caltech, dem Santa Fe Institute, der University of Washington, der Arizona State University, dem Translational Genomics Institute in Phoenix, dem Cold Spring Harbor Laboratory in New York, bei Applied Proteomics und im Labor meines Teams an der USC umfasst.

In zehn oder 20 Jahren braucht Ihr Arzt vielleicht nur noch einen Tropfen Blut, um eine sich anbahnende Krankheit, selbst Krebs, bereits im Frühstadium zu entdecken. Dieses Tröpfchen enthüllt vielleicht auch, welche Erbkrankheiten Sie möglicherweise im Laufe Ihres Lebens bekommen und welche Arzneimittel, maßgeschneidert für Ihre genetische Ausstattung und Ihre persönliche Physiologie, genau die richtigen für Sie sind. Wir können mit der Entwicklung von Blutprodukten beginnen und sehr viel früher therapeutisch intervenieren.

Ganz zweifellos werden zukünftig unsere persönlichen Genomsequenzen zumindest teilweise in unseren medizinischen Akten gespeichert sein, und routinemäßige Blutproben werden Tausende von Tests auf Krankheiten und genetische Prädispositionen für Krankheiten umfassen. Die Medizin wird Erkrankungen nicht mehr hauptsächlich therapieren, sondern ihnen vorbeugen, und zwar auf wissenschaftlicher Grundlage. Möglich wird dies durch die allgemeine Anwendung einer Medizin komplexer Systeme, die eine Kombination aus Biologie, Computertechnik, Ingenieurwissen und physikalischen Grundlagen darstellt; durch sie können wir das Verhalten des menschlichen Körpers in seiner Gesamtheit durch die Wechselwirkungen zwischen seinen Teilen – seinen Genen, seinen Proteinen und anderen Molekülen, die ihn ausmachen – zu verstehen versuchen.

Die Ingenieurwissenschaft hat sich im Laufe der Geschichte so weit entwickelt, dass sie komplexe Systeme kontrollieren kann, auch ohne sie unbedingt zu verstehen. In meinem Fachgebiet, der Medizin, ist der Ansatz bislang leider ein anderer. Wie Sie inzwischen wissen, bin ich der Ansicht, dass wir uns schon viel zu lange auf das Verstehen statt auf das Kontrollieren konzentrieren. Ich möchte gerne den Tag erleben, an dem wir endlich mehr wie in High-Tech-Computerfirmen arbeiten. Bei Sun Microsystems zum Beispiel – die Firma wurde 2009 von Oracle aufgekauft – konnten die Ingenieure den Ausfall eines Systems bereits voraussagen, bevor er eintrat, und die fehlerhafte Komponente austauschen, bevor sie das ganze System lahmlegte. Stellen Sie sich nur vor, wir könnten in der Medizin auch so vorgehen. Erst müsste man wissen, wo man nachsehen muss – wo die wunden Punkte liegen und wie man nach potenziellen Fehlern oder zukünftigen Ausfällen suchen muss –, und dann müsste man wissen, wie man die Bedingungen optimiert, um Ausfällen vorzubeugen. Man könnte auch gleichsam die »Komponenten« austauschen, die nicht richtig funktionieren oder die mit Medikamententherapien oder Änderungen der Lebensweise umgebaut werden müssen. Anstatt Krankheiten oder Systemversagen erst zu behandeln, wenn sie schon eingetreten sind, könnten Sie vorbeugen, damit sie es gar nicht erst tun.

Grundlage der Medizin komplexer Systeme ist die Identifikation der Elemente eines Systems und der anschließende Test ihrer Wechselwirkungen und Beziehungen durch »Störung« des Systems. Auch eine Krankheit ist schließlich eine »Störung« des Systems, entweder durch genetische oder Umweltveränderungen oder durch beides. Wenn wir erst einmal das vollständige Netzwerk der Gene oder Proteine erfasst haben, die in einem bestimmten Gewebstypus zusammenwirken, können wir Teile dieses Netzwerks in verschiedenen Proben manipulieren und die Ergebnisse vergleichen. Wir können zum Beispiel ausprobieren, was ein Blutdruckmedikament oder eine tägliche Tablette Baby-Aspirin mit dem System als Ganzem anstellt, und zwar auch in Bereichen, wo wir ihnen keine Wirkung zuschreiben würden.

Letztlich könnten solche Experimente zur Entdeckung molekularer Veränderungen bei der Entstehung von Karzinomen, Entzündungen oder anderer Erkrankungen führen. In vielen Fällen gehört zu diesen Veränderungen möglicherweise auch die Ausschüttung von Proteinen in den Blutkreislauf; daher die Idee eines Bluttests für Krankheiten – einschließlich Krebs.

Nicht mehr lange, und die Pharmafirmen werden nicht nur auf den einzelnen Kunden maßgeschneiderte Therapien entwickeln, sondern auch Ärzte werden die Vergabe von Medikamenten – wer welche Behandlung erhält – entsprechend anpassen können. Sagen wir beispielsweise, dass ein neues Krebsmedikament nutzlos ist, wenn beim Test nur 20 Prozent der Patienten auf das Mittel ansprechen, es den meisten nicht hilft und womöglich einige sogar ziemlich krank macht. Wäre es nicht schön, wenn man ein Muster von Proteinen oder anderen Molekülen im Blut nachweisen könnte, das uns sagt, welche 20 Prozent der Patienten auf das Mittel ansprechen? Für die Betroffenen ist es schließlich ein Wundermittel. Wenn die Genetik allein aussagen könnte, wer auf welches Mittel anspricht, dann bräuchten wir die Informationen über die Proteine und anderen Moleküle nicht. Aber in diesem Bereich der Medizin reichen die reinen Zutatenlisten nicht aus; man muss wissen, was in der Küche passiert.

Die relevanten Informationen liegen mit größerer Wahrscheinlichkeit in den Proteinen. Wir können jetzt anfangen abzuwägen: »Wenn wir das Proteinmuster X sehen, deutet das auf Problem Y, gegen das Medikament Z hilft.« Ganz plötzlich haben wir Hunderttausende Indikatoren für die konkreten Vorgänge im Körper – die uns eben auch sagen, ob wir uns in Richtung Gesundheit oder Krankheit bewegen. Zum ersten Mal können wir unser System wirklich untersuchen, messen und verstehen, und das kann den entscheidenden Unterschied nicht nur für die Zukunft der Medizin, sondern auch für die Zukunft unsrer individuellen Gesundheit ausmachen.

Natürlich sind auch andere Moleküle wichtig, nicht nur die Proteine. Wir wissen zum Beispiel, dass auch Glukose wichtig ist. Glukose ist ein Zuckermolekül, das den Zellstoffwechsel antreibt; sie ist also unsere Hauptenergiequelle. Aber wiederum regeln Proteine die Produktion und den Abbau anderer Moleküle, wie etwa auch der Glukose; wenn wir also den Zustand der Proteine erfassen und verstehen, dann können wir daraus erschließen, was mit den anderen Molekülen geschieht. Sicher, der körperliche Gesamtzustand hängt nicht nur von den Proteinen ab, aber dort scheinen sich die meisten Informationen darüber zu finden. Ich glaube, dass wir viel erreichen können, wenn wir den Proteincode entschlüsseln.

Für jemanden wie mich ist dies eine äußerst spannende Epoche der Medizin. Mithilfe von Spitzentechnologie, technischem und systemorientiertem Denken können wir heute zum ersten Mal die Variablen dieses komplexen Prozesses untersuchen – die dynamischen Variablen, die das Leben ausmachen.

Ihre eigene Zukunft:
Nehmen Sie Ihre Behandlung persönlich

Wie auch immer in Zukunft die Behandlungsmethoden für Krebs, Autoimmun-, neurodegenerative oder Systemerkrankungen aussehen werden, sie werden wahrscheinlich nach Ihren Bedürfnissen maßgeschneidert sein. Die Diagnose zieht nicht automatisch eine bestimmte Therapie nach sich. Stattdessen werden mithilfe bildgebender Verfahren und Blutanalysen Ihre Proteine und andere wichtige Einzelheiten untersucht. Daraus werden Ihre Ärzte dann ein Modell Ihres »Zustands« erstellen – ein Bild Ihres Gesundheitszustands und des Zustands der dynamischen Prozesse in Ihrem Körper. Außerdem werden sie die Fortentwicklung Ihres systemischen Zustands überwachen können. Dazu gehören Ihre Gene, die Metaboliten – Moleküle, die durch den Stoffwechsel im Körper entstehen – und die Proteine, die zwischen Ihren Zellen kommunizieren. Ein dynamisches Zeitmodell wird aufzeichnen, was die Zellen einander mitteilen, welche Moleküle langsamer oder schneller produziert werden und so weiter. Mithilfe dieses Modells werden die Ärzte die Reaktion Ihres Körpers auf verschiedene Therapiemodelle simulieren; sie werden den Verlauf Ihrer Krebserkrankung simulieren und herausfinden, wie Sie Ihren Körper wieder in einen gesunden Zustand zurückbringen. Die Behandlung wird sehr spezifisch sein. Vielleicht wendet Ihr Arzt sie zum ersten Mal überhaupt an, aber das Modell sagt ihm, dass sie für Sie speziell genau das Richtige ist.

Diese Art personalisierter Medizin liegt gar nicht so weit in der Zukunft, wie Sie vielleicht denken. In der Psychiatrie, einem Fachgebiet mit einer Geschichte voll tragischen blinden Herumtastens, gewinnt sie bereits an Schwung. Die genetischen Ursachen psychischer Störungen sind immer noch ein wahnsinnig komplexes Rätsel, aber hier werden jetzt glücklicherweise Fortschritte erzielt, indem man einem Ansatz folgt, wie ich ihn in diesem Buch propagiere. Anstatt die Depression zu verstehen zu versuchen, wird sie heutzutage durch gezielte Medikamententherapie erfolgreich unter Kontrolle gehalten.

Auf Antidepressiva reagiert der Einzelne genauso unterschiedlich wie auf andere Medikamente, und der Arzt muss für jeden Patienten das ideale Mittel in der richtigen Dosierung finden. Wenn ein Psychiater ein Antidepressivum verschreibt, hat er noch keine klinisch getestete Methode zur Verfügung, die ihm sagt, welches das richtige Mittel ist. Jedes Antidepressivum hilft aber immer nur etwa einem Drittel der Patienten; die anderen zwei Drittel müssen durch die Verschreibungsmühle – sie testen ein Mittel nach dem anderen, bis sie hoffentlich ein hilfreiches finden.

Inzwischen werden mehrere neue Verfahren getestet, die Varianten verschiedener Gene identifizieren und auf dieser Basis dem Psychiater sagen, welches Antidepressivum wirksam ist; sie gehören zur ersten lang erwarteten Welle des Fortschritts in der Pharmakogenomik. Die Pharmakogenomik ist, wie Sie sich vielleicht erinnern, derjenige Bereich der personalisierten Medizin, der sich damit befasst, wie Menschen mit unterschiedlichen DNA-Varianten auf Medikamente ansprechen. Die DNA-Tests, die ich bisher erwähnt habe, dienen als pharmakogenomische Tests für verschiedene Therapeutika, zum Beispiel Blutverdünner, Krebsmedikamente und Antibiotika, aber auch die neueren

Spezialtests für psychische Störungen werden bereits eingesetzt. Diese Tests gehören seit Kurzem an der Mayo-Klinik und dem Medical Center des Cincinnati Children's Hospital zum Behandlungsstandard, an den beiden Institutionen, an denen einer der Tests entwickelt wurde. Die Ärzte der Mayo-Klinik haben drei Jahrzehnte lang Grundarbeit für den Einsatz dieses Tests an Kindern wie Erwachsenen geleistet. Und es geht nicht nur um die Behandlung von Depressionen. Dieselben Proteine, die Antidepressiva verarbeiten, verstoffwechseln auch andere Medikamente, die eine mehrere Seiten lange Liste füllen. Nach einem DNA-Screening sehen Sie, wie gut Ihr Körper auf diese Medikamente reagiert und ob Sie beispielsweise am Anfang einer Therapie eine höhere Dosis Blutverdünner als üblich nehmen sollten, je nachdem, wie Ihr Körper dieses Mittel metabolisiert. Mit anderen Worten, Ihr Gentestergebnis enthält auch wichtige Informationen über die Anpassung von Medikamenten an Ihren Stoffwechsel. Hoffentlich werden Sie diese Informationen nicht brauchen, aber irgendwann werden wir alle einmal krank, und die Dosierung der aufgelisteten Medikamente kann viel individueller bestimmt werden, wenn der Arzt das Profil Ihrer Stoffwechselgene zur Verfügung hat.

Das amerikanische Nachrichtenmagazin *Newsweek* veröffentlichte 2010 einen Artikel, der diesen Fortschritt in sehr praktischen Formulierungen erläuterte. Äußerst zutreffend hieß es dort, dass »wir sehr viel mehr über Gene wissen, die die Verarbeitung von Medikamenten im Körper beeinflussen, als über die Genetik der psychischen Störungen«. Die Forscherteams der Mayo-Klinik und des Kinderkrankenhauses in Cincinnati entwickelten eine besondere Expertise für eine als Cytochrom-P450-Superfamilie bezeichnete Enzymgruppe, kurz CYP450, die am Chemikalienabbau in der Leber mitwirkt. Wenn Sie bestimmte Genvarianten haben, die Proteine in der CYP450-Gruppe produzieren, verarbeitet Ihr Körper ein Medikament womöglich schneller oder auch langsamer als der anderer Menschen; so lässt die Wirkung des Medikaments schneller nach oder aber sie hält länger als üblich an.

Die heute am Markt existierenden Gentests nutzen dieses Wissen. Einer davon, bezeichnet als GeneSightRx, testet zum Beispiel auf fünf Gene; drei dieser fünf Gene codieren Proteine, die zum CYP450-Komplex gehören. Die anderen beiden codieren Varianten der Serotoninrezeptoren und -transporter im Gehirn. Bis jetzt sind an den beiden Kliniken 12 000 Patienten mit dem GeneSight-Rx-Test untersucht worden und haben danach individuell auf sie zugeschnittene Therapien erhalten.

Theoretisch könnte Ihr Hausarzt oder Psychiater das alles auch ohne diesen Test, indem er Testergebnisse auswertet, wie sie zum Beispiel die Firma Navigenics bietet. Das Problem dabei ist allerdings, so merkt auch der *Newsweek*-Artikel an, dass er zu diesem Zweck zunächst die gesamte Fachliteratur nach Ergebnissen hinsichtlich der Verarbeitung von Medikamenten bei Ihren spezifischen Genvarianten durchsuchen, dann mehrere Antidepressiva durch weitere Literaturrecherche nach diesen Kriterien bewerten und schließlich eines für Sie aussuchen müsste. Wenn Sie dieses Buch lesen, wird der Test wahrscheinlich schon auf weitere Gene ausgedehnt worden sein. Wenn der Test immer mehr decodierte Gene umfasst, wird er auch immer verlässlicher als Auswahlhilfe für Medikationen. Nachstehend als Beispiel meine persönlichen Testergebnisse, wie meine Firma sie ausgedruckt hat, zusammen mit den Medikamenten, auf die inzwischen getestet wird, wobei sowohl die Effektivität einer ausgewählten Medikamentengruppe wie auch die Nebenwirkungen anderer Medikamente angegeben werden.

(Abgebildet ist der aktuelle Bericht, den ich erhalten habe; die Fußnoten richten sich daher an mich persönlich.)

Die Pharmaindustrie wird sich verändern, wenn wir fähig sind, das Gleichgewicht der Medikamente in unserem System kontinuierlich zu messen und anzupassen. Sie wird sehr viel stärker auf wissenschaftlichen Grundlagen und weniger mit der Methode Versuch und Irrtum arbeiten. Es wäre doch schade, wenn Sie zwar das richtige Medikament bekämen, aber in für Ihren Stoffwechsel zu niedriger Dosierung, sodass es wirkungslos bliebe. Außerdem werden uns die Fortschritte, die ein Gebiet wie die

Nebenwirkungen ausgewählter Medikamente

Medikament[1]	Nebenwirkung[2]	Ihr Risiko[3]
Carbamazepin (Carbatrol®)	Lebensgefährliche dermatologische Syndrome wie Fieber, Ausschlag und Hautabschälung	Gering
Fluoruracil (Efudex®)	Schwere, potenziell tödliche Toxizität	Gering
Irinotecan (Camptosar®)	Heftige Reaktionen, u. a. Immunsuppression	Gering
Simvastatin (Vytorin®, Zocor®)	Muskelschmerzen, Muskelschäden	Gering
Succinylcholin (Anectine®)	Anhaltende, potenziell gefährliche Lähmung der Atemmuskulatur	Gering
Thiopurin (Azasan®)	Schwere Knochenmarkskomplikationen	Gering

[1] *Medikament:* Wir haben Ihren genetischen Code analysiert, um festzustellen, wie effektiv dieses Medikament bei Ihnen ist.
[2] *Nebenwirkung:* Schwere Nebenwirkungen dieses Medikaments.
[3] *Ihr Risiko:* Ihr Risiko für diese Nebenwirkungen, ermittelt anhand der Marker in Ihrem genetischen Code.

Wirksamkeit ausgewählter Medikamente

Medikament[1]	Information[2]	Wirksamkeit bei Ihnen[3]
Betablocker (u. a. Coreg®)	eingesetzt zur Behandlung und Prävention von Herz-Kreislauf-Erkrankungen	Normal
Clopidogrel (Plavix®)	eingesetzt zur Prävention von Blutgerinnseln und damit zusammenhängenden Erkrankungen wie Herzinfarkt und Schlaganfall	Vermindert
Statine (u. a. Pravachol®, Zocor®)	eingesetzt gegen hohen Cholesterinspiegel und zur Prävention von Herzerkrankungen	verminderte Cholesterinspiegelsenkung, jedoch eine gewisse Wirksamkeit bei Herzerkrankungen
Warfarin (Coumadin®)	eingesetzt zur Behandlung und Prävention von Blutgerinnseln und Herzerkrankungen wie Vorhofflimmern und Herzinfarkt	Standarddosierung

[1] *Medikament:* Wir haben Ihren genetischen Code analysiert, um festzustellen, wie effektiv dieses Medikament bei Ihnen ist.
[2] *Information:* Krankheiten, gegen die dieses Medikament gewöhnlich eingesetzt wird.
[3] *Wirksamkeit bei Ihnen:* Angabe, wie effektiv das betreffende Medikament bei Ihnen ist, ermittelt anhand der Marker in Ihrem genetischen Code.

Quelle: Navigenics

Proteomik bringt, dabei helfen, Krankheiten mit langwierigem Verlauf unter Kontrolle zu bringen. Eine Depression zu behandeln ist nicht vergleichbar mit der Therapie anderer Leiden, die viel länger brauchen, bis sie ausbrechen, fortschreiten und auf eine Behandlung ansprechen. Im Moment können wir nicht sagen, was sich im Körper abspielt, bis eine unterschwellige, aber feststellbare Krankheit so weit fortgeschritten ist, dass sie wahrnehmbare Symptome zeigt. Wenn Sie an einer sehr langwierigen Krankheit leiden, etwa an Alzheimer oder Amyotrophischer Lateralsklerose (ALS), wissen wir erst nach vielen Jahren, ob die Medikation, die Sie bekommen, Ihnen auch hilft. Wir merken es auch nicht, wenn die Dosis zu hoch ist. Wenn wir uns aber ganz einfach die Proteine ansehen und beispielsweise dieses schwere Kommunikationsproblem auf der Zellebene erkennen könnten, das die Bildung von Plaques im Gehirn und damit die Alzheimer-Krankheit verursacht, dann könnten wir auch die Wirksamkeit der Medikation sofort beurteilen, auch wenn die Symptome sich noch nicht geändert haben. Es kann nämlich Jahre dauern, bis das geschieht oder die Änderung bemerkbar wird, aber so können wir sofort sehen, ob das Medikament bei Ihnen wirkt – und wenn nicht, können wir auf ein anderes umstellen.

Natürlich wird diese Innovation sich auch im Ernährungswesen ausbreiten. Wenn man sich die traditionelle chinesische oder die ayurvedische Medizin oder auch jeden anderen Ernährungsansatz ansieht, der darauf abzielt, mittels der Nahrung den Körper im Gleichgewicht zu halten und schädliche Einflüsse von ihm fernzuhalten, muss man feststellen, dass niemals ein konkretes Modell dahinter steht. Jetzt, ausgerüstet mit Genomik und Proteomik, können wir endlich anfangen, unsere Ernährung wissenschaftlich zu begründen. Mit einem verbesserten, auf Belegen beruhenden Modell könnten Sie rational verstehen, was Sie essen sollten, um Ihren Körper ins Gleichgewicht zurückzubringen. Ob Sie dann auch tatsächlich diese Nahrungsmittel essen, ist eine andere Geschichte, aber immerhin wissen Sie dann, was Sie tun könnten. Und damit liegt die Entscheidung bei Ihnen.

Gesundheitsregel   Bringen Sie mithilfe moderner Technik so viel wie möglich über sich selbst in Erfahrung – zum Beispiel auch, wie Ihr Stoffwechsel Medikamente verarbeitet. Die Technik hat uns bislang ein so langes Leben ermöglicht, dass wir Alterskrankheiten entwickelt haben. Sie wird es uns auch ermöglichen, diesen Alterskrankheiten vorzubeugen, sie zu behandeln und zu steuern, damit wir so lange wie möglich bei bester Gesundheit leben.

Teil II

Die Grundlagen eines gesunden Lebensstils

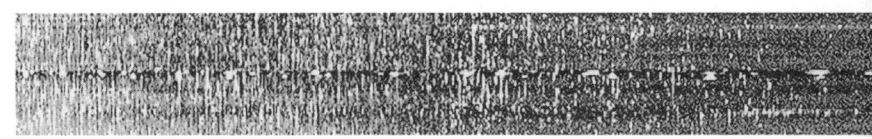

Die einzige Methode, gesund zu bleiben,
besteht darin, zu essen, was man nicht mag,
zu trinken, was man verabscheut,
und zu tun, was man lieber nicht täte.

Mark Twain, *Meine Weltreise nach Indien*

William Strunk jr., Professor für englische Literatur, verfasste 1918 ein Buch mit dem Titel *The Elements of Style* (»Die Grundlagen des Stils«), um seinen Studenten an der Cornell University eine Hilfestellung bei ihren Schreibversuchen zu geben. Es erschien im folgenden Jahr im Selbstverlag, wurde aber erst zum Dauerbestseller, als der Schriftsteller E. B. White, der bei Strunk studiert hatte, das Werk 1959 für eine Neuausgabe überarbeitete und erweiterte. Dieses inzwischen klassische Nachschlagewerk ist gemäß dem Prinzip, dass man die Regeln zunächst kennen muss, um sie brechen zu können, zu einem unabdingbaren Hilfsmittel für gewissenhafte Autoren geworden. Mit Humor, Strenge, Respektlosigkeit und einem tabulosen Herangehen an die Regeln der Grammatik, alles zusammen leicht lesbar verpackt, bietet es eine Sammlung von Schreibregeln und eine Anleitung zur Entwicklung des eigenen Stils.

Worauf will ich hinaus? Ganz ähnlich, wie Strunk und White so wunderbar die Prinzipien des guten englischen Stils vermitteln und gleichzeitig verbreitete Fehler anprangern und Mythen über den richtigen Sprachgebrauch zerstreuen, so möchte auch ich im folgenden Teil des Buches Märchen und Mythen zum Thema Gesundheit und Wohlbefinden zu Leibe rücken, die einfach nicht totzukriegen sind, und Ihnen dabei helfen, Ihren persönlichen gesunden Lebensstil zu finden. Mit Lebensstil meine ich alles, was Sie selbst tun können, um das aktuelle medizinische Wissen in einen persönlichen Gesundheitsplan für Ihren Körper umzusetzen. Mit der Feststellung Ihres Normalzustands haben Sie bereits einen guten Anfang für die Bestimmung Ihrer persönlichen Metrik. Mit den Informationen aus den folgenden Abschnitten können Sie diese Ihren Vorstellungen entsprechend weiter verfeinern. Ihr Ziel dabei ist, sich immer stärker in Richtung eines gesunden körperlichen Zustands zu bewegen.

Sie können nicht jede Krankheit und jedes Leiden verhindern, aber wenn Sie anfangen, planmäßig nach meinen Ratschlägen auf Ihre Gesundheit zu achten, können Sie Ihren Gesundheitszustand auf jeden Fall verbessern. Dies versetzt Sie in die Lage, sich langsam aus all dem Aberglauben und der Unwissenheit zu befreien, die vielleicht verhindern, dass Sie völlig gesund werden. Ein Gramm Vorsorge ist mehr wert als ein Pfund Heilung.

Im Lauf der Zeit hat sich die Vorstellung davon, was gesund ist, drastisch geändert; in den 1950er-Jahren wurde noch mit der wohltuenden Wirkung von Zigarettenmarken – von Ärzten empfohlen – oder von Margarinesorten geworben. Die Kunden in der Werbung direkt anzusprechen ist schon in Ordnung, aber wir müssen da vorsichtig sein. Wie schon damals und auch heute noch tendieren Pharmafirmen, Marketingfachleute und Händler von allem, was »gut für Sie ist«, dazu, die Dinge falsch zu verstehen, und zwar im Namen des Profits anstatt im Interesse dessen, was wirklich gut für uns ist. Hier muss man wieder an die Metriken denken. Wenn es um die Gesundheitsförderung geht, kennen Pharmakonzerne und Ärzte für gewöhnlich nur eine Messgröße. Ist diese eine gute Basis für unsere Entscheidungen? Wahrscheinlich nicht.

Was ist Ihre persönliche Metrik? Diese entscheidende Frage werden Sie beantworten können, wenn ich Ihnen gezeigt habe, wie Sie zum Anwalt Ihrer eigenen Gesundheit werden. Wie ich hoffentlich bereits vermitteln konnte, ist Gesundheit dynamisch. Sie ist so dynamisch, dass sie ein Verb sein sollte, kein Substantiv. Schauen wir also, was Sie für Ihre Gesundheit tun können, damit Sie so wenig wie möglich krank werden. Wir wenden uns zunächst einigen unserer treuesten Gefährten im Streben nach Gesundheit zu: den Vitaminen. Und wir fangen gleich mit dem in letzter Zeit populärsten an, Vitamin D. Ihnen ist bestimmt schon aufgefallen, dass ich es nicht mit auf die Liste der empfohlenen Untersuchungen für Ihren Normalzustand gesetzt habe.

Kapitel 6

Immer schön vorsichtig vorgehen

Studien, Behauptungen und Panikmache

Stellen Sie sich eine Therapie vor, die den Knochenaufbau fördert, das Immunsystem stärkt, Depressionen und Fibromyalgie abwendet, Psoriasis heilt und das Risiko für Krankheiten wie Diabetes, Herz- und Nierenkrankheiten, Bluthochdruck und sogar Krebs senkt. Oh, und sie hilft Ihnen auch, nachts besser zu schlafen. Das klingt vielleicht zu schön, um wahr zu sein, aber laut einigen Studien gibt es dieses Wundermittel bereits. Es ist Vitamin D, ein Nährstoff, den der Körper aus Sonnenlicht erzeugt und der sich ebenso in Wildfisch und angereicherten Lebensmitteln wie Milch und sogar Margarine findet.

Als ich im Sommer 2011 im Internet mit »Google« nach dem Begriff *Vitamin D* suchte, erhielt ich 24,4 Millionen Einträge, von denen viele zu Studien über dieses Vitamin führten. Vitamin D wurde schon vor fast einem Jahrhundert entdeckt, ist aber in den letzten Jahren zu einer Art Medienliebling geworden. Ich muss kaum darauf hinweisen, dass Schlagzeilen zu Gesundheitsthemen generell zu unkontrollierter Ausbreitung neigen und dabei scheinbar immer wichtiger werden. Und wenn sie der herkömmlichen Meinung widersprechen oder irgendwie einen schweren Fehler in unserer Gesundheitsvorsorge aufdecken, dann verbreiten sie sich schnell und schreien geradezu nach Aufmerksamkeit. Der Aufstieg von Vitamin D ist ein klassisches Beispiel, wie man einem ziemlich einseitigen und mangelhaft mit Daten belegten Hype aufsitzen kann. Ich werde im Folgenden anhand von Vitamin D zeigen, wie leicht man auf hanebüchene Behauptungen hereinfallen kann, aber dasselbe gilt für viele Schlagzeilen in der Gesundheitsvorsorge. Ich möchte Sie damit motivieren, Studien stets skeptisch zu betrachten und alle kategorischen Behauptungen, die sich auf Gesundheit beziehen, infrage zu stellen. Vitamin D habe ich deswegen gewählt, weil seine Geschichte so reich an biologischen Themen ist und symbolisch dafür steht, wie viele Menschen neue Informationen sofort wie ein Dogma akzeptieren. So kann ich demonstrieren, wie naiv und leichtgläubig wir manchmal sind, wenn es um kühne Versprechen in Gesundheitsfragen geht.

Von der Schlagzeile zur Panikmache

Sehen Sie sich einige Titel von Artikeln über Vitamin D an, die in letzter Zeit veröffentlicht wurden:

Vitamin-D-Mangel bei Leukämiepatienten »steigert Sterberisiko«
Vitamin D verhindert Grippeansteckung nachweislich besser
*   als Impfstoffe*
Niedriger Vitamin-D-Wert: Zusammenhang mit Parkinson
Vitamin D hindert Brustkrebstumore am Wachsen
Vitamin D verhindert Brustkrebs
Vitamin D verhindert Herzerkrankungen
Vitamin D verhindert tatsächlich Krebs und Autoimmun-
*   erkrankungen*
Vitamin D schützt vor Schlaganfällen
60 Millionen Jahre Evolution zeigen: Vitamin D kann Sie
*   vor Schweinegrippe schützen und Ihr Leben retten*
Niedriger Vitamin-D-Wert: Zusammenhang mit schlechter
*   Blutzuckerkontrolle bei Typ-2-Diabetes*
Brustkrebs durch höheren Vitamin-D-Spiegel buchstäblich
*   »ausgerottet«*
Leichter abnehmen mit Vitamin D
Vitamin-D-Mangel verantwortlich für chronischen Ausschlag?

Und hier meine Lieblingsschlagzeile: *Neue Forschungsergebnisse: Vitamin D senkt Krebsrisiko um 77 Prozent; Krebsindustrie will Krebsvorsorge nicht unterstützen.* Falls Sie unwillkürlich auf die Wörter *verhindert, schützen, nachweislich, Ihr Leben retten, ausgerottet* und *abnehmen* angesprungen sind, dann stehen Sie damit nicht alleine. Der Verkauf von Vitamin-D-Nahrungsergänzungsmitteln ist in den USA in den letzten Jahren sprunghaft angestiegen, und klinische Labortests auf 25-Hydroxyvitamin D – den spezifischen Vitamin-D-Metaboliten im Körper, der als Indikator des Vitamin-D-Status eines Menschen dient – sind weiterhin in den USA und anderen Industriestaaten weltweit diejenigen mit der am stärksten wachsenden Nachfrage. Dieser ständige Anstieg führt bei den meisten Laboren für Pathologie zu Problemen bei der Einhaltung von Bearbeitungsfristen und Qualitätsstandards. In Teilen Kanadas haben die Labore die Vitamin-D-Spiegel-Tests schon ganz eingestellt, weil die Nachfrage für das vom öffentlichen Gesundheitswesen vorgesehene Budget viel zu hoch ist.

Es gibt zwei Gründe für diesen anhaltenden Trend zu Vitamin-D-Tests. Der eine ist die Nachricht, dass eine bedeutende Anzahl von Menschen ungenügende Vitamin-D-Werte hat (noch eine kürzliche Schlagzeile: *Vitamin-D-Mangel-Epidemie weltweit*). Mit überraschender Regelmäßigkeit drucken oder senden große Medienkonzerne in den USA Interviews, in denen Ärzte und Gesundheitsexperten die Amerikaner warnen, viele von ihnen litten an Vitamin-D-Mangel. Allein die beiden Wörter *Mangel* und *ungenügend* reichen schon, um jeden gesundheitsbewussten Menschen nach einem Gegenmittel suchen zu lassen. In meiner Praxis haben so gut wie alle Patienten, die ich untersuche, in gewissem Grad einen Vitamin-D-Mangel. Unter den US-Amerikanern hatten laut der jüngsten Datenanalyse der National Health and Nutrition Examination Survey, einer Gesundheits- und Ernährungsumfrage, nur 23 Prozent der Erwachsenen und Heranwachsenden den als adäquat oder normal geltenden Vitamin-D-Spiegel von mindestens 30 ng/ml (Nanogramm pro Milliliter). Fast alle Afroamerikaner (97 Prozent) und die meisten Amerikaner mexikanischer Abstammung (90 Prozent) weisen einen als ungenügend bezeichneten Vitamin-D-Wert auf (unter 30 ng/ml).

Der zweite Trend sind die ständigen Schlagzeilen, die verkünden, wie gut ein ausreichender Vitamin-D-Spiegel für die Gesundheit sei. Von der Senkung des Krebsrisikos bis zur Abwehr von Infektionen und Erkältungen – Vitamin D hat heutzutage dank der ständigen Presseberichte und der zahlreichen klinischen Studien über den Zusammenhang von Vitamin-D-Mangel mit immer mehr Krankheiten praktisch eine eigene PR-Kampagne. Anfang 2010 veröffentlichte zum Beispiel das *British Medical Journal* die Ergebnisse einer Fall-Kontroll-Studie der European Investigation into Cancer and Nutrition (EPIC), die zeigten, dass Menschen, deren Vitamin-D-Wert im obersten Fünftel lag, ein um 40 Prozent geringeres Kolorektalkrebsrisiko hatten als diejenigen im untersten Fünftel. Keinen Monat später kam eine Studie in der Fachzeitschrift *Arthritis & Rheumatism* zu dem Ergebnis, dass ältere Männer mit Vitamin-D-Mangel im Röntgenbild zweimal so oft Anzeichen von Hüftarthrose aufweisen wie solche mit normalem Vitamin-D-Wert.

Vielleicht gehören Sie ja auch zu den vielen Menschen, die diesem Medienrummel erlegen sind, haben Ihren Vitamin-D-Wert untersuchen lassen und nehmen es jetzt als tägliches Nahrungsergänzungsmittel, oder Sie beugen sicherheitshalber vor und haben sich eine Flasche Vitamin D gekauft – kann ja nicht schaden, und vielleicht hilft es ja wirklich. Ich mache Ihnen deswegen auch keinen Vorwurf. Warum sollte man all der gut abgesicherten Fachliteratur und der Phalanx titelgeschmückter Wissenschaftler von angesehenen Institutionen misstrauen, die wie am laufenden Band Daten über den Zusammenhang von Vitamin-D-Mangel und Erkrankungen von sich geben?

Das ist eines der Probleme: Wir sprechen hier von Zusammenhängen und in ähnlichen schwammigen Ausdrucksweisen, die den medizinischen Laien verwirren und in die Irre führen können. Außerdem kann man im Wust der Lobeshymnen für Vitamin D leicht einige weitere Schlagzeilen übersehen, die ganz anders klingen. Hier drei Beispiele:

Vitamin D versagt bei Arthrose. In einer zweijährigen Studie hat Vitamin D als Nahrungsergänzung weder schmerzreduzierend gewirkt noch das Voranschreiten der Gelenkschädigung bei Patienten mit Arthrose des Kniegelenks verzögert.

Jährliche Vitamin-D-Aufnahme: Zusammenhang mit erhöhtem Sturz- und Frakturrisiko bei älteren Frauen. Laut einer placebokontrollierten Doppelblindstudie, deren Ergebnisse am 12. Mai 2010 im *Journal of the American Medical Association* erschienen, hatten ältere Frauen aus derselben Gemeinde, die jährlich eine hohe Dosis Vitamin D einnahmen, sogar ein gesteigertes Sturz- und Knochenbruchrisiko. Placebokontrollierte Doppelblindstudien sind sehr wertvoll; sie gelten als Goldstandard für klinische Studien, weil weder die Teilnehmer noch die Versuchsleiter vor Beendigung der Studie erfahren, wer das Medikament und wer das Placebo erhält, in diesem Fall eine wirkungslose Tablette, die genau wie das Vitamin aussah. So schützt man die Resultate vor unbewussten Verfälschungen.

Vitamin-D-Konzentration im Blutserum und Prostatakrebsrisiko. Das *Journal of the National Cancer Institute* veröffentlichte 2008 eine Analyse des Zusammenhangs zwischen Prostatakrebsrisiko und dem Spiegel von 25-Hydroxyvitamin D im Blutserum älterer Männer. Die Resultate dieser Studie brachten die Forscher zu dem Schluss, dass Vitamin D das Prostatakrebsrisiko nicht nur nicht senkt, sondern dass ein höherer Wert von 25-Hydroxyvitamin D im Blutkreislauf möglicherweise sogar mit einem erhöhten Risiko für aggressivere Formen des Prostatakrebses zusammenhängt.

Die andere Seite der Medaille steht zwischen den Zeilen

Wie kann das sein? Wie kommt es zu den Widersprüchen zwischen den einzelnen Berichten? Vitamin D soll doch für gesunde Knochen sorgen und damit vor Stürzen und Frakturen schützen. Wie erklärt sich diese Diskrepanz? Wie sich herausstellte, ist die

Wirkung von Vitamin D, wie die meisten Dinge im Leben, längst nicht so eindeutig wie vermutet. Einer der Gründe ist, dass Vitamin D vielleicht im Labor, wo man die Zellkulturen viel besser unter Kontrolle hat, als Wundermittel gegen Krebs wirkt – dort stoppt es tatsächlich das Wachstum des Tumors –, aber nicht im lebenden Organismus. Angesichts einer Überschrift wie »Vitamin D stoppt Wachstum von Brustkrebstumoren« stellt sich die kritische Frage nach dem Beweis. Genau diese Schlagzeile wurde auf der Webseite NaturalNews.com veröffentlicht. Zu den angeführten Beweisen gehörte, dass »Vitamin-D-Creme direkt auf dem Tumor eingerieben werden kann, um ihn zum Verschwinden zu bringen«. Wenn Vitamin-D-Creme bestimmte Krebsarten heilen könnte, glauben Sie nicht, dass wir es längst alle wüssten? Das gilt für jede andere Darreichungsform von Vitamin D genauso; wenn es ein Krebsheilmittel wäre, dann hätte man diese Tatsache längst zur wichtigsten wissenschaftlichen Entdeckung unserer Zeit erklärt. Der Körper und sein Vitamin-D-System sind allerdings sehr viel komplizierter gebaut. Denken Sie daran, dass Ergebnisse, die in einer Zellkultur oder einer Petrischale gewonnen werden, sich längst nicht immer auf den lebendigen Menschen übertragen lassen.

Zahlreiche Studien haben keinerlei Heilwirkung von Vitamin D bei Krebspatienten ergeben, und eine davon wurde 2007 hastig abgebrochen, als sich herausstellte, dass hohe Dosen von Calcitriol (einer hormonähnlichen Form von Vitamin D) bei Patienten mit fortgeschrittenem Prostatakrebs zu einem »Ungleichgewicht der Todesfälle« zwischen den Empfängern des Calcitriols und der Placebo-Kontrollgruppe führten. Die Vitamin-D-Empfänger starben merkwürdigerweise früher als die Placebo-Empfänger. Beschleunigte das Vitamin D möglicherweise sogar ihren Tod? Tumorzellen enthalten, wie die jedes anderen Organs, Vitamin-D-Rezeptoren, also Moleküle, an denen Vitamin D in den Zellen andockt. Einige Studien haben ergeben, dass diese Rezeptoren einem Tumor das Signal geben können, sein Wachstum zu verlangsamen, aber wie steht es mit einer Beschleunigung des Wachstums? Wenn Vitamin D einer gesunden Zelle bei ihrer Entwicklung helfen kann, ist es dann nicht vernünftig anzunehmen, dass es das auch bei einer Krebszelle könnte? Ob Studien nun auf die Nutzeffekte oder auf mögliche Nachteile von Vitamin D hinweisen, ich behaupte keineswegs, dass sie notwendigerweise falsch oder fehlerhaft sind, obwohl einige es sein könnten. Ich möchte vielmehr betonen, dass die Verwirrung und die widersprüchlichen Informationen Anlass zu kritischem Nachdenken und weiteren Untersuchungen sein sollten. Wir haben noch nicht genügend Anhaltspunkte, um diese Frage definitiv zu beantworten – wie bei vielen anderen Nährstoffen, die als Wundermittel angepriesen werden.

Echter, ausgeprägter Vitamin-D-Mangel manifestiert sich in Mangelkrankheiten des Skeletts, von denen die Rachitis am bekanntesten geworden ist. Ihr Ausbruch wurde zum Fanal für die Medizin, endlich herauszufinden, warum wir zum Überleben Sonnenlicht brauchen. Als während der Industriellen Revolution große Teile der Landbevölkerung in die Städte zogen, um in den neuen Fabriken zu arbeiten, fiel aufmerksamen Ärzten auf, dass die schweren Knochendeformationen der Rachitis sich in den rauchverdüsterten europäischen Städten häuften und auf dem Land kaum auftraten. Sie verschrieben als Therapie daraufhin Aufenthalte im Sonnenlicht, wurden aber von der Wissenschaft ignoriert, bis die Diagnose in den 1920er-Jahren mit Röntgenbildern bewiesen werden konnte. Daraufhin empfahl die US-Regierung, allen Kindern eine Mindestdosis Sonnenlicht zu gönnen, und die Molkereien fingen an, ihre Produkte mit Vitamin D anzureichern.

Die Rachitis verschwand wieder, und im 20. Jahrhundert fand die Forschung dann auch heraus, was Vitamin D im Körper genau bewirkt. Zuerst absorbiert die Haut die UVB-Strahlung des Sonnenlichts. Das löst eine Kaskade von Ereignissen aus, die dazu führen, dass Vitamin D in den Nieren aktiviert wird, damit die Organe und Gewebe des Körpers es verwerten können. Vitamin D ist nicht nur nötig, um den Kalziumspiegel des Körpers konstant zu halten, der für den guten Zustand der Knochen wichtig ist, sondern reguliert auch etwa 2000 Gene. Es spielt eine Rolle bei

Wachstum und Absterben von Zellen, was den Zusammenhang mit der Wachstumsrate von Karzinomen erklärt. Es beeinflusst die Blutgefäße, deshalb die Beziehung zu Blutdruck und Herzkrankheiten. Sein Einfluss auf Entzündungen und das Immunsystem verbindet es mit Allergien und Asthma, Infektionskrankheiten wie Grippe und Tuberkulose sowie mit Autoimmunerkrankungen wie Multipler Sklerose und Typ-1-Diabetes. Je höher der Vitamin-D-Spiegel, so die Theorie, desto geringer das Risiko, an diesen Leiden zu erkranken.

Aber trotz der Rolle von Vitamin D bei vielen Vitalfunktionen des Körpers dürfen wir nicht vorschnell mit verallgemeinernden Aussagen über seine Verbindungen (»Zusammenhänge«) mit diversen Krankheiten sein. Trotz Tausender Studien gibt es wenig Aussagekräftiges über echte Verbesserungen durch zusätzliche Vitamin-D-Zufuhr; und hier kommt wieder die Semantik ins Spiel. Eine Studie sollte immer ein großer, kontrollierter, doppelblinder und randomisierter Test unter Beachtung wissenschaftlicher Kriterien sein. Leider ist es nicht immer so, besonders, wenn es um Vitamin D geht.

Eine diesen Kriterien entsprechende Studie zu dem möglichen Nutzen von Vitamin D, die theoretisch ja verlässliche Ergebnisse bringen müsste, ist fast unmöglich, weil der Vitamin-D-Spiegel eines Menschen nicht kontrollierbar ist. Erstens handelt es sich um ein Vitamin, das der Organismus ständig aus natürlichen Quellen gewinnt, dem Sonnenlicht und bestimmten Nahrungsmitteln wie Wildlachs, angereicherter Milch und Getreideprodukten. Anders als ein Medikament in der Erprobungsphase, das Versuchsteilnehmern einer Studie kontrolliert verabreicht wird, kann Vitamin D nicht so einfach zugeteilt werden. Die Teilnehmer der Kontrollgruppe einer solchen Studie, die kein Vitamin D verabreicht bekämen, könnten es immer noch über das Sonnenlicht oder Vitamin-D-reiche Nahrungsmittel aufnehmen, sodass es schwierig, wenn nicht unmöglich wäre, die Gruppen einer Studie miteinander zu vergleichen.

Betrachten wir eines der spektakuläreren kürzlichen Studienergebnisse zu Vitamin D, das 2009 von einem Forscherteam am Intermountain Medical Center in Utah vorgelegt wurde. Unter den 27 686 über 50-jährigen Patienten der Studie, die im letzten Jahrzehnt einen Vitamin-D-Test absolviert hatten, trat Herzversagen bei denjenigen mit den niedrigsten Vitamin-D-Werten um 90 Prozent häufiger auf als bei jenen mit den höchsten Vitamin-D-Werten. Die Patienten mit Vitamin-D-Mangel hatten mit einer um 81 Prozent größeren Wahrscheinlichkeit bereits einen Herzinfarkt und einer um 51 Prozent größeren Wahrscheinlichkeit bereits einen Schlaganfall erlitten. Gibt es da also einen Zusammenhang? Auf den ersten Blick scheint die Studie ein überzeugendes Argument für den präventiven Wert von Vitamin D bei Neigung zu Herzkrankheiten zu liefern.

Eine Korrelation ist aber noch keine Kausalität, ein Zusammenhang bedeutet nicht automatisch eine Ursache. Man kann die Ergebnisse dieser Studie auch so interpretieren, dass eine Herzkrankheit direkt oder indirekt zu Vitamin-D-Mangel führt, zum Beispiel weil Herzkranke sich weniger im Freien bewegen und so weniger Sonnenlicht abbekommen. Außerdem kommt noch das Problem der Fettleibigkeit hinzu; denn überschüssiges Fett absorbiert Vitamin D, sodass es im Körper nicht eingesetzt werden kann. Weist der Vitamin-D-Mangel in dieser Studie also lediglich alle übergewichtigen Teilnehmer aus? Das ist wie beim Ei und der Henne. Genauso verhält es sich mit Hunderten anderer Studien, die einen guten oder schlechten Gesundheitszustand mit dem Vitamin-D-Wert in Zusammenhang bringen.

❗ Steven Levitt und Stephen Dubner zeigen in ihrem Buch *Freakonomics: Überraschende Antworten auf alltägliche Lebensfragen* klar, was man mit Daten auch machen kann: Scheinzusammenhänge herstellen. Wenn die vorgelegten Daten ungeheuer ergiebig und aufschlussreich wirken, heißt das noch lange nicht, dass sie auch genau, zuverlässig oder vollständig sind. In dem Buch heißt es:»Korrelation ist einfach der statistische Begriff dafür, dass sich zwei Variablen gemeinsam verändern. Es ist meistens kalt, wenn es schneit; diese beiden Faktoren korrelieren positiv miteinander. Sonnenschein und Regen dagegen korrelieren negativ miteinander. Ganz einfach – solange es bei ein paar Variablen bleibt. Mit ein paar Hundert Variablen dagegen wird es sehr viel schwieriger.« Tatsächlich werden die Korrelationen irgendwann so fragwürdig, dass sie bedeutungslos werden. Und in der Gesundheitsforschung haben wir es mit einer unendlichen Anzahl an Variablen zu tun. Vitamin-D-Mangel kann auf ein chronisches Leiden wie Fettleibigkeit hindeuten, aber heißt das auch, dass der Mangel die Fettleibigkeit verursacht? Wir wissen es nicht.

Eine weitere Tatsache, auf die wenige Forscher in ihren Vitamin-D-Studien hinweisen, ist, dass nahezu alle reine Beobachtungsstudien waren. Vielleicht machen ja hohe Dosen des Vitamins die Menschen gar nicht gesünder, sondern gesündere Menschen pflegen einen Lebensstil, der den Vitamin-D-Spiegel hebt. Laut JoAnn E. Manson, Professorin an der Harvard University und Leiterin der Präventivmedizin am Brigham and Women's Hospital in Boston, »haben manche Leute vielleicht einfach deshalb einen hohen Vitamin-D-Wert, weil sie viel Outdoor-Sport treiben und eine Menge UV-Licht von der Sonne aufnehmen. Oder vielleicht sind sie gesundheitsbewusst und nehmen Vitamin-D-Ergänzungsmittel. Aber diese Leute ernähren sich auch gesund, rauchen nicht und tun auch sonst viel, um gesund zu bleiben.«

Manson leitet gegenwärtig eine große, auf mehrere Jahre angelegte Studie, die Licht in die Vitamin-D-Problematik bringen soll. Die landesweite klinische Untersuchung erfolgt an 20 000 gesunden Erwachsenen höheren Alters – Männer über 60 Jahre und Frauen über 65 –, um festzustellen, ob hohe Dosen Vitamin D und Omega-3-Fettsäuren aus Fischtran das Krebs- und Herzinfarktrisiko senken. Das ist bisher noch nie gemacht worden – es gibt noch keine Studie, die belegt, dass Vitamin D die Anfälligkeit für Krebs oder andere Krankheiten senkt. Selbst die Studien, die auf ein erhöhtes Krebsrisiko bei Bewohnern hoher Breitengrade (mit niedrigerem Vitamin-D-Spiegel) hindeuten, beweisen nicht, dass Vitamin D für diese Tendenzen verantwortlich ist. Manson stellt solche Korrelationen infrage, und damit ist sie nicht alleine.

Die Internationale Krebsforschungsagentur der Weltgesundheitsorganisation veröffentlichte 2008 einen Bericht mit dem Titel »Vitamin D und Krebs«. Seine Schlussfolgerungen sind zwingend:

Ein Großteil des Datenmaterials, das einen Zusammenhang zwischen dem Vitamin-D-Status und einer Krebserkrankung suggeriert, stammt aus ökologischen Studien, die die Korrelation zwischen Breitengrad und Krebssterblichkeit untersuchten. Kausalschlüsse aus ökologischen Studien sind allerdings bedenklich, unter anderem, weil sie die unkontrollierte Einwirkung anderer Krebsrisikofaktoren, die ebenfalls mit dem Breitengrad variieren (zum Beispiel Ernährungsgewohnheiten oder die Melatoninbildung), nicht abgrenzen können. Studien aus den USA zeigen eine lediglich schwache Korrelation zwischen Breitengrad und Vitamin-D-Status; andere Faktoren wie Aktivität im Freien und Fettleibigkeit sagen den Vitamin-D-Status besser voraus. In Europa gilt das Umgekehrte; hier steigt der Wert von 25-Hydroxyvitamin D von Süden nach Norden an, und zwar parallel mit dem Auftreten von Kolorektal-, Brust- und Prostatakrebs.

Bei Menschen mit vergleichbarem Alter und Teint bestehen beträchtliche individuelle Unterschiede im Blutserumspiegel von 25-Hydroxyvitamin D selbst bei äquivalenter Sonnenlichtaufnahme. Insgesamt sind die Belege für Brustkrebs begrenzt, und für Prostatakrebs liegen keine vor.

Zwei placebokontrollierte, randomisierte Doppelblindstudien (die der Women's Health Initiative WHI in den USA und eine kleinere in Großbritannien) zeigten keinen Effekt von Vitamin-D-Zusatzgaben auf die Häufigkeit von Kolorektal- oder Brustkrebs.

Wir müssen also wirklich vorsichtig mit pauschalen Behauptungen über potenzielle Zusammenhänge zwischen Krebsrisiko und stark variablen Faktoren wie dem Vitamin-D-Spiegel sein. Hier spielt ein Sammelsurium von Ursachen zusammen, die stichhaltige, eindeutige Schlüsse erschweren. Später kommen wir zum Beispiel noch auf die Rolle, die das Mikrobiom, die Darmflora, für Ihre Gesundheit spielen könnte, unter anderem auch beim Krebsrisiko. Der Breitengrad, auf dem Sie leben, beeinflusst nicht nur Ihre Sonnenstrahlungsdosis und Ihren Vitamin-D-Spiegel. Dieser scheinbar nebensächliche geografische Umstand kann zahlreiche Bestandteile Ihres Systems beeinflussen, selbst ohne den Einfluss von Vitamin D.

Hoffentlich wird es bald weitere Studien wie die von Professor Manson geben, sodass wir mehr gesichertes Datenmaterial bekommen, um daraus unsere Schlüsse zu ziehen. Manson hat in die Studie auch Fischtran-Nahrungsergänzungsmittel aufgenommen, weil Fischtran ein weiteres vielversprechendes Mittel ist, für das es viel zu wenig brauchbare Belege aus klinischen Studien gibt. Außerdem haben sowohl Vitamin D als auch Fischtran entzündungshemmende Wirkung, obwohl beide jeweils über andere Mechanismen im Körper wirken, also gibt es vielleicht einen Zusatzeffekt, wenn man sie kombiniert. Die Teilnehmer der Studie werden in vier Gruppen eingeteilt: Die erste erhält sowohl Vitamin D als auch Fischtran, die nächsten beiden nur Vitamin D beziehungsweise nur Fischtran sowie ein Placebo, und die vierte zwei Placebopillen. Die Studie soll etwa 2015 abgeschlossen sein.

Die permanenten inneren homöostatischen Kontrollen

Von den gesundheitlichen Wirkungen von Vitamin D einmal abgesehen, kann die Gesundheit jedes Einzelnen von der Lebensweise und anderen Faktoren abhängen, die den Vitamin-D-Spiegel beeinflussen. Möglicherweise fällt er ab, wenn der Körper sich mit einer bestimmten Krankheit konfrontiert sieht. Sank zum

Beispiel bei den Herzpatienten aus Utah der Vitamin-D-Spiegel wegen ihres Leidens oder verschärfte der Vitamin-D-Mangel die Krankheit? Wir wissen es nicht, und das beweist erneut, dass der menschliche Körper ein komplexes Instrument ist, für das wir bessere Messsysteme brauchen. Wenn wir nur einen einzelnen Knoten dieses komplizierten Systems messen, ignorieren wir viele andere Knoten, die vermutlich einen Einfluss auf die Gesamtfunktion des Körpers haben. Die heute gebräuchlichen Vitamin-D-Untersuchungen überprüfen nur eine einzige »Kreuzung« im gesamten Vitamin-D-System. Woher soll ich wissen, dass zum Beispiel Ihr Körper seine Vitamin-D-Produktionskapazität nicht anderswo erhöht?

Der Körper ist unglaublich homöostatisch, damit meine ich, dass er eingebaute Mechanismen hat, um ein stabiles, konstantes Gleichgewicht zu bewahren. Das beste Beispiel dafür ist seine wunderbare Temperaturregulierung. Als warmblütige Wesen haben wir am liebsten eine Temperatur von knapp 37 Grad Celsius. Wenn sie von diesem Wert abweicht, löst unsere Biochemie Reaktionen aus, die ihn wiederherstellen. Zwar haben unterschiedliche Körperteile verschiedene Temperaturen, und auch die Tageszeit und bestimmte Krankheiten beeinflussen die Körpertemperatur, aber größtenteils hält der Organismus sich knapp unter 37 Grad (abgesehen von besonderen Umständen wie einer Infektion oder einem längeren Aufenthalt in eiskaltem Wasser, die zu drastischen Höchst- oder Tiefstwerten führen).

Ein ebenfalls homöostatisches System im Körper ist die Regulierung des Glukosespiegels im Blut. Alle Säugetiere regeln ihren Blutzucker mithilfe der beiden Hormone Insulin und Glucagon. Der menschliche Körper hält den Glukosespiegel den größten Teil des Tages über konstant – selbst nach 24 Stunden ohne Nahrung. Jeder Diabetespatient weiß, dass dieses System gestört werden kann und danach regelmäßige Eingriffe braucht, um jenes Gleichgewicht zu halten, das das Herzstück des Energiestoffwechsels im Körper bildet, der aus Nahrung Treibstoff für die zellulären Prozesse macht. Wenn der Körper seinen Blutzuckerstoffwechsel nicht mehr regulieren kann, ist das eine schwere Erkrankung, die sofortige Intervention erfordert. Die Zuckerkrankheit oder Diabetes stellt einen Zusammenbruch des Körpersystems dar und tritt in zwei Formen auf. Bei Typ 1 ist der Körper unfähig, Insulin zu produzieren, das die Glukose aus dem Blutkreislauf in die Zellen transportiert; bei Typ 2 produziert der Körper des Patienten zwar Insulin, aber die Zellen reagieren vermindert darauf, sodass der Glukosetransport aus dem Blut in die Zelle ineffizienter wird. Beide Diabetes-Formen stellen eine ernsthafte Störung der physiologischen Abläufe dar, die für ein stabiles und gut mit Treibstoff versorgtes System notwendig sind.

Wir wissen also, dass der Körper nach Homöostase verlangt; wenden wir das nun auf die Kontroverse um Vitamin D an. Nehmen wir an, dass der Körper gerne einen stabilen Vitamin-D-Wert einhalten möchte, wie es bei den meisten anderen Variablen auch der Fall ist. Die Quellen, die er zur Verfügung hat, sind Sonnenlicht und Nahrungsmittel. Durch die verschiedenen Hautfarben ist die Fähigkeit des Einzelnen zur Vitamin-D-Bildung über die Haut jeweils unterschiedlich. Das ist in der Evolution so angelegt. Die Bewohner höherer Breiten mit vergleichsweise geringer Sonnenscheindauer haben eine helle Haut, damit sie genügend Sonnenlicht aufnehmen und ausreichend Vitamin D produzieren können; umgekehrt haben die Bewohner äquatornaher Gebiete mit hoher Sonnenscheinintensität und reichlich Gelegenheit zur Vitamin-D-Produktion dunklere, weniger lichtdurchlässige Haut. Je mehr Melanin die Haut enthält, desto dunkler ist sie und desto weniger kann der Körper Sonnenlicht in Vitamin D umsetzen. Melanin ist das Pigment, das der Haut ihre Farbe verleiht. Das erklärt angeblich, warum dunkelhäutige Menschen, zum Beispiel Afroamerikaner, so viel häufiger an Vitamin-D-Mangel leiden als hellhäutige.

Die gegenwärtige Debatte um Vitamin D macht uns auf jeden Fall darauf aufmerksam, dass die Menschen in unserem Zeitalter ihre angestammte Heimat längst verlassen haben und oft an Orten leben, für die die Evolution ihre Hautfarbe nicht gedacht hat. Aber leiden dunkelhäutige Menschen in sonnenärmeren Gebieten wirklich an einem gefährlichen Vitamin-D-Mangel? Auch wenn die heute gebräuchlichen Vitamin-D-Tests das behaupten, woher wissen wir denn, ob die Körper der Betroffenen die Signaleffekte von Vitamin D nicht irgendwo anders im System ausgleichen? Schließlich gibt es, wenn man die sozioökonomischen Faktoren aus den Krebsstatistiken dunkelhäutiger Menschen herausrechnet, keinen Hinweis darauf, dass sie häufiger als andere an Krankheiten oder Knochenbrüchen leiden. Welche weiteren Faktoren kommen also hinzu, wenn wir beispielsweise trotzdem ein erhöhtes Krebsrisiko bei Afroamerikanern sehen, die nördlich der Mason-Dixon-Linie, der traditionellen Grenze zwischen den Nord- und den Südstaaten der USA, leben? Und wie steht es umgekehrt mit hellhäutigen Menschen, die näher am Äquator leben? Sie werden zwar braun und schützen damit die Haut besser vor der Sonne, aber wie steht es mit ihrer höheren Hautkrebsrate?

Die überraschende Wahrheit über die Hautfarbe

Damit wird die Sache sogar noch verwickelter. Die Fähigkeit der Haut, in der Sonne zu bräunen, hat sich in unserer Evolution mehrfach neu entwickelt. Wir mussten nicht nur lernen, in verschiedenen Regionen der Welt zu überleben, sondern auch die jahreszeitlich stark schwankende Sonneneinstrahlung in manchen dieser Regionen auszugleichen. Eine 2010 in den *Proceedings of the National Academy of Sciences* veröffentlichte Studie gelangte zu einer überzeugenden Schlussfolgerung über die Bevölkerung in Gebieten mittlerer Breitenlage – wie etwa Chinas oder des Mittelmeerraums. Wenn diese Menschen durchgängig dunkle Haut hätten, die das Sonnenlicht abweist, dann könnten sie im Winter nicht genug Vitamin D bilden. Umgekehrt hätten sie mit durchgängig heller Haut ein anderes Problem: Sie hätten nicht mehr genug Folat, ein lichtempfindliches Vitamin, das für die Zellteilung und -reparatur wichtig ist. Das ist dasselbe Vitamin, das Schwangere vor und während der Schwangerschaft einnehmen sollen, um Geburtsfehlern vorzubeugen. (Synthetisches

Folat als Nahrungsergänzung wird als Folsäure bezeichnet.) Die größte Überraschung in den Ergebnissen dieser brandneuen Studie ist vielleicht die These der Forscher, dass sonnenlicht-induzierter Folatmangel – und nicht der Schutz zum Beispiel vor Hautkrebs – die treibende Kraft hinter der Entwicklung dunkler beziehungsweise bräunungsfähiger Haut gewesen sei.

Natürlich fordert das die Frage heraus, warum eigentlich die Evolution nicht generell auf Bräunung als Strategie gegen zu viel krebserregende Ultraviolettstrahlung zurückgegriffen hat. Oder gegen einen Vitamin-D-Überschuss zusätzlich zu einem Sonnenbrand? Nun, einen Vitamin-D-Überschuss durch Sonneneinstrahlung gibt es gar nicht. Der Körper reguliert, wie zu erwarten, die jeweils gewünschte Menge, sodass im Blutkreislauf nie ein Überschuss an Vitamin D auftritt. Rettungsschwimmer zum Beispiel sind berühmt dafür, dass sie einen fünfmal höheren Vitamin-D-Spiegel haben als der Durchschnitt der Bevölkerung, aber man hört nie, dass einer sich mit Vitamin D vergiftet habe. (Man kann sich allerdings mit zu viel Vitamin D als Nahrungsergänzungsmittel vergiften. Dazu muss man ungewöhnlich viel davon einnehmen – wiederholte Megadosen von über 10 000 IU täglich wären erforderlich –; aber es kann vorkommen und ist dann ein medizinischer Notfall.) Ihr Körper hat unabhängig vom Alter eine große Kapazität zur Herstellung von Vitamin D aus UVB-Licht. Mit fortschreitendem Alter sinkt zwar der Gehalt von Provitamin D, also des Moleküls, das in der Haut Vitamin D herstellt, aber Ihr Körper hat immer noch genug Mittel, um bei ausreichender Sonnenlichtaufnahme genügend Vitamin D zu produzieren, selbst wenn Sie 90 Jahre alt sind.

Wenn die Hautbräunung nicht der Verhinderung einer Vitamin-D-Überdosis dient, wozu ist sie dann da? Die Antwort ist ein weiteres schönes Beispiel für die Fähigkeit des Körpers, ein komplexes System zur Vermeidung schädlicher Ungleichgewichte aufrecht und die Lebensfunktionen in Gang zu halten.

Wer am besten angepasst ist, überlebt

Vielleicht ist Ihnen gar nicht aufgefallen, was ich gerade erwähnt habe. Es fällt in die Rubrik »Überleben der am besten Angepassten«. Der Evolution ist es egal, ob Sie an Hautkrebs leiden; denn Sonnenbrand und die meisten Hautkrebsarten beeinträchtigen die Fortpflanzungsfähigkeit nicht und bilden damit keine Selektionsfaktoren. Das wertvolle Folat, notwendig zur Zeugung gesunder Kinder, wird dagegen von der Evolution beschützt.

Es ist kein Zufall, dass die meisten Krebsarten erst jenseits des gebärfähigen Alters auftreten. Im vierten und fünften Lebensjahrzehnt hat die Evolution kein großes Interesse mehr daran, uns zu beschützen, weil wir kaum noch Kinder gebären werden. Bei den meisten von uns läuft im mittleren Alter sozusagen die Garantie ab. Bedenken sollten Sie auch, dass es der Natur ziemlich egal ist, welches Gen bei Ihnen die Hautfarbe bestimmt. Eine Menge genetischer Variablen kann zu heller oder auch dunkler Haut führen. Der Natur geht es nur darum, dass man sein System so aufrechterhalten kann, dass das Leben weitergeht. Wenn hellhäutige Menschen ihre Haut mit Sonnencreme schützen, dann schützen sie lediglich ihr genetisch vorgegebenes Aussehen. Wenn sie braun werden, dann tut die Natur, was sie am besten kann: die Fortpflanzungsfähigkeit eines Individuums durch die Bewahrung von Folat (und vielleicht anderen Stoffe, die wir noch nicht identifiziert haben) zu schützen.

Wir haben gerade erst begonnen, die Veränderungen zu verstehen, die sich in unserem Körper abspielen, wenn wir »den Gipfel überschreiten« und Mutter Natur sich nicht mehr so wie zuvor um unsere Gesundheit kümmert. Heute, wo die Menschen Jahrzehnte über ihr fortpflanzungsfähiges Alter hinaus leben, ist es kein Wunder, dass wir so viele Krebs- und altersbedingte Erkrankungen sehen. Die Natur meint es gut mit uns, aber sie ist weder dumm noch übermäßig dankbar. Sie vergeudet keine Energie an ausgediente Exemplare. Wenn unser Körper kein neues Leben mehr produzieren kann, sind wir auf uns allein gestellt.

Außerdem gibt es uns einen Hinweis, dass der Körper sich keinesfalls mit Vitamin D durch zu viel Sonnenlicht überladen kann, wie es freilich mit Nahrungsergänzungsmitteln geschehen kann. Wir haben diesen ausgefeilten Vorgang über Millionen Jahre vervollkommnet, und ich meine, es sagt uns deutlich, wo die Hauptquelle für unser Vitamin D liegen sollte. Die Natur erweist sich wieder einmal als schlau, denn die Sonne ist eine ausgezeichnete Option, wenn es darum geht, allen Wirbeltieren und Menschen ein unentbehrliches Vitamin zu garantieren.

Was Sie außerdem bedenken sollten, bevor Sie zum Pillenfläschchen greifen: Über die Haut hergestelltes Vitamin D bleibt mindestens zweimal so lange im Blut als mit der Nahrung aufgenommenes. Wenn Sie dem Sonnenlicht ausgesetzt sind, produzieren Sie nicht nur Vitamin D, sondern zusätzlich fünf bis zehn lichtabhängige andere Stoffe, sogenannte Photoprodukte, die Sie weder aus der Nahrung noch über Nahrungsergänzungsmittel erhalten. Die Frage drängt sich auf, warum wohl Mutter Natur all diese Vitamin-D-Photoprodukte bereitstellen sollte, wenn sie keine biologischen Auswirkungen hätten? Ich vermute, dass sie alle eine Rolle für das gesunde Funktionieren unseres Körpernetzwerks spielen und die Forschung es noch herausfinden wird.

Wie viel brauchen wir also wirklich?

Inzwischen sind Sie vermutlich unsicher, ob Sie Vitamin D zusätzlich einnehmen sollten. Bevor ich Ihnen das beantworte, muss ich der Vitamin-D-Story noch einige Einzelheiten hinzufügen. Vorhin habe ich ja schon darauf hingewiesen, dass die Vitamin-D-Rezeptoren bei verschiedenen Menschen unterschiedlich funktionieren. Meine Rezeptoren binden das Molekül vielleicht fester (oder auch weniger fest) als Ihre, und das beeinflusst die Gesamtmenge, die ich im Blutkreislauf benötige. Die Forschung hat gezeigt, dass jeder Mensch eine genetische Disposition für einen bestimmten Vitamin-D-Spiegel hat, und dass also kein Wert für alle gelten kann.

Eine im Juni 2010 erschienene Studie in der Fachzeitschrift *Lancet* zeigte, dass mindestens drei, wahrscheinlich sogar vier Gene zur Variabilität der Vitamin-D-Werte in der Bevölkerung beitragen. Genau wie Augenfarbe und Blutgruppe – in der Biologie nennt man das Polymorphismus – variiert auch der Vitamin-D-Status. Interessanterweise beträgt der weltweite Durchschnittswert etwa 20 ng/ml (was nach heutigen Standards als Mangelzustand gilt), mit nur geringen Schwankungen von Land zu Land. Noch interessanter ist, dass es innerhalb jedes Landes viel stärkere Schwankungen gibt – von unter 8 bis über 80 ng/ml. Eine so starke Variabilität kann man nicht nur geografisch erklären, weil die Bewohner des gleichen Breitengrades jeweils derselben Menge Vitamin-D-erzeugendem UVB-Sonnenlicht ausgesetzt sind. In den komplexen Systemen der Menschen geht also noch etwas anderes vor.

Die Leiter dieser neuen Studie stellten eine gute Frage: Beeinflussen die Gene, die den Vitamin-D-Spiegel kontrollieren, auch die Reaktion des Körpers auf Vitamin-D-Nahrungsergänzungsmittel? Wenn ja, sollte das bei der zusätzlichen Einnahme von Vitamin D in Betracht gezogen werden? Dahinter steckt eine noch grundlegendere Frage: Was heißt eigentlich »Mangel« in diesem Zusammenhang? Wie kann man im Einzelfall einschätzen, was ein »Mangel« ist? Was ist der ideale Wert? Genauer gesagt, wer entscheidet eigentlich, wo der »normale« Vitamin-D-Wert liegt? Leider werden Menschen nicht mit einer Gebrauchsanweisung geliefert, in der die Normalwerte angeführt sind!

Ich hoffe, dass Sie sich jetzt angesichts der vielen Unsicherheiten, die hier eine Rolle spielen, nicht dumm oder überfordert vorkommen. Selbst die sogenannten Experten dieses Fachgebiets haben ihre Mühe mit klaren Empfehlungen – auch sie sind durch widersprüchliche Informationen und zweifellos auch widersprüchliche Interessen verwirrt. Um die Sache noch schlimmer zu machen, erklärte eine weitere Expertenkommission Ende 2010, dass die Einnahme hoher Dosen Vitamin D über Nahrungsergänzungsmittel unnötig und möglicherweise schädlich sei. Die Kommission, die übrigens Kalzium-Nahrungsergänzungsmittel genauso verurteilte, bestand aus 14 Mitgliedern, die das Institute of Medicine, eine unabhängige, gemeinnützige Körperschaft, im Auftrag der amerikanischen und kanadischen Regierungen berufen hatte. Sie sollte die bekannten Daten – fast 1000 Veröffentlichungen – untersuchen, um festzustellen, wie viel Vitamin D und Kalzium die Bevölkerung erhielt, wie viel sie optimal brauchte, und was eine Überdosis wäre. Laut dieser Kommission haben die meisten Menschen bereits durch ihre Ernährung und aus natürlichen Quellen wie dem Sonnenlicht genug Vitamin D im Blutkreislauf, und für die *meisten* Menschen ist es nicht sinnvoll, Kalzium- und Vitamin-D-Nahrungsergänzungsmittel einzunehmen.

Das heißt nicht, dass eine solche Zusatzdosis überhaupt nie sinnvoll sei. Das Schlüsselwort hier ist »für die meisten Menschen«. In manchen Fällen ist eine Zusatzversorgung eben doch sinnvoll. Wer das Sonnenlicht meidet, sich auch an kalten Wintertagen mit Sonnencreme einreibt und wenig Vitamin-D-reiche Nahrungsmittel wie etwa Kaltwasserfische zu sich nimmt, sollte darüber nachdenken. Aber man muss dazu sagen, dass diese Daten noch nicht belegt sind, und dass Sie vielleicht weniger als angenommen benötigen. Die genannte Expertenkommission empfahl eine tägliche Höchstdosis von 600 IU. Allein durch die gewöhnliche Menge an Sonnenlicht durch Aufenthalt im Freien sowie durch angereicherte Nahrungsmittel wie Milch, Fruchtsaft, Getreideflocken und sogar einige Pilzarten bekommen Sie schon genug.

Denken Sie allerdings daran, dass wir noch nicht wissen, welche Auswirkungen Vitamin D aus Nahrungsergänzungsmitteln auf andere Knoten in unserem Netzwerk hat. Ich hoffe, im Verlauf dieses Buches deutlich gemacht zu haben, dass der Spruch »Das ist für jeden gut« nie zutrifft. Wenn man einen Knoten beeinflusst, weiß man nicht, was es in den davon abhängenden Knoten bewirkt, zum Beispiel was die zusätzliche Vitamin-D-Dosis mit Ihren Rezeptoren und internen Rückkopplungskreisen macht, die Ihren Körper in der Homöostase halten.

Der Zauber unserer eingebauten Technik

Unser Körper ist mit bemerkenswerten technischen Einrichtungen ausgestattet, die auch die besten Ingenieure scheitern ließen, wenn sie sie in einer Maschine reproduzieren sollten. Ich habe im Zusammenhang mit Vitamin D den Begriff *Rezeptor* benutzt, aber nicht genau erklärt, was das biochemisch gesehen eigentlich ist. Das ist einer derjenigen biologischen Begriffe, die ein Laie wirklich verstehen sollte. Wahrscheinlich haben Sie in der Oberstufe schon von Rezeptoren gehört. Es gibt sie nicht nur für Vitamin D, aber wenn ich sie vom Blickpunkt der Vitamin-D-Kontroverse aus erläutere, kann ich noch einige andere Dinge erklären. Eine grobe Vorstellung der Funktionsweise von Rezeptoren kann Ihnen helfen zu verstehen, was es bedeutet, wenn Sie Ihr natürliches System durch Eingriffe wie Nahrungszusätze verändern.

Ein Rezeptor ist ein Proteinmolekül, das entweder in der Zellwand oder im Zytoplasma der Zelle eingebettet ist. Es ermöglicht anderen Proteinen oder Molekülen das Andocken an der Zelle, damit sie dort den gewünschten Effekt haben können. Diese anderen Moleküle, die eine Veränderung in der Zelle signalisieren und daher Signalmoleküle genannt werden, können Neurotransmitter, Hormone, Pharmaka oder Toxine sein. Unsere Zellen haben Rezeptoren für sehr verschiedene Moleküle, und fast alle verfügen über Rezeptoren speziell für Vitamin D. Jetzt kommt das Wichtige: Eine Zelle kann die Zahl ihrer Rezeptoren für ein bestimmtes Molekül verändern, um ihre Empfindlichkeit für dieses zu erhöhen oder zu senken. Zellen tun es andauernd, um die Homöostase zu wahren. Wenn sie die Zahl ihrer Rezeptoren erhöhen, nennt man es hochregeln, wenn sie sie senken, heißt es herunterregeln. Dieses Pendeln zwischen Hoch- und Herunterregeln ist der Kern der Homöostase. Wenn es einen Überschuss gibt, regeln wir herunter, und bei Mangel regeln wir hoch. In der Wirtschaft nennen wir dies das Gesetz von Angebot und Nachfrage. Sehen wir uns als Beispiel die folgende Grafik an:

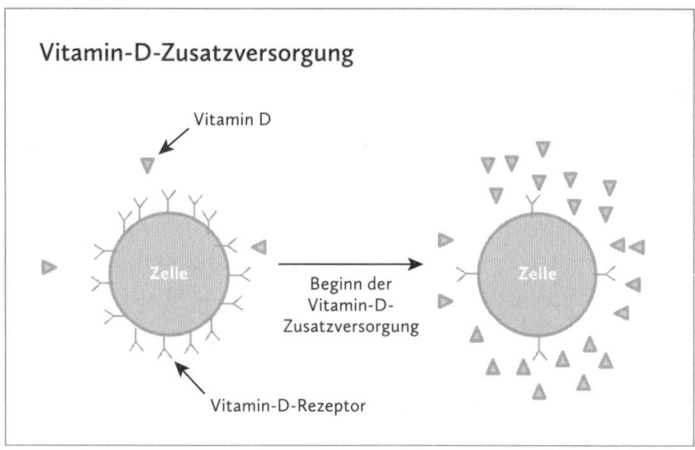

Vitamin-D-Zusatzversorgung

Vitamin D

Zelle

Beginn der
Vitamin-D-
Zusatzversorgung

Zelle

Vitamin-D-Rezeptor

Wenn Sie Ihre Zellen mit Vitamin D überschwemmen (wie die in der rechten Abbildung), dann regeln diese ihre Empfindlichkeit für Vitamin D herunter, indem sie die Anzahl der Vitamin-D-Rezeptoren senken. Wenn Ihre Zellen dagegen einen Mangel an Vitamin D im Blutkreislauf bemerken, regeln sie die Anzahl der Vitamin-D-Rezeptoren hoch, um empfänglicher für die wenigen Vitamin-D-Moleküle zu sein, die noch vorbeischwimmen.

Was passiert also, wenn wir hohe Dosen Vitamin D aus nicht natürlichen Quellen wie Nahrungsergänzungsmitteln zu uns nehmen? (Mit »nicht natürlich« meine ich hier, dass es sich nicht um die Sonne handelt, eine Vitamin-D-Quelle mit eingebauten Regulierungsmechanismen.) Zweifellos ist unser Körper geübt darin, seine Rückkopplungskreise so einzusetzen, wie ich es gerade beschrieben habe, und ein konstanter Vitamin-D-Überschuss heißt einfach, dass unsere Zellen konstant herunterregeln. Wenn wir die Nahrungsergänzung einstellten, würden unsere Zellen wieder hochregeln, um den Unterschied auszugleichen.

Vitamin D löst zahlreiche nachgeschaltete Signalmoleküle aus, denn der Vitamin-D-Rezeptor verursacht mehrere Reaktionen. Aus diesem Grund heißt es vielleicht noch nicht viel, einen Teil des Signalsystems zu verändern. Wir haben noch keine Methode, um den funktionellen Vitamin-D-Status zu messen, sondern erst eine, um einen einzigen Knoten zu messen. Wenn Sie also Ihr Testergebnis bekommen, in dem es heißt, Sie leiden an Vitamin-D-Mangel, ist das ein Mangel an Vitamin-D-Signalen oder an Vitamin-D-Aktivität? So überraschend es klingt – wir können es mit der heutigen Technik und unserem gegenwärtigen medizinischen Kenntnisstand nicht messen. Es ist so, als würde man eine Kaufentscheidung über eine Aktie anhand einer einzigen Information fällen. Wenn ich Ihnen beispielsweise sage, dass der Coke-Konzern pro Jahr 8,2 Milliarden Dollar Umsatz macht, bedeutet es dann, dass Sie die Aktie kaufen sollten? Die Umsatzzahlen sind natürlich ein wichtiger Posten der Bilanz, aber sie erzählen nicht die ganze Geschichte. Es könnte zum Beispiel sein, dass die Firma in Schulden erstickt und ein erbärmliches Kurs-Gewinn-Verhältnis hat. Vielleicht hat Coke auch einfach gerade eine riesige Werbekampagne gefahren und die Umsätze damit hochgetrieben, aber der Gewinn ist eingebrochen, weil die Kampagne so teuer war. Selbst wenn Sie sich im Aktiengeschäft nicht auskennen, ist es ein guter Vergleich, weil der Körper sein eigenes kompliziertes Geschäft betreibt, in dem wir uns gerade erst zurechtzufinden lernen. Und was Vitamin D angeht, so wissen wir einfach noch nicht, was einen Vitamin-D-Mangel eigentlich ausmacht. Sie können natürlich Vitamin-D-Pillen auf Verdacht nehmen, genauso, wie Sie auch die Coke-Aktie auf Verdacht kaufen können, aber womöglich schaden Sie sich dadurch letztlich selbst.

Das bedeutet nicht, dass Sie in Ihrem Bemühen, gesünder zu werden, scheitern, wenn Sie sich auf einen einzelnen Knoten konzentrieren und eine Pille nehmen, um dort etwas zu verändern. Wir müssen uns mit den Pros und Kontras der Beeinflussung einer Menge von Knoten befassen und dabei auch einige Kompromisse machen. Aber Sie sollten wissen, dass ein einzelner Knoten nicht das ganze Netzwerk repräsentiert. Wenn über 75 Prozent der amerikanischen Bevölkerung an Vitamin-D-Mangel leiden, darunter 97 Prozent der Afroamerikaner, wieso gehen dann die altersbereinigten Zahlen für Oberschenkelhalsfrakturen seit 20 Jahren zurück? Wo steckt hier der Denkfehler?

Meiner Meinung nach kann Vitamin D nicht alle Lücken und Widersprüche in dieser Geschichte erklären. Bevor wir große Behauptungen über seine gesundheitsfördernde Wirkung aufstellen, müssen wir weitere Studien durchführen und unsere Messmethoden verfeinern.

Und was ist mit anderen »Medikamenten«?

Die lebhafte Diskussion um Vitamin D wird sicher weitergehen, und es ist nur gut, dass sie auch eine allgemeinere Debatte auslöst. Hier haben wir ein eindrückliches Beispiel, wie bedenklich pauschale Empfehlungen für die Allgemeinheit sein können, die ohne Rücksicht auf den individuellen Vitamin-D-Wert oder ... (bitte ausfüllen), wie er mit heutiger Technik gemessen werden kann, ausgesprochen werden. Auch mahnt sie zur Vorsicht, wo Vorsicht durchaus angebracht ist, denn ich halte es nicht für wahrscheinlich, dass der Körper es gut findet, wenn man ihn jeden Tag mit Tausenden Einheiten Vitamin D überschüttet. Jede Substanz, die künstlich in das Körpersystem eingreift, kann als Medikament betrachtet werden, also können wir auch Vitamine als Arzneimittel bezeichnen. Mit ihnen basteln wir an den inhärenten homöostatischen Mechanismen des Körpers herum und stören damit womöglich wichtige Vorgänge und verursachen Schäden, die wir mit heutigen Messmethoden noch nicht abschätzen können.

Auf Dinnerpartys finde ich mich oft in hitzigen Debatten mit Leuten wieder, die eine ganze Küchen- oder Badezimmerschublade voller Vitaminpräparate zu Hause haben. Wenn wir tagtäglich der Reklame ausgesetzt sind, die uns weismacht, wir bräuchten mehr Antioxidantien, Vitamine und andere Nährstoffextrakte, dann fällt es sicher schwer, dagegen anzugehen – besonders wenn wir damit gleichzeitig alles infrage stellen, was uns von Kind auf anerzogen wurde.

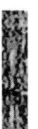 **Gesundheitsregel** Glauben Sie nicht jeder Schlagzeile, die Ihnen erzählt, was gut oder schlecht für Sie ist. Wägen Sie die Informationen ab, bevor Sie ein solches Dogma akzeptieren.

Kapitel 7

Die Wahrheit über synthetische Abkürzungen

Wie Sie Hunderte Dollar im Jahr sparen und neu über Nahrungsergänzungsmittel und Vitamine nachdenken

Wenn mich je ein Buch in eine Zeit zurückversetzt hat, die nach neuen Durchbrüchen in der Medizin geradezu verlangte, dann war es James Linds *A Treatise of the Scurvy* (»Abhandlung über den Skorbut«) von 1753. Interessanterweise kam es dann zufällig so, dass einige meiner eigenen wichtigsten Forschungen Fortsetzungen von Linds Arbeit waren.

Im 18. Jahrhundert wurden ganze Kriege nicht von der Bewaffnung oder Heeresstärke entschieden, sondern der Ernährung der Soldaten. Durch Skorbut kamen mehr britische Soldaten um als durch Feindeinwirkung, und er trug dazu bei, dass die Franzosen die Seeschlacht von Trafalgar verloren. Von allen traurigen Geschichten über diese Krankheit erregte keine mehr Aufmerksamkeit in Europa als die von George Ansons katastrophal gescheiterter Weltumseglung von 1740 bis 1742. Innerhalb der ersten zehn Monate verlor Anson nahezu zwei Drittel seiner Mannschaft (1300 von 2000 Seeleuten) an die Krankheit. Im Siebenjährigen Krieg (1756 bis 1763) zog die britische Royal Navy laut eigenen Berichten 184 899 Mann als Seeleute ein; von diesen verstarben 133 708 durch Krankheit oder wurden als »vermisst« geführt; von den Krankheiten war der Skorbut die verbreitetste.

James Lind ging als einer der ersten Ärzte in die Geschichte ein, die den Skorbut wirklich verstehen wollten. Lind, ein aus Schottland stammender Marinearzt, empfahl bereits richtigerweise, an

Bord von Schiffen frische Limonen an die Seeleute zu verteilen, woher übrigens deren Spitzname »Limeys« rührt. Lind vermutete, dass Limonensaft dem Skorbut vorbeugen würde. Mit seinen Vermutungen lag er nahe an der Wahrheit, wenn auch nicht immer richtig. Als Lind Autopsien der zerfallenden Körper von Skorbutopfern durchführte, die auf See der Krankheit erlegen waren, stieß er auf verwirrende Befunde, die ihn den größten Teil seines Lebens über beschäftigen sollten. In seinem historischen Buch *Treatise* von 1753 schrieb er: »Überaus ungewöhnlich war indes, dass die Gehirne dieser unglücklichen Kreaturen sich stets gesund und unzerstört zeigten.« Er grübelte intensiv darüber nach, was den Skorbut eigentlich verursachte und wie man ihn stoppen könnte.

Skorbut ist eine schreckliche Krankheit, die, wie wir heute wissen, von Vitamin-C-Mangel verursacht wird. Zu Linds Zeit waren Vitamine noch unbekannt, und es sollte noch lange so bleiben. (Noch bis ins 20. Jahrhundert galt der Skorbut als Infektionskrankheit.) Vitamin C dient dem Körper zu verschiedenen Zwecken, unter anderem bei der Herstellung des Neurotransmitters Noradrenalin, beim Fettstoffwechsel, bei der Kollagensynthese und der Aufnahme von Eisen. Im Lauf ihrer Evolution haben die Menschen – wie auch einige andere Spezies – das Gen verloren, mit dem der Organismus Vitamin C in der Leber selbst synthetisieren kann (Mäuse zum Beispiel haben es noch). Ausbleibende Vitamin-C-Zufuhr hat also schwere Schäden zur Folge, wie die Symptome des Skorbuts beweisen. Ohne Vitamin C kann der Körper sein »Gerüst« nicht zusammenhalten; das Bindegewebe beginnt zu zerfallen. Skorbut zeigt sich in Unterhautblutungen, schwammigem Zahnfleisch und Schleimhautblutungen. Die Flecken der Unterhautblutungen zeigen sich am häufigsten an den Beinen. Die Kranken sind blass, fühlen sich niedergeschlagen und leiden an partiellen Lähmungen. In fortgeschrittener Form führt Skorbut zu offenen, nässenden Wunden und Zahnausfall. Nach weiterem Verfall des Körpers tritt schließlich der Tod ein.

Lind war zwar nicht der Erste, der Zitrusfrüchte als Mittel gegen Skorbut vorschlug, aber der Erste, der ihre Wirkungen in einer systematischen Studie untersuchte, die er 1747 durchführte und die als einer der ersten klinischen Tests in der Geschichte der Medizin gilt. Linds Beitrag zum medizinischen Fortschritt bestand aber nicht nur in der Entdeckung, dass die Lösung des Skorbutproblems in Orangen und Limonen lag. Er war außerdem ein Pionier der Bordhygiene in der Royal Navy, propagierte die gesundheitsfördernde Wirkung von besserer Durchlüftung, besserer Hygiene bei Kleidung, Bettzeug und den Körpern der Matrosen selbst, sowie der Ausräucherung der Räume unter Deck mit Schwefel und Arsen. Außerdem wies er darauf hin, dass man Süßwasser leicht durch das Destillieren von Meerwasser gewinnen könne. Sein Werk förderte die Präventivmedizin und eine bessere Ernährung an Bord.

Den Wirkmechanismus der Krankheit, der Geißel aller Seeleute und Entdeckungsreisenden seiner Zeit, verstand er allerdings nie. Seine große Abhandlung wurde völlig ignoriert. Mit der medizinischen Lehrmeinung seiner Zeit glaubte Lind, Skorbut werde von schlecht verdautem und im Körper faulendem Essen verursacht, außerdem von verschmutztem Trinkwasser, Überarbeitung und der dumpfigen, feuchten Luft unter Deck, die ein gesundes Schwitzen verhindere. Er erkannte also zwar den Nutzen von Zitrusfrüchten, sah in ihnen aber nie die einzige Lösung, sondern ging davon aus, dass Skorbut eine komplexe Ursache habe, die mehrere Heilmittel erfordere. Fairerweise muss man sagen, dass er sich angesichts der Unmöglichkeit, die Ursachen des Skorbuts aufzuklären und so die richtige Therapie zu erkennen, sehr gut geschlagen hat. Linds Schriften etablierten seine Gesamttheorie der Krankheit und zeigten, wie wichtig die Ernährung, besonders Obst und Gemüse, in dieser Theorie war. Seine Abhandlung ließ schon erahnen, wie eine gesunde Ernährung, in der Obst und Gemüse die Schlüsselrolle spielen, aussehen konnte.

Im Jahr 1762 verfasste Lind einen Essay über die wirkungsvollsten Methoden, um die Gesundheit von Seeleuten zu bewahren. Er empfahl darin den Anbau von »Salat« – gemeint ist Wasserkresse, die pro 100 Gramm einen Gehalt von 662 mg Vitamin C hat – auf nassen Decken. Das wurde tatsächlich umgesetzt, und im Winter 1775 versorgte man die britische Armee in Nordamerika mit Senf- und Kressesamen. Wäre es Lind gelungen, die wahre Ursache des Skorbuts – den Vitamin-C-Mangel – festzustellen, dann hätte er vermutlich noch weit mehr Seeleute retten können als mit seiner Liste von Ratschlägen. Als er seine Autopsien durchführte, muss er sich gefühlt haben, als habe sich hier etwas oder jemand gegen ihn und seine Mitmenschen verschworen. In seinem *Treatise* fragte er sich, wie es kam, dass die Gehirne der Skorbutopfer so unberührt von der Krankheit blieben. Es schien widersinnig, und die Wissenschaft sollte noch lange brauchen, um diese Krankheit wirklich zu verstehen.

Die Wirkung von Vitamin C auf Ihr Gehirn und auf Tumore

Machen wir jetzt einen Zeitsprung ins Jahr 1996, als ich am Memorial Sloan-Kettering Cancer Center in New York im Labor von Dr. David Golde arbeitete, dem damaligen Chefarzt. Wir wollten dort weitermachen, wo Lind aufgehört hatte. Gut, es ist vielleicht ein bisschen übertrieben, aber immerhin half die Zufallsentdeckung, die meine Kollegen und ich machten, bei der Aufklärung des kleinen medizinischen Rätsels, auf das Lind bei seinen Autopsien gestoßen war. Wir befassten uns allerdings gar nicht mit Skorbut oder damit, wie Vitamin C ins Gehirn gelangt. Sondern wir versuchten herauszufinden, wie es Karzinomen gelingt, sich auf Kosten des normalen Gewebes, in das sie eingelagert sind, mit Nährstoffen zu versorgen, und dazu verfolgten wir die Transportwege von Vitamin C im Körper.

Viele große wissenschaftliche Fortschritte verdanken wir der Aufmerksamkeit von Forschern, die zufällig auf etwas Wichtiges stießen und es auch als wichtig erkannten. Unsere Entdeckung war da keine Ausnahme. Bei unserem Experiment injizierten wir Mäusen eine Variante von Vitamin C in die Schwanzvene, die bei der Absorption im Körper leuchtete. Zu unserer großen Überraschung gelangte das Vitamin C nicht ins Gehirn.

Das Gehirn hat nämlich eine beeindruckende Verteidigungs-
mauer um sich herum, die sogenannte Blut-Hirn-Schranke, die
nur ausgewählte chemische Stoffe passieren können. Sie ist so
wirkungsvoll, dass es mitunter einfacher ist, ein Loch in den Schä-
del zu bohren und ein Medikament direkt auf die Hirnoberflä-
che zu tropfen, als sich mit dem Durchbrechen der Blut-Hirn-
Schranke abzumühen. Die Medizin greift auf diese Methode zurück, um bestimmte Erkrankungen des Hirns oder Hirntumore
medikamentös zu behandeln, aber selbst das ist wegen der Struktur der Blut-Hirn-Schranke schwierig. Die Wunder der modernen Medizin ermöglichten es uns, das Experiment fortzuführen
und schließlich zu bestimmen, welcher schlauen Methode das Gehirn sich bedient, um Vitamin C aufzunehmen. Es nimmt nicht
wirklich Vitamin C auf, sondern nur eine veränderte Version namens Dehydroascorbinsäure, die die Blut-Hirn-Schranke passieren kann. So gelangt Vitamin C übrigens in alle Organe unseres
Körpers, aber weil das Gehirn mehr dieser speziellen Transporter
enthält, ist der Vitamin-C-Spiegel im Zentralnervensystem zehnmal so hoch wie im übrigen Körper. Das Gehirn kann das vom
Körper aus äußeren Quellen zugeführte Vitamin C anreichern.

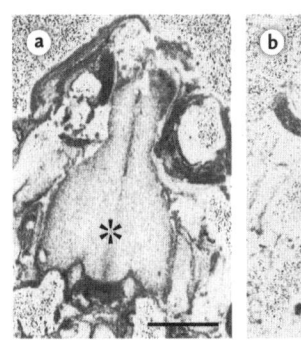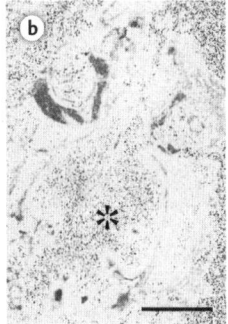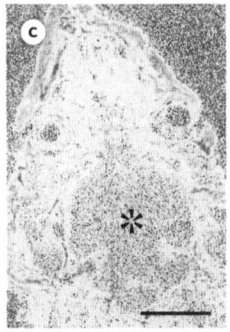

Die Abbildung zeigt drei digitale Gewebescans einer Ratte
mit (a) radioaktiv markierter Ascorbinsäure (Vitamin C in
seiner natürlichen, nicht transportablen Form), (b) radioaktiv markierter Dehydroascorbinsäure (die transportable,
oxidierte Form) und (c) radioaktiv markierter Saccharose
(einem nicht transportablen Zuckermolekül).

Radioaktivität

niedrig ➞ hoch

Quelle: JCI 1997;
100(11): 2842–2848.

Die Regulierung des Vitamin-C-Werts im Gehirn ist wichtig, da das Vitamin gebraucht wird, um den Neurotransmitter Noradrenalin zu produzieren.

Um sich eine Vorstellung davon zu machen, denken Sie an einen aufgespannten Regenschirm, der nicht durch eine schmale Türöffnung passt. Schließt man den Schirm und verändert seine Form, so passt er leicht hindurch, auf der anderen Seite kann man ihn dann wieder aufspannen. Das geschieht auch mit Vitamin C. Das Gehirn hat eine schmale Türöffnung, die Ascorbinsäure (das ist die chemische Bezeichnung für Vitamin C) nur in ihrer oxidierten Form als Dehydroascorbinsäure durchlässt. Deren Moleküle unterscheiden sich ein wenig von denen im Orangensaft. Einmal im Gehirn angelangt, verwandelt sich die oxidierte Ascorbinsäure wieder in ihre ursprüngliche Form zurück. Man kann die Dehydroascorbinsäure selbst übrigens nicht direkt einnehmen, weil sie zu instabil ist.

Vitamin C ist unabdingbar für die Funktion des Zentralnervensystems, und es bedient sich desselben Transportmechanismus, mit dem das Gehirn auch Glukose durch seine Grenzbefestigungen schleust. Die von Lind sezierten Gehirne waren gesund, weil sie ihren eigenen Vitamin-C-Vorrat hatten, von dem sie noch zehren konnten, als der Rest des Körpers schon an Mangel litt. So wird sichergestellt, dass das Gehirn bis zuletzt noch

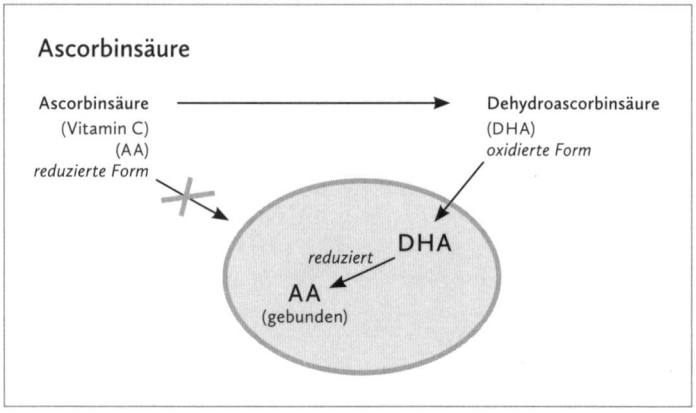

mit Vitamin C versorgt wird. Wenn Sie also Ihrem Gehirn eine Extradosis Vitamin C gönnen wollen, können Sie sich die Tabletten sparen, denn das meiste darin wird mit dem Urin wieder ausgeschieden werden und nur wenig bis ins Gehirn vordringen.

Können wir das Gehirn zwingen, mehr Ascorbinsäure aufzunehmen? Gewiss, und zwar mit der beschriebenen Variante des Vitamins. Die Veränderung des Vitamin-C-Spiegels im Gehirn könnte sich als nützlich bei der Therapie verschiedenster neurologischer Störungen erweisen. Vitamin C ist ein Antioxidantium, eine Art Pac-Man-Molekül, das gefährliche Chemikalien auffrisst, die sogenannten Oxidantien oder Freien Radikale. Oxidantien gelten in vielen Krankheitsbildern als eine Art Querschlägerkugeln, die Zellen auf der genetischen Ebene schädigen. Sie werden mit der Alzheimer- und der Parkinson-Krankheit sowie mit Hirnschädigungen nach einem Schlaganfall in Verbindung gebracht. Außerdem spielen sie eine Rolle im allgemeinen Alterungsprozess; daher sind sie in Anti-Aging-Kreisen so unbeliebt. Dort gibt man sehr viel auf Antioxidantien. Ich muss allerdings warnen, dass das Oxidationssystem nicht ganz so einfach ist; das werden wir später in diesem Buch noch sehen.

Unser kleines Experiment hat zu neuen Versuchen geführt, die den Einsatz von Vitamin C und seinen Derivaten als Medikamente untersuchen. Ziel ist die Bekämpfung Freier Radikale im Gehirn, die dort mit ihrer schädlichen Wirkung Erkrankungen verschlimmern können. Aber bei Hirntumoren und anderen Karzinomen ist es nicht unbedingt die Therapie der Wahl. Vitamin C trägt zwar womöglich zur Krebsvorsorge bei, aber wenn man einmal an Krebs erkrankt ist, wird es zu einem Erzfeind, denn Tumore lieben Vitamin C. Sie verschlingen es wie Süßigkeiten; wenn man als Krebskranker also große Dosen Vitamin C einnimmt, füttert man seinen Tumor, anstatt ihn zu bekämpfen. Ende der 1990er-Jahre gehörte ich zu dem Forscherteam unter David Golde am Memorial Sloan-Kettering Cancer Center, dem diese Entdeckung gelang. Die Tumore bedienen sich desselben Mechanismus, mit dem auch Glukose die Zellmembran passiert und in die Zelle gelangt. Bösartige Krebszellen fressen mehr Glukose als normale, um ihren hohen Energiebedarf zu decken, und absorbieren außerdem mehr Vitamin C.

Tumore sind bekannt dafür, dass sie von entzündetem Gewebe umgeben sind und über zahlreiche dieser Glukose- und Vitamin-C-Transporter verfügen. Die Krebszellen teilen sich laufend und brauchen ständig Glukose, was die Zahl der Transporter hochregelt. Krebsgeschwülste wachsen so schnell, dass sie dabei oft ihre eigene Blut- und damit Sauerstoffversorgung überholen; deshalb finden sich im Bereich des Tumors immer Nekrosen (totes Gewebe), die eine Entzündung auslösen. Vitamin C haben wir immer im Blut, aber es gelangt nur dann in die Zellen, wenn es zu Dehydroascorbinsäure oxidiert. Das Vitamin C (Ascorbinsäure) aus dem Blut wird direkt am Tumor durch die entzündungsspezifischen Moleküle oxidiert, tritt in die Tumorzellen ein und wird dort wieder in Ascorbinsäure umgewandelt und gespeichert. Krebstherapie, besonders Strahlen- und Chemotherapie, zielt zum großen Teil auf die Erzeugung Freier Radikale ab, die die Oxidation fördern. Hohe Konzentrationen von Vitamin C, das hauptsächlich als Antioxidant wirkt, vermindern also die tumorzellabtötende Wirkung dieser Therapien. Die Tumorzellen profitieren vom Vitamin und setzen es zum eigenen Nutzen ein, also zu dem erwähnten raschen Wachstum.

Um besser zu verstehen, wie Vitamine allgemein wirken und wie sie zu Komplizen des Tumorwachstums werden können, sehen wir uns jetzt an, was ein Vitamin eigentlich genau ist und wieso es als Antioxidant bezeichnet wird.

Synthetische Abkürzungen

Der Begriff Vitamin leitet sich von dem Kunstwort »vitamine« ab, das der polnische Forscher Casimir Funk aus lateinisch *vita* »Leben« und dem chemischen Fachwort »amine« zusammengesetzt hat und »Amin des Lebens« bedeutete. Ein Amin wiederum ist eine Stickstoffverbindung, die ursprünglich als Vorbeugung gegen Beriberi, eine durch Vitamin-B-Mangel ausgelöste Erkrankung, und möglicherweise andere Mangelkrankheiten betrachtet wurde. Amin erwies sich zwar nicht als die lebensrettende Verbindung, welche die Forschung in ihr vermutet hatte, aber das Wort, verkürzt zu Vitamin, blieb hängen.

Vitamine sind organische, also kohlenstoffhaltige Verbindungen, die gemeinsam mit den Proteinen im Körper Enzyme produzieren, die die Körperfunktionen regulieren. Wir können die Vitamine, die wir benötigen, nicht in genügender Menge durch körpereigene Prozesse herstellen, aber sie sind über die Nahrung leicht verfügbar. Die meisten Vitaminpräparate, die es heutzutage zu kaufen gibt, sind sogenannte Multivitamine. Das heißt natürlich, dass sie mehrere Vitamine enthalten, 13 von ihnen gelten als notwendig, um die ordnungsgemäße Funktion des Körpers zu gewährleisten: Vitamin A, acht Unterarten Vitamin B (Thiamin, Riboflavin, Niacin, Pantothensäure, B6, B12, Folsäure und Biotin), Vitamin C, Vitamin D, Vitamin E und Vitamin K. Sämtliche Multivitaminpräparate enthalten diese Vitamine in Dosen, die um mehrere Größenordnungen über der Menge liegen, die zur Vermeidung von Mangelkrankheiten notwendig ist. So genügen zum Beispiel 30 Milligramm Vitamin C zur Vorbeugung gegen Skorbut. Das ist etwa die Menge in einer halben Orange. Einige Multivitaminpräparate enthalten jedoch bis zu 1000 Milligramm Vitamin C.

Etwa die Hälfte der erwachsenen Amerikaner, vielleicht auch mehr, nehmen Vitamine und andere Nahrungsergänzungsmittel ein und geben dafür jährlich über 25 Milliarden Dollar aus (in Deutschland sind es circa eine Milliarde Euro), also kann ich mir vorstellen, was der durchschnittliche Konsument dieser Präparate jährlich dafür hinblättert. Es gibt in den USA seit Jahrzehnten keine klinischen Vitamin-D-Mangelkrankheiten – mit den typischen Knochenleiden wie Rachitis und Osteomalazie – mehr, und genauso sehen wir auch keine anderen Vitaminmangelkrankheiten. Ausnahmen sind Einzelfälle mit besonderen, einmaligen Fallgeschichten, die nichts über die Vitaminversorgung der Gesamtbevölkerung aussagen. Skorbut ist eine äußerst seltene Krankheit geworden. Wenn er auftritt, dann bei Senioren oder Alkoholikern, in deren Ernährung frisches Obst und Gemüse fehlen.

Ich habe nichts dagegen, wenn jemand zusätzliche Vitamine einnimmt, um einen dennoch aufgetretenen Mangel zu beseitigen, oder in besonderen Situationen wie etwa einer Schwangerschaft. Frauen, die schwanger werden wollen oder bereits sind, und hier besonders in den ersten Monaten, sollten ihren Arzt fragen, ob sie ein Schwangerschafts-Vitaminpräparat nehmen sollten. Obwohl es diese Mittel auch rezeptfrei gibt, empfehle ich rezeptpflichtige, da sie striktere Qualitätskontrollen durchlaufen und man sicher sein kann, tatsächlich zu bekommen, was auf dem Etikett steht. Aber für den großen Rest von uns, die nicht in einer solchen besonderen Situation sind, ist die pauschale Einnahme von Vitaminpräparaten sinnlos. Zwar kann der Körper Vitamine nicht selbst synthetisieren, aber wir bekommen sie ja in ausreichender Menge über unsere Nahrung, wenn man sich nur ein wenig um nährstoffreiche, natürliche Lebensmittel bemüht. Der Spruch »Viel hilft viel« gilt bei Vitaminen nicht. Wenn gelegentlich argumentiert wird, man könne mit Multivitaminpräparaten einer eventuellen Unterversorgung durch nicht ausgewogene Ernährung generell vorbeugen, finde ich das eher unvernünftig. Michael Pollan hat dazu in seinem Buch *Lebens-Mittel: Eine Verteidigung gegen die industrielle Nahrung und den Diätwahn* sehr richtig gesagt: »Dass es überhaupt eines Ratgebers bedarf, der einem nahelegt, ›gesunde Nahrung zu essen‹, zeigt das Ausmaß unserer Entfremdung und Verwirrung.«

Pollan trifft den Nagel auf den Kopf. Warum verlassen wir uns in diesem Zeitalter des Überflusses auf abgepackte Pillen, um unseren Vitamin- und Nährstoffbedarf zu decken? Sind wir unserer Welt so entfremdet? Einer der Hauptgründe, warum wir heute so wenige aus natürlichen Rohstoffen zubereitete Mahlzeiten essen, ist natürlich die Allgegenwart von Fast Food und Fertiggerichten. Ein weiterer Grund ist, dass wir glauben, es gehe uns besser, wenn wir unsere Vitamin- und Nährstoffaufnahme mit Pillen, Pulvern, Elixieren, Säften und so weiter steigern. Besonders »Antioxidans« ist in der Babyboomer-Generation ein richtiges Zauberwort geworden, und Antioxidantien-Produkte werden heutzutage genau wie Resveratrol, das angeblich alle Anzeichen und

Symptome des Alters aufhält, als Jungbrunnen vermarktet. Ironischerweise konsumiert Schätzungen zufolge etwa ein Drittel der Erwachsenen in Ländern mit hohem Durchschnittseinkommen (die also Zugang zu den besten, nährstoffreichsten Lebensmitteln haben, die man für Geld bekommen kann) Antioxidantien. Aber was bewirken diese Mittel eigentlich, wenn überhaupt etwas? Die Antwort wird Sie vielleicht überraschen.

Das Anti in Antioxidantien

Befassen wir uns einen Moment mit dem Begriff des Antioxidans. Wie der Name schon sagt, handelt es sich dabei um eine Substanz, die die Wirkungen einer Oxidation blockiert. Oxidation, um es deutlich zu sagen, ist ein normaler biologischer Vorgang, überall in der Natur wie auch in unserem Körper. Sie gehört zum normalen Stoffwechsel, mit dem der Körper Energie (in Kalorien gemessen) aus der Nahrung und Sauerstoff aus der Luft in eine von den Zellen verwertbare Energieform umwandelt. Oxidation ist Teil der Lebensprozesse, aber wenn sie außer Kontrolle gerät oder zu stark abläuft, ohne von Antioxidantien gebremst zu werden, kann sie schädlich werden. »Oxidation« erfordert natürlich Sauerstoff, allerdings nicht die O_2-Moleküle, die wir atmen, sondern einfachen Sauerstoff (O). Oxidation wird oft als etwas Negatives gesehen, aber es handelt sich einfach um eine chemische Reaktion, die laufend im Körper stattfindet, um seine Gesundheit und die Lebensvorgänge durch bestimmte biologische Prozesse zu erhalten. Sie kann sowohl an gesundheitszuträglichen wie an ungesunden Reaktionen beteiligt sein.

Vielleicht hilft es Ihnen, sich die Oxidation als eine Verbrennung vorzustellen. Die Abgase bestehen aus Nebenprodukten, die Freie Radikale genannt werden oder auch, fachlicher ausgedrückt, reaktive Sauerstoffspezies (reactice oxygen species, ROS). Die Freien Radikale wurden im Jahr 1900 von Moses Gomberg an der University of Michigan entdeckt. Es handelt sich dabei um Moleküle, die ein Elektron verloren haben. Normalerweise kreisen Elektronen in Paaren, aber Einwirkungen wie Stress, Verschmutzung, UV-Licht von der Sonne und gewöhnliche körperliche Betätigung (sogar das Atmen) können eines davon abbrechen lassen. Wenn das geschieht, fängt das Molekül an herumzuschwirren und versucht Elektronen von anderen Molekülen zu stehlen. Dieser Aufruhr ist die Oxidation, eine Abfolge von Ereignissen, die Zellen angreift und, wie wir in Kapitel 9 sehen werden, Entzündungen auslöst, die zu mehr Freien Radikalen führen. Oxidation ist ein notwendiges Übel bei den geplanten und für die Homöostase notwendigen Reaktionen im Körper. Freie Radikale braucht jeder Organismus: Sie sind nicht nur die normalen Abfallprodukte wichtiger biologischer Prozesse, sondern dienen unserem Immunsystem (den Granulozyten und Makrophagen), um Bakterien abzutöten; außerdem sind sie in den Signalisierungsprozess der Zelle für zahlreiche ihrer normalen Funktionen eingebunden.

Wenn die Oxidation allerdings auf einem zu hohen Level abläuft, was zu einem Überschuss an Freien Radikalen führt, können Probleme auftreten. Genau wie Entzündungen kann Oxidation einerseits die Heilung fördern, aber andererseits auch gefährlich chronisch werden. Da oxidierte Gewebe, Zellen, Proteine und von Freien Radikalen beschädigte DNA nicht mehr normal funktionieren, vermuten viele Forscher, dass unkontrollierte Oxidation im Körper zu zahlreichen gesundheitlichen Problemen führt, von Faltenbildung und niedrigem Stoffwechsel bis zu Fettleibigkeit, Herzerkrankungen, Krebs, Demenz und anderen Krankheiten und Alterserscheinungen. Wenn man den Herstellern von Gesundheitsnahrungsmitteln und Nahrungsmittelergänzungen glauben kann, sind Antioxidantien das Allheilmittel unserer Tage. Bis das Wort Antioxidans dank der Anti-Aging-Industrie in die Umgangssprache vordrang, war es schwierig, die Menschen vom Nutzen von Obst und Gemüse zu überzeugen, aber heute können wir zahlreiche Gesundheitsvorteile dieser Lebensmittel ihrem Gehalt an Antioxidantien zuschreiben, die uns vor oxidativem Stress bewahren.

> **!** Wenn man sich die Gesamtheit der Vitaminstudien anschaut, die in den letzten Jahrzehnten an über 1000 Teilnehmern durchgeführt worden sind, dann sieht man, dass fast alle von ihnen ein erhöhtes Krebsrisiko zeigen. Einige dieser Ergebnisse waren statistische Artefakte, aber nicht alle. Der Körper erzeugt gerne Freie Radikale, um schädliche Zellen anzugreifen, darunter auch Krebszellen. Wenn man diesen Mechanismus durch die Einnahme reichlicher Vitamine blockiert, besonders der als Antioxidantien angepriesenen, dann sabotiert man auch die natürlichen Selbstkontrollmechanismen des Körpers. Man blockiert einen physiologischen Vorgang und stört ein System, das wir gegenwärtig noch nicht wirklich verstehen.

Es überrascht nicht, dass der Körper seine eigene Methode hat, um die Freien Radikale in Schach zu halten: einen Vorrat an Enzymen, die sie neutralisieren können, zum Beispiel Glutathionreduktase, Glutathionperoxidase, Katalase und Superoxiddismutase, dazu chemische Stoffe wie Bilirubin und Harnsäure. Vitamine, die wir über unsere Nahrung leicht erhalten, wie etwa A, C und E, helfen ebenfalls mit, indem sie Elektronen an Freie Radikale spenden, was die oxidative Kettenreaktion unterbricht; auch so werden diese unberechenbaren Stoffe unschädlich gemacht.

Was geschieht aber, wenn wir mit zusätzlichen Vitaminen und Ähnlichem übermäßig viele Freie Radikale konsumieren, die der Körper nicht braucht? Wird dadurch in irgendeiner Weise das normale Gleichgewicht des Körpers gestört, der einerseits Freie Radikale produziert, um schlechte Zellen, die möglicherweise zu Krebs werden können, angreifen zu können, und andererseits Freie Radikale, die außer Kontrolle geraten könnten, einfängt und neutralisiert? Wenn Sie dieses empfindliche Gleichgewicht stören, blockieren Sie einen physiologischen Prozess und bringen ein System durcheinander, das wir noch nicht wirklich verstehen. Vielleicht liegt es daran, dass der Nutzen zusätzlicher Vitamineinnahme, wie zahlreiche Studien zeigen, dem Medienhype einfach nicht entspricht.

Viel Tamtam, wenig belastbare Fakten

Wenn Sie wie die meisten gesundheitsbewussten Amerikaner sind, dann schlucken Sie Multivitaminpräparate. Zumindest denken Sie täglich daran, dass Sie eigentlich welche nehmen sollten. Noch 2002 hat das angesehene *Journal of the American Medical Association* allen Erwachsenen empfohlen,»täglich eine Multivitamintablette zu nehmen«. Ihr Hausarzt hätte es vermutlich unterschrieben. Inzwischen hat eine Flut von Forschungsergebnissen zum Umdenken bei vielen Gesundheitsexperten geführt, darunter auch bei mir. Ein Multivitaminpräparat ist genauso wenig eine Versicherungspolice, wie eine Heiratsurkunde eine Garantie für eine glückliche Ehe ist. Eine gegenteilige Ansicht ist, offen gesagt, ziemlich naiv und vertrauensselig.

Es gibt nur wenige bis gar keine Daten, die belegen, dass die Einnahme von Vitaminen und Antioxidantien der Gesundheit zugutekommt. Mir ist keine klinische Studie bekannt, die zeigen konnte, dass Vitaminpräparate zu einer Verbesserung des Allgemeinbefindens führen; vielmehr bin ich im Gegenteil in mehreren Studien auf bedenkliche Nebenwirkungen gestoßen. Aber mir ist auch aufgefallen, dass die Studien einander dermaßen widersprechen, dass sie sich gegenseitig bedeutungslos machen. Das liegt wahrscheinlich an der Tatsache, die auch diesem Buch zugrunde liegt: Der Körper ist ein komplexes System. Wenn man eine Variable verändert, führt das zu zahlreichen Wirkungen, die zu erfassen unsere Technik gegenwärtig nicht ausreicht. Eine verstärkte Einnahme von Antioxidantien drängt das System womöglich in eine falsche Richtung. Bevor ich mich den diversen Studien zuwende, die über einige dieser angeblich gesundheitsfördernden Mittel durchgeführt worden sind, möchte ich zuerst den Advocatus Diaboli spielen und eine Studie vorstellen, die der Sache eine neue Wendung gab, indem sie zeigte, dass nicht alle Antioxidantien so ungeheuer nützlich sind, wie man immer glaubt. Sie können die Oxidation auf durchaus schädliche Weise behindern und alles andere als gesund sein.

Forscher der University of Cardiff in Wales haben 2009 gezeigt, dass Vitamin C ein »prooxidatives« Alter Ego hat, das durch die Anregung der Produktion von Freien Radikalen den Zustand von Arterien verbessert. Die in *Cardiovascular Research* veröffentlichte Studie ergab eine überraschende Antwort auf die Frage, warum Vitamin C Patienten mit Herzproblemen hilft. Wie Sam Wong von der British Heart Foundation in einem Artikel für *The Guardian* im selben Jahr zusammenfasste (und der dem Vitamin C ein »Alter Ego« zuschrieb), kann sich die Schicht glatter Muskulatur um unsere Arterien bei Patienten mit Bluthochdruck, hohem Cholesterinwert, Diabetes und Herzinsuffizienz oft nicht mehr entspannen, sodass die Arterien ständig kontrahiert bleiben und das Herz gegen entsprechend vergrößerten Widerstand pumpen muss. Vitamin-C-Injektionen können den Arterien helfen, sich zu entspannen. Dieser Effekt wird auf eine gesteigerte Produktion von Stickoxid zurückgeführt, ein wichtiges Signalmolekül für die Entspannung der Arterienmuskulatur.

Aber das Team aus Cardiff entdeckte noch einen weiteren Prozess, der sich unabhängig von der Stickoxiderzeugung abspielte. Vitamin C reagiert mit gelöstem Sauerstoff und bildet dabei Wasserstoffperoxid (H_2O_2), eine nicht ganz ungefährliche, instabile Chemikalie. Wasserstoffperoxid kann allerdings auch die elektrische Signalstärke in den Aderwänden erhöhen und der umgebenden Muskelhülle so verstärkte Entspannungssignale geben. Die Forscher fanden also Hinweise darauf, dass Oxidantien für das normale physiologische Funktionieren unseres Körpers notwendig sein könnten. Es kommt natürlich darauf an, ein Gleichgewicht zu finden, worauf das Team aus Cardiff ausdrücklich hinwies: Zu viele oxidative Moleküle können genauso schaden wie zu wenige. Zukünftige Therapieformen werden sich um ein ausgewogenes Gleichgewicht zwischen der Förderung und der Unterdrückung von oxidativem Stress bemühen müssen.

Wenn Sie glauben, dass Sie mit zusätzlichem Vitamin C etwas für Ihre Arterien tun, bedenken Sie, dass in großen klinischen Studien bewiesen wurde, dass Vitamin-C-Präparate völlig nutzlos zur Vorbeugung gegen Herz-Kreislauf-Erkrankungen sind. Das liegt wahrscheinlich daran, dass hohe Vitamin-C-Konzentrationen im Blut durch die Nieren schnell ausgefiltert werden.

Aber damit ist die Angelegenheit noch nicht erledigt. Tetrahydrobiopterin, ein anderes Prooxidans, das das Team aus Cardiff untersuchte, hat sich als vielversprechendes oral einzunehmendes Mittel zur Blutdrucksenkung gezeigt. In der Zukunft könnten Ärzte Prooxidantien gegen Erkrankungen der Blutgefäße verschreiben. Aber es gibt, das sei noch einmal gesagt, keinen Zweifel, dass die Überschussproduktion instabiler Chemikalien schädlich sein kann. Oxidativer Stress kann außerdem die Arterienmuskulatur zusammenziehen, ein weiterer Grund, sich um Ausgewogenheit zu bemühen. Viele Variablen sind zu berücksichtigen, und noch verstehen wir nicht alle.

Im Lauf der Jahre sind viele Studien durchgeführt worden, um die Rolle von Antioxidantien bei Herzerkrankungen aufzuklären, insbesondere den möglichen Zusammenhang zwischen der Oxidation von schlechtem (LDL-)Cholesterin und Antioxidantien. Diese Art Oxidation trägt zur Ablagerung sogenannter Plaques aus Blutfetten und anderen Stoffen an den Arterienwänden (Arteriosklerose) bei, die den Blutfluss zum Herzen behindern oder sogar ganz blockieren können.

Aber in diesen Studien hat es nur geringe Fortschritte gegeben, und zwar erstens, weil der Versuchsaufbau die Ergebnisse infrage stellte. So waren an einigen Studien zu wenige Probanden beteiligt, um verlässliche Resultate zu erzielen, bei einigen wurden die gegebenen Vitamindosen später als zu gering eingeschätzt, bei manchen war die Behandlungsdauer zu kurz, und wieder anderen konnte man nicht entnehmen, ob die erzielten Gesundheitsverbesserungen durch die Antioxidantien oder durch andere Faktoren des Lebensstils verursacht worden waren.

Trotz solcher Experimente, die den Nutzen einer spezifischen Nahrungsergänzung feststellen sollen, muss man die wichtige Tatsache festhalten, dass Menschen, die Vitamine und Nahrungsergänzungsmittel einnehmen, im Allgemeinen gesünder als der Bevölkerungsdurchschnitt sind – allerdings nicht wegen der Präparate, die sie schlucken. Es ist gut belegt, dass Konsumenten von

Vitaminpräparaten durchschnittlich schlanker, wohlhabender und gebildeter sind. Sie trinken weniger Alkohol und rauchen weniger; sie treiben Sport und gehen öfter zum Arzt. Ihr Gesundheitszustand hängt nicht von den Multivitamintabletten ab. Es bringt also nicht viel, über den Nutzen von Vitaminpräparaten anhand der Bevölkerungsgruppen zu urteilen, die sie konsumieren oder die an entsprechenden Studien teilnehmen. Studien zur Untersuchung des Nutzens jeder Nahrungsergänzung können voller Fehler sein. Auch die Ergebnisse der besser angelegten Studien sind wegen ihrer großen Varianz untereinander nur bedingt brauchbar. Manche stellten einen Nutzen der Antioxidanzien fest, andere nicht, und wieder andere ergaben eine potenzielle Schädlichkeit des Antioxidans Beta-Carotin.

Sicher kennen Sie schon einige dieser einander widersprechenden Berichte, denn die Medien haben sie groß aufgegriffen. »Nehmen Sie Vitamin E gegen Herzkrankheiten!« oder aber »Nehmen Sie kein Vitamin E – es steigert die Gefahr des Herzversagens!« Das alles macht uns unsicher, wie wir unsere Gesundheit am besten unterstützen können. Ähnliche Schlagzeilen haben andere Vitamine und Nahrungsergänzungsmittel mit genauso polarisierenden Botschaften aufgegriffen. Glücklicherweise konnten verlässliche Forschungsarbeiten von einigen unserer vertrauenswürdigsten Lieferanten medizinischer Weisheit die Unsicherheit beseitigen. Inzwischen verändert die wachsende Menge an wissenschaftlichen Ergebnissen – und auch Meinungen dazu – unser Bild dieser Moleküle.

Zunächst haben Forscher der Cleveland Clinic versucht, die Verwirrung über Nahrungsergänzungsmittel zu beseitigen, indem sie eine Metaanalyse durchführten, also eine Überblicksstudie der besten und umfangreichsten Antioxidanzien-Studien. Mit einer Metaanalyse kann man sich sehr gut einen Überblick verschaffen, indem man die Ergebnisse zahlreicher Einzelstudien zusammenfasst, sodass auch geringfügige gute oder schädliche Wirkungen erkannt werden können, die in den Einzelstudien vielleicht nicht aufgefallen sind. Die Resultate des Teams aus Cleveland wurden 2003 in der britischen Fachzeitschrift *Lancet* veröffentlicht.

Die Forscher analysierten die Ergebnisse sieben großer randomisierter Studien zu Vitamin E, entweder alleine oder in Kombination mit anderen Antioxidanzien, sowie von acht Studien zu Beta-Carotin, einem Vorläufer von Vitamin A. Die Vitamin-E-Dosen lagen zwischen 50 und 800 IU (International Units); die Beta-Carotin-Dosen zwischen 15 und 50 mg (Milligramm). Insgesamt hatten am Vitamin-E-Teil der Auswertung 81788 und am Beta-Carotin-Teil 138113 Probanden teilgenommen. Die Forscher untersuchten die Auswirkungen dieser antioxidativen Vitamine auf die Sterbeziffer sowohl bei Herzkrankheiten als auch bei allen anderen Leiden (die sogenannte *all-cause mortality*). Zu ihrer großen Überraschung brachte Vitamin E hier keine Verbesserung; es senkte die Sterblichkeitsrate im Vergleich mit den Kontrollgruppen nicht und verminderte das Risiko eines Herztods oder Schlaganfalls (»zerebrovaskuläres Ereignis«) nicht signifikant. Dieses Fehlen jeglichen gesundheitsfördernden Effekts war durchgängig erkennbar, unabhängig von der Vitamindosis und der Art der behandelten Patienten. Die Forscher schlossen daraus, dass aufgrund ihrer Studie »die routinemäßige Einnahme von Vitamin E nicht empfohlen werden kann«.

Bei Beta-Carotin zeigte sich sogar eine geringe, aber statistisch signifikante *Steigerung* der Sterbeziffer, insbesondere bei Herz-Kreislauf-Erkrankungen. Das Team aus Cleveland bezeichnete dieses Ergebnis als »besonders alarmierend«, weil Beta-Carotin in fast allen rezeptfreien Vitamin- und Multivitaminpräparaten enthalten ist, die zur Allgemeinprophylaxe empfohlen werden. Die Wissenschaftler schrieben, dass von der Einnahme beta-carotinhaltiger Vitaminpräparate wegen der erhöhten Mortalität »ausdrücklich abzuraten« sei. Wegen der potenziellen Gefahr empfahlen sie außerdem, keine weiteren Studien mit Beta-Carotin-Zusätzen mehr durchzuführen.

Direkt auf diese Studie folgte eine weitere, die Vitamin E einen etwas schizophrenen Anstrich gab. Unter Leitung eines Forschers am Brigham and Women's Hospital in Boston analysierte ein internationales Team Daten aus der medizinischen Fachliteratur. Die Gruppe untersuchte neun Studien, die bis Januar

2010 veröffentlicht worden waren und eine Gesamtzahl von über 118 000 Teilnehmern aufwiesen, von denen 59 357 Vitamin-E-Präparate einnahmen und 59 408 Placebos. Studien mit Multivitaminpräparaten wurden nicht erfasst. Das Team fand heraus, dass die Einnahme von Vitamin-E-Präparaten das Risiko eines hämorrhagischen Schlaganfalls, also einer Hirnblutung, um ein geringes, aber feststellbares Maß *erhöhte.* Andererseits *reduzierte* Vitamin E das Risiko eines ischämischen Schlaganfalls, bei dem der Blutfluss zu einem Segment des Gehirns abgeschnitten wird. Verwirrend?

Permanente Paradoxe

Solche paradoxen Ergebnisse sind nicht ungewöhnlich und unterstreichen, was ich in diesem Buch von Anfang an gesagt habe: Wenn es um den komplexen menschlichen Körper geht, kann man nicht einfach etwas Bestimmtes tun, um etwas anderes zu bewirken. Die Einnahme eines Medikaments verändert das gesamte System, nicht nur den Bereich, den man damit beeinflussen möchte. Mehr als alles andere untermauern diese Ergebnisse die Erkenntnis, dass Nahrungsergänzungsmittel kein Ersatz für eine ausgewogene Ernährung, sportliche Betätigung, Abnehmen und Nichtrauchen sind, um das Herzinfarkt- und Schlaganfallrisiko zu senken. Sehen wir uns eine weitere umfassende neuere Studie an, in der die Vitaminfrage zu Krebserkrankungen in Bezug gesetzt wurde.

Mit der Alpha-Tocopherol- (eine Form von Vitamin E) und Beta-Carotin-Krebsvorbeugungsstudie *(ATBC Cancer Prevention Study),* die das US National Cancer Institute von 1985 bis 1993 gemeinsam mit dem Staatlichen Gesundheits- und Wohlfahrtsamt Finnlands durchführte, sollte untersucht werden, ob bestimmte Vitaminpräparate bei einer Gruppe von 29 133 männlichen finnischen Rauchern Lungenkrebs und anderen Krebsformen vorbeugen konnten. Die 50- bis 69-jährigen Teilnehmer nahmen fünf bis acht Jahre lang täglich eine Tablette ein, die entweder 50 mg Vitamin E, 20 mg Beta-Carotin, beides oder keines von beiden

(Placebo) enthielt. Vitamin E und Beta-Carotin wurden deshalb ausgewählt, weil vorherige Studien darauf hindeuteten, dass eine vermehrte Einnahme und ein hoher Blutserumwert dieser Mikronährstoffe das Krebsrisiko verminderten, insbesondere für Lungenkrebs. Beide Substanzen sind Antioxidantien, die möglicherweise Karzinogene daran hindern, die DNA und andere Zellsysteme zu beschädigen.

Die ATBC-Studie wurde in Finnland durchgeführt, weil dort die Lungenkrebsrate bei Männern, hauptsächlich durch Zigarettenrauchen, sehr hoch ist. Darüber hinaus hat Finnland ein Kliniksystem für das Screening und die Behandlung von Lungenkranken, besonders Tuberkulosepatienten, über das die Versuchspersonen an der Studie teilnahmen, sowie ein nationales Krebsregister, das alle im Land gemeldeten Krebsfälle überwacht und eine wichtige Vergleichsgröße für die Großstudie darstellte. Frauen wurden für die Studie nicht angeworben, weil ihre Lungenkrebsrate in Finnland weit unter der für Männer lag. Für 1985 betrug sie, altersbereinigt, bei Männern 67 pro 100 000 Einwohner und bei Frauen 8 pro 100 000.

Die Versuchsteilnehmer begannen 1985 mit der Einnahme der Vitaminpräparate und hörten spätestens im April 1993 damit auf. Die Zahlen für Beta-Carotin sahen danach nicht gut aus: Männer, die es als Nahrungszusatz einnahmen, hatten ein um 18 Prozent höheres Lungenkrebsrisiko und eine um 8 Prozent erhöhte Sterblichkeit. Leider sah es auch bei kombinierter Einnahme von Beta-Carotin und Vitamin E nicht besser aus. Das Urteil für Vitamin E alleine fiel allerdings nicht so eindeutig aus: Es schien keinen Effekt auf die Lungenkrebsrate oder die Gesamtsterblichkeit zu haben, aber dafür andere Gesundheitsaspekte der Probanden zu beeinflussen. Bei denjenigen, die alleine Vitamin E einnahmen, sank die Prostatakrebsrate um 32 Prozent und die Sterberate an Prostatakrebs sogar um 41 Prozent. Aber es gab einen ausgeprägten Gegeneffekt: Todesfälle durch hämorrhagischen Schlaganfall, bei dem ein gerissenes Blutgefäß die Versorgung eines Gehirnareals unterbricht, nahmen bei den Vitamin-E-Konsumenten um 50 Prozent zu, besonders bei denjenigen mit Bluthochdruck.

Glücklicherweise verloren die Versuchsleiter mit dem Ende des aktiven Versuchsprogramms 1993 nicht das Interesse an der weiteren Entwicklung. Mithilfe der Daten des staatlichen finnischen Krebsregisters behielten sie ihre Patienten noch weitere 14 Jahre, bis Dezember 2007, genau im Auge. Sie wollten mehr erfahren und erzielten einige bedenkenswerte Resultate:

- Während der achtjährigen Nachuntersuchungsperiode lag die Gesamtsterblichkeit bei den ehemaligen Beta-Carotin-Konsumenten um 7 Prozent höher als bei der Placebogruppe. Diese Erhöhung war allerdings hauptsächlich auf die ersten vier bis sechs Jahre begrenzt; in den letzten beiden Jahren war die Gesamtmortalität wieder mit den Zahlen der Nicht-Beta-Carotin-Konsumenten vergleichbar. In der Beta-Carotin-Gruppe wurde die höhere Sterbeziffer während der gesamten 22 Jahre der Studie durch Herz-Kreislauf-Erkrankungen und Lungenkrebs verursacht. Die höhere Sterbeziffer während der achtjährigen Einnahmeperiode lag an Herz-Kreislauf-Erkrankungen.
- Das erhöhte Lungenkrebsrisiko bei den Beta-Carotin-Konsumenten begann bald nach dem Ende der Vitamineinnahme zu sinken und lag nach vier Jahren wieder bei dem der Placebogruppe.
- Die niedrigere Mortalität des Prostatakrebses bei Vitamin-E-Konsumenten während der Laufzeit des Versuchs stieg bald nach Studienende wieder auf den Normalwert, blieb aber während der sechsjährigen Nachuntersuchungsperiode unterhalb der Rate in der Placebogruppe.

Die nachteiligen Effekte von Beta-Carotin und die positiven einer zusätzlichen Einnahme von Vitamin E verschwanden während der Nachuntersuchungsperiode weitgehend. Wenn man sich die Befunde genau ansieht, bemerkt man eine Symmetrie in der Verteilung vor und nach der Studie. Das heißt, die Zeit für die Entwicklung der erhöhten Lungenkrebs- und verminderten Prostatakrebsraten entsprach derjenigen für die Rückbildung dieser Effekte. Nach dem Ende des Versuchs wurden keine weiteren positiven Effekte auf den Krebs oder die Mortalität mehr registriert.

Diese Studie hat die These positiver Effekte von Beta-Carotin deutlich widerlegt, und das ist auch in anderen großen Vorbeugungsstudien bestätigt worden. Eine der bekanntesten in den USA war das *Beta-Carotene and Retinol Efficacy Trial* (CARET), das die Wirkungen von Beta-Carotin in Kombination mit Vitamin A (als Retinylpalmitat) gegenüber einer Placebogruppe bei 18314 Männern und Frauen zwischen 45 und 74 Jahren verglich, die entweder rauchten, früher geraucht hatten und/oder Asbest eingeatmet hatten. Die Gruppe mit der zusätzlichen Vitamineinnahme zeigte eine um 28 Prozent erhöhte Lungenkrebsrate und um eine um 17 Prozent höhere Gesamtsterblichkeit.

Die Frage nach dem möglichen Nutzen von Vitamin E bei der Prostatakrebsvorsorge ist noch nicht entschieden. Als 2007 die *National Institutes of Health-AARP Diet and Health Study* (Ernährungs- und Gesundheitsstudie der National Institutes of Health und der American Association of Retired Persons) erschien, brachten die darin enthaltenen überzeugenden Resultate Menschen wie mich noch mehr auf die Seite der Nahrungsergänzungsmittel-Skeptiker. Diese Studie untersuchte den Zusammenhang zwischen der Einnahme von Multivitaminen, die gewöhnlich auch Vitamin E enthalten, und dem Prostatakrebsrisiko an 295344 Männern. Sämtliche Teilnehmer – im Alter zwischen 50 und 71 Jahren – waren zur Zeit der Anwerbung für die Studie (1995/96) krebsfrei. Während der fünfjährigen Nachuntersuchungsphase wurde bei 10241 von ihnen Prostatakrebs diagnostiziert, bei 1476 im fortgeschrittenen Stadium. Zur Überraschung der Forscher zeigten jene, die einen umfangreichen Vitaminkonsum angaben (»übermäßige Einnahme«, definiert als mehr als siebenmal wöchentlich), ein gestiegenes Risiko für fortgeschrittenen und tödlichen Prostatakrebs. Zwar wurde kein Zusammenhang zwischen Multivitaminkonsum und dem Risiko für heilbaren Prostatakrebs (im Frühstadium) festgestellt, dafür aber ein doppelt so hohes Risiko für tödlichen Prostatakrebs unter regelmäßigen Konsumenten von Multivitaminpräparaten!

Lassen Sie mich dieses Resultat ein wenig einordnen, bevor Sie überhastete Schlüsse ziehen. Die fraglich Studie der NIH-AARP war eine reine Beobachtungsstudie und daher im Hinblick auf viele andere Variablen möglicherweise verfälscht, aber ich möchte erwähnen, dass die Probandengruppe sehr groß war, was die Möglichkeit zu geringer Randomisierung einschränkt, und die Studie insgesamt sehr gut organisiert. Die Ergebnisse stimmen mit denen systematischer Bewertungen und Metanalysen randomisierter klinischer Tests überein. Sie sind ein weiteres Indiz dafür, dass der verstärkte Konsum von Nahrungsergänzungsmitteln möglicherweise schädlich ist, einschließlich erhöhte Krebsraten und Todesfälle durch Herz-Kreislauf-Erkrankungen. Auch diese Studie stellt den Nutzwert von Antioxidans-Vitamintabletten bei guter Ernährungslage der Bevölkerung infrage und unterstreicht die Möglichkeit, dass Antioxidans-Präparate unbeabsichtigte und sogar negative gesundheitliche Folgen haben können.

Ich könnte die nächsten zehn Seiten dieses Buchs mit der Beschreibung ähnlicher Studien füllen, die alle bestätigen, was ich schon lange glaube: Die Wirkung von Vitaminen wird überbewertet. Aber um Sie nicht mit zu vielen trockenen wissenschaftlichen Berichten zu langweilen, lassen Sie mich nur noch einige wenige erwähnen:

- Die Agency for Healthcare Research and Quality veröffentlichte 2010 eine Bewertung von 63 randomisierten, kontrollierten Studien (das ist, wie gesagt, der Goldstandard in der Forschung) über Multivitaminpräparate. Es zeigte sich dabei, dass diese bei den meisten Patientenpopulationen nicht zur Vorsorge gegen Krebs oder Herzkrankheiten beitrugen. Die einzige Ausnahme waren Entwicklungsländer mit verbreiteter Mangelernährung.
- Forscher am Fred Hutchinson Cancer Research Center in Seattle, Washington, veröffentlichten 2009 einen Artikel über eine Zehn-Jahres-Studie an 160 000 Frauen nach den Wechseljahren. Das Team kam zu dem Ergebnis, dass Multivitamine bei sämtlichen an der Studie teilnehmenden Frauen keinen

vorbeugenden Effekt gegen Krebs, Herzkrankheiten oder andere Todesursachen hatten – egal, ob die Betreffenden sich gesund ernährten oder nicht.

Nun sind Multivitaminpräparate nicht die einzigen Nahrungsergänzungsmittel, die in letzter Zeit viel Medienaufmerksamkeit und unverdientes Lob erhalten haben. Selen, ein Spurenelement, das in Proteine eingebaut wird, um wichtige Antioxidantien zu produzieren, ist inzwischen ebenfalls sehr beliebt. Aber Studien zum gesundheitlichen Nutzen von Selen, insbesondere zur Vorbeugung gegen Krebs, zeigen uns, dass auch dieses Mineral den Vorschusslorbeeren nicht gerecht wird. Hier ein Beispiel: Zwischen 2001 und 2004 nahmen über 35000 Männer an der sogenannten SELECT-Studie teil (die über 130 Millionen Dollar kostete!), deren Abkürzung für *Selenium and Vitamin E Cancer Prevention Trial* (Selen- und Vitamin-E-Krebsvorsorge-Untersuchung) steht. Die Studie, finanziert hauptsächlich vom National Cancer Institute (NCI), wird von der Southwest Oncology Group (SWOG) koordiniert, einem internationalen Netzwerk von Forschungsinstitutionen, das seine Mittel vom NCI erhält.

Obwohl die Versuchsteilnehmer bis heute ärztlich überwacht werden, wurden sie im Oktober 2008 angewiesen, die Einnahme der Präparate zu beenden. Bis dahin hatten die Forscher bereits einiges herausgefunden. Erstens können Selen und Vitamin E, einzeln oder in Kombination und durchschnittlich fünfeinhalb Jahre lang eingenommen, Prostatakrebs nicht verhindern. Zweitens stellten sich einige bedenkliche Tendenzen ein, die zwar nicht statistisch signifikant waren, aber die Forscher dennoch alarmierten. Bei den Männern, die nur Vitamin E einnahmen, stieg die Prostatakrebsrate ein wenig, desgleichen die Diabetesrate bei denjenigen, die nur Selen einnahmen. Warum? Das wissen wir nicht. Keines der Ergebnisse genügte als Beweis eines durch die Präparate verursachten erhöhten Risikos und sie könnten auch Zufall sein, aber interessant sind sie schon.

Im Herbst 2011 erschien eine Warnung im *Journal of the American Medical Association,* die die schlechte Bewertung von Vitamin E in der SELECT-Studie bestätigte. Obwohl die Original-resultate keinerlei statistisch signifikante Schlüsse zuließen, wurden sie mit der Zeit dann doch statistisch relevant: Bei gesunden Männern, die das Vitamin-E-Präparat einnahmen, fand sich ein um 17 Prozent gestiegenes Prostatakrebsrisiko. Die Autoren der Studie schreiben:»Angesichts der Tatsache, dass über 50 Prozent der über 60-Jährigen Präparate einnehmen, die Vitamin E enthalten, 23 Prozent davon 400 IU täglich oder mehr bei einer empfohlenen Tagesdosis von nur 22,4 IU, sind die Implikationen unserer Beobachtungen beträchtlich.« Dazu kommt noch, dass die gesundheitlichen Folgen der Nahrungsergänzungsmittel sich möglicherweise erst viele Jahre nach der Beendigung der Einnahme zeigen.

All das unterstützt erneut die Vorstellung, dass die Veränderung eines Systems, sei es durch Nahrungsergänzungsmittel oder die zusätzliche Einnahme bestimmter Vitamine, potenziell signifikante Effekte haben kann. Genau wie wir nicht erklären können, warum manche Männer bei Einnahme von Selen ein höheres Diabetesrisiko haben, verstehen wir auch das komplexe Netzwerk der Wirkungen von Vitaminen auf unser System noch nicht – weder im Guten noch im Schlechten. Wir warten noch auf neue Technologien, mit denen sich erforschen lässt, bei wem welche Vitamine lebensverlängernd oder -verkürzend wirken. Für Sie wäre vielleicht eine tägliche Dosis Vitamin-B-Komplex ein Beitrag zur Systemoptimierung. Bis Sie das sicher wissen, können Sie sich immerhin schon gewiss sein, dass alle bisherigen Studien über Vitamine eines ganz sicher zeigen: Vitamine werden überschätzt.

 **Gesundheitsregel** Fallen Sie nicht auf angebliche Abkürzungen im Zusammenhang mit Ernährung und Gesundheit herein; sie könnten eher Ihr Leben verkürzen. Außer zur Korrektur eines echten Mangels oder bei besonderen Umständen wie einer Schwangerschaft brauchen Sie vermutlich keine Multivitamine oder andere Nahrungsergänzungsmittel.

Kapitel 8

Der Fehlschluss bei »frisch«

Verborgene Gefahren und Möglichkeiten
auf Ihrem regionalen Markt

Es mag zwar anmaßend erscheinen, einem bloßen Multivitaminpräparat die Aufgabe anzuvertrauen, Herzinfarkte und Krebsge-
schwüre zu verhindern, doch unbewusst haben viele Menschen
genau diese Einstellung. Jedenfalls wünschen wir uns sehr, dass
es so sei. Warum sollten wir sonst all das Geld für diese Pillen
ausgeben? Vielleicht haben Sie aber auch weniger überzogene
Erwartungen und stellen sich einfach vor, das Vitaminpräparat
werde allgemein Ihren Gesundheitszustand verbessern, indem es
Lücken füllt, das Krankheitsrisiko senkt, das Immunsystem stärkt
und Ihnen Energie verleiht. Wir hören dauernd, dass Vitaminpräparate angeblich so wirken, und vergessen dabei, dass diese Behauptungen hauptsächlich von den Herstellern selbst stammen
und von ihren gewieften Werbeabteilungen verbreitet werden.
Die wissenschaftlichen Daten sehen ganz anders aus und enttäu-
schen insbesondere bei solchen Bevölkerungsgruppen, bei denen
man einen besonderen Nutzen erwarten würde. So fand beispielsweise eine Auswertung acht britischer Studien keinerlei Belege
für eine Verminderung des Infektionsrisikos durch Multivitaminpräparate bei älteren Menschen. Die Erschöpfungszustände von
Brustkrebspatientinnen während der Strahlentherapie wurden
durch sie auch nicht gelindert. Am anderen Ende des Altersspek-
trums hatten Schulkinder aus Innenstädten, die ein Multivitaminpräparat einnahmen, weder bessere schulische Leistungen noch

weniger Krankheitstage als ihre Mitschüler. Noch beunruhigender: Eine Studie aus Schweden von 2010 zeigte, dass Frauen, die Multivitaminpräparate einnahmen, mit um 19 Prozent höherer Wahrscheinlichkeit innerhalb von zehn Jahren Brustkrebs bekamen. Weitere Forschungen haben einen Zusammenhang übermäßigen Folsäurekonsums mit einem gesteigerten Darmkrebsrisiko bei entsprechend veranlagten Menschen gezeigt. Was die Frage aufwirft: Warum sollten Sie ein solches Risiko, wie gering auch immer, akzeptieren, wenn Sie nicht die geringste Gegenleistung dafür bekommen?

Leider gibt es in unserem Wissen um die Mechanismen von Bioverfügbarkeit, Biotransformation und die Wirkungsweise von pharmazeutischen Antioxidanzien immer noch große Lücken. Wie viel Obst und Gemüse müssen wir essen, um eine ausreichende Versorgung mit diesen Nährstoffen zu sichern? Warum kann man eigentlich nicht einfach eine Vitamintablette nehmen, um denselben Effekt wie mit einer ausgewogenen Ernährung zu erzielen? Eine mögliche Erklärung ist, dass Nahrungsergänzungsmittel fabrikmäßig hergestellt werden und daher im Vergleich mit ihren natürlichen Entsprechungen nicht sicher sind. Wir verstehen inzwischen viel besser, wie gut Vollwertnahrungsmittel den Nährstoffbedarf decken, und wissen daher auch, dass schon das Konzept eines Multivitaminpräparats als Nährstoffquelle nur begrenzt funktioniert. Ein typisches Präparat dieser Art enthält 10 bis 25 isolierte Nährstoffe, während Obst und Gemüse Hunderte aktiver Komponenten mit einer langen Liste von Wirkungen auf die Gesundheit aufweisen. Das Vitamin C in einer Tablette ist wahrscheinlich einfach nicht so effektiv wie das in einer Zitrusfrucht, wo es noch von Ballaststoffen, Flavonoiden und Carotinoiden umgeben ist (Pflanzenbestandteilen, die möglicherweise gegen Krankheiten vorbeugen). Das Gesamtergebnis des Zusammenwirkens dieser Nährstoffe erhält Ihre Gesundheit.

Eine weitere mögliche Erklärung für die in Versuchen beobachteten negativen Wirkungen von Antioxidans-Präparaten ist, dass diese Studien in Ländern mit mittlerem bis hohem Durchschnittseinkommen an bereits gut mit Vitaminen und Spurenelementen versorgten Probanden durchgeführt wurden. Wir ernähren uns schon gesund, und wie ich bereits gesagt habe, wird man in den USA kaum auf Vitaminmangel stoßen. Die Ernährung des typischen Amerikaners enthält zwar zu viel Fett, Zucker und Konservierungsmittel, bietet aber auch 120 Prozent der empfohlenen Mengen an Beta-Carotin, Vitamin A und Vitamin C, und ein ernährungsbedingter Vitamin-E-Mangel ist in den Vereinigten Staaten überhaupt nicht bekannt.

Ebenfalls im Zusammenhang mit der Antioxidanzien-Debatte muss bedacht werden, ob oxidativer Stress eine Ursache chronischer Krankheiten und des Alterungsprozesses ist oder lediglich eine Folge. Ich habe diese Frage bereits gestellt und muss sie hier wiederholen: Ist es sinnvoll oder schädlich, das empfindliche Gleichgewicht zwischen oxidativem Stress und Antioxidanzien in unseren Zellen künstlich zu verändern? Wir bräuchten mehr Datenmaterial, um solche Fragen zu beantworten. Erst die Ergebnisse laufender klinischer Tests und weiterer Studien werden uns sagen, wie sich Antioxidans-Präparate auf die Gesundheit auswirken. So könnten alle Vitaminpräparate bereits vor Markteinführung auf ihre Nutz- und Schadwirkungen getestet werden. Dies würde eine neutrale Bewertung aller Produkte, die uns bei Einnahme gesundheitliche Vorteile versprechen, beinhalten – entsprechend den Vorschriften für echte Arzneimittel. Wie aber führt man solche Untersuchungen durch? Es ist durchaus möglich, und ich habe einige entsprechende Studien bereits erwähnt, allerdings kosten solche Studien Hunderte Millionen Dollar und dauern viele Jahre. Außerdem wirken bei den einzelnen Probanden jeweils noch viele andere Variablen, die nicht kontrolliert werden und wohl auch kaum zu kontrollieren sind. Wenn eine Studie umfassend genug angelegt wird, spielen sie zwar keine so große Rolle mehr, aber umso aufwändiger wird das ganze Unternehmen, und ein Schwarzweißergebnis »krank« oder »nicht krank« lässt sich mit der heutigen Technologie auch dann kaum erreichen.

All diese Fragen und unsere begrenzte Fähigkeit, sie zu beantworten, bringen mich wieder auf die Möglichkeiten neuer Technologien, die gerade entwickelt werden und helfen können, die

Verwirrung in der Vitamindebatte zu klären. Die Proteomik liefert uns eine Momentaufnahme aller Proteine im Blut. Würden wir eine solche Analyse bei 1000 Probanden durchführen, die eine bestimmte Zeit lang kein Lykopin in ihrer Nahrung hatten, dann eine Probe nach Lykopineinnahme nehmen (zwei Folgestudien wären am besten: eine mit Lykopintabletten und eine mit lykopinreicher Nahrung) und nun die Profile mit einer großen Zahl von Herz-Kreislauf-Datensätzen vergleichen, könnten wir herausfinden, wie groß ein Risiko von Herz-Kreislauf-Erkrankungen mit und ohne Lykopineinnahme wäre. Solche korrelativen Studien könnten die Pilotdaten für die erforderlichen prospektiven Studien liefern. Wir könnten präziser herausfinden, welche Personen von einem Nährstoff wie Lykopin profitieren, der sich hauptsächlich in Tomaten findet.

Lykopin habe ich deswegen als Beispiel ausgewählt, weil es oft als Wundermittel unter den krebsvorbeugenden Nährstoffen gefeiert wird und als Hauptgrund gilt, Tomaten zu essen. Aber wie bei so vielen anderen Lieblingen im Nährstoffgewerbe konnten auch hier Studien den Hype nicht rechtfertigen. Die Schlagzeile der Harvard University sagt alles:»Lykopin und Tomaten: Kein Schutz gegen Krebs.« Das bezog sich auf eine im September 2007 veröffentlichte Studie an fast 2000 Männern aus acht Ländern, die zu dem Schluss kam, dass Carotinoide wie Lykopin das Prostatakrebsrisiko nicht senken. Die Forscher, hauptsächlich von der Universität Oxford, fanden zwar heraus, dass ein hoher Carotinoidspiegel das Risiko, dass ein bereits bestehender Tumor in das fortgeschrittene Stadium des Wachstums übergeht, um 60 Prozent verringern kann, aber auch, dass Carotinoide keine vorbeugende Wirkung gegen die Entstehung eines solchen Tumors haben. Als Wissenschaftler der amerikanischen Arzneimittelzulassungsbehörde FDA insgesamt 81 Studien zu Lykopin auswerteten, stellte sich außerdem heraus, dass keine davon belastbare Belege für einen Zusammenhang von Lykopinkonsum und Prostatakrebsrisiko lieferte. Gleichfalls wurden 39 Studien zum Tomatenkonsum geprüft, diese ergaben nur wenige Hinweise, dass Tomaten und Tomatenprodukte das Risiko tatsächlich begrenzen.

Das soll nicht heißen, dass Sie nichts davon hätten, wenn Sie sich heute Abend eine Tomatensauce zum Huhn oder zu den Nudeln zubereiten. Der Nutzen eines so guten Essens muss überhaupt nichts mit Lykopin zu tun haben. Nur zu, genießen Sie eine gute Mahlzeit, ohne darüber nachzugrübeln, ob Sie auch wirklich die Zauberformel gegen Krebs enthält.

Eine gesunde Mischung

Obwohl also Nahrungsergänzungsmittel nicht gegen Herzkrankheiten helfen, empfehlen Ärzte – darunter auch ich – dennoch weiterhin Lebensmittel, die Antioxidanzien enthalten. Denn die Vitaminaufnahme über das Essen ist vorteilhafter als durch Tabletten. Erstens werden pflanzliche Wirkstoffe, die natürlicherweise in Pflanzen vorkommen und krankheitsvorbeugende Wirkungen haben, dem Körper am besten über echte Nahrung zugeführt. Es wird wohl nie eine Studie ergeben, dass man sich mit Obst und Gemüse so vollstopfen kann, dass man eine Überdosis Nährstoffe abbekommt.

Auch andere Fragen stellen sich. Wissen wir eigentlich genau, was in unseren Vitaminpräparaten enthalten ist, wie sie hergestellt werden, und ob das drin ist, was draufsteht? Vitamin E tritt zum Beispiel in der Natur in acht Formen auf, vier Tocopherole und vier Tocotrienole. Das Verhältnis zueinander und die absoluten Mengen dieser acht Varianten unterscheiden sich in Nahrungsmitteln stark von jenen in Tabletten. Eine Vierteltasse voll Sonnenblumenkerne enthält bereits 90,5 Prozent der Tagesdosis an Vitamin E, aber bei der Einnahme von Vitamin-E-Präparaten nimmt man gewöhnlich sehr viel mehr als das auf. Man braucht nur 22,4 IU täglich, aber die meisten Präparate enthalten über 100 IU.

Die Vitaminpräparat- und Nahrungsergänzungsmittelindustrie ist weitgehend unreguliert, und viele bekannte Marken sind in den letzten Jahren wegen schlechter Ergebnisse in der Qualitätskontrolle unter Beschuss geraten. Tabletten und natürlicher

Gehalt in Lebensmitteln sind nicht dasselbe; das natürliche Folat im Spinat ist nicht identisch mit der synthetischen Folsäure in der Vitamintablette. Auf den Etiketten der Tablettenröhrchen findet man alle möglichen Chemikalien aufgelistet, von denen man als Konsument nicht weiß, worum es sich handelt, geschweige denn, wozu man sie braucht. Wenn Ihnen bei den Inhaltsstoffen Ihrer Vitamintabletten Bor, Nickel, Vanadium und Mangan auffallen, fragen Sie sich dann, ob die künstliche Zufuhr dieser Metalle wirklich notwendig ist?

Wir sind geneigt anzunehmen, dass die Versprechungen auf Etiketten ihren Grund haben und auch eingehalten werden. Aber ich bitte Sie dringend, darüber nachzudenken, ob Vitaminpräparate wirklich mit den Schöpfungen von Mutter Natur mithalten können. Haben wir denn irgendeine Ahnung, wie man die gesunden Öle aus einem Fisch extrahiert? Um dieselbe Menge Fischtran wie in einer einzigen Portion Lachs – um die 100 Gramm – aufzunehmen, müssten Sie 20 bis 30 Fischtran-Kapseln einwerfen. Sie sollten auch bedenken, dass Lachs nicht nur eine ausgezeichnete Quelle für Omega-3-Fettsäuren ist, also die gesunden Fette, derentwegen man überhaupt zu Fischtrankapseln greift, sondern außerdem eine sehr gute natürliche Quelle für Vitamin D, Selen, Eiweiß, Niacin, Vitamin B12, Phosphor, Magnesium und Vitamin B6. Sichern Sie sich Ihre Nährstoffzufuhr doch lieber aus natürlichem Essen als aus einer Menge Tabletten, deren Qualität und Nutzen Sie gar nicht kennen.

Den Vitaminwahn unserer Zeit finde ich besonders beunruhigend, wenn man bedenkt, wie einfach man sich in Amerika und Deutschland gut ernähren kann. Ich meine damit keine Luxusrestaurants oder den Einkauf im ultrateuren Feinkostladen. Es gibt genug Ratgeberbücher, die Ihnen sagen, wie man sich gesund ernährt, und außerdem wissen Sie ja sowieso, wie man das macht. Es ist allgemein bekannt, dass ein Apfel gesünder als ein Apfelpfannkuchen ist und der tägliche Trip zum Fast-Food-Restaurant Ihnen bestimmt nicht gegen die verkalkten Arterien und den hohen Blutdruck hilft. Mäßigkeit ist immer eine gute Richtschnur. Essen Sie ein wenig von allem. Wie es im Bestseller von Michael

Pollan so oft heißt: Essen Sie natürliche Nahrungsmittel, also so naturnah wie möglich. Nicht zu viele. Hauptsächlich pflanzliche. Meiden Sie die Möchtegern-Helfer aus Röhrchen und Schachteln mit ihren Zutaten, die man weder aussprechen noch definieren kann, wenn man kein Chemiker ist. Als weitere Lektüre empfehle ich Ihnen Pollans Buch *Lebens-Mittel.*

Aber andererseits möchte ich auch nicht zu viel voraussetzen, denn wir leben in einer Welt, in der Übergewicht immer mehr Menschen im Griff hat. Ich unterschätze nie die Intelligenz und Vernunft meiner Patienten, aber manchmal zweifele ich schon, dass wir alle wissen, wie man sich richtig ernährt oder auf genug Bewegung achtet, zum Beispiel durch Sport. Die amerikanische Warentest-Zeitschrift *Consumer Reports* veröffentlichte Anfang 2011 eine Umfrage, laut der nur einer von zehn US-Bürgern zugibt, sich ungesund zu ernähren. Wirklich schockierend ist allerdings, dass zwar vier von zehn »ein wenig Übergewicht« eingestanden, aber nur elf Prozent sich als stark übergewichtig oder fettleibig bezeichneten – was im direkten Widerspruch zu vorherigen Statistiken der Gesundheitsbehörde Centers for Disease Control and Prevention steht, nach denen 68 Prozent der Amerikaner übergewichtig oder fettleibig sind.

Ich glaube nicht, dass das ein Symptom unserer Unehrlichkeit ist, sondern nur ein weiteres Zeichen unser Entfremdung und Verwirrung, wenn es um Essen geht. Dieser große Bruch geht oft auf die Werbung zurück. Viele Menschen glauben, sie äßen »gesund«, wenn sie Diät-Fertiggerichte, fettfreie Eiscreme oder fettfreien Frozen Yoghurt, hundertprozentig natürlichen Fruchtsaft, fettarmen Käse, Energieriegel, Diät-Cola, Hundert-Kalorien-Snacks und so weiter kaufen. Aber wenn Sie sich den Nährstoffgehalt dieser Lebensmittel ansehen, dazu die Reihenfolge der Zutaten, die ihre relative Menge angibt, dann finden Sie wahrscheinlich mehr Zucker, gesättigte Fette, Salz und Stoffe mit seltsamen Namen als alles andere. Verräterisch ist auch, dass laut derselben Umfrage das am häufigsten gegessene Gemüse Blattsalat oder grüner Salat ist; 78 Prozent der Befragten gaben an, eine Portion pro Woche zu essen. Aber was heißt das? Nur zu oft bedeutet es eine Portion

Eisbergsalat, der nicht den geringsten Nährwert hat und auf den wir dann einen Haufen Salat-Dressing kippen, das viele Kalorien, aber wenig gesunde Nährstoffe enthält.

Es ist also schnell passiert, dass wir uns durch hartnäckige Reklame und das Suchtpotenzial von Zucker und anderen künstlichen Chemikalien in unseren täglichen Kaufentscheidungen beeinflussen lassen. Eine ausgewogene Ernährung sollte es Ihnen leicht machen, ein gesundes Mischverhältnis von Nährstoffen zu erzielen. Die Sprichwörter »Ernährung heilt besser als der Arzt« und »Ein Apfel am Tag hält den Doktor fern«, die manche als »Essen ist Medizin« interpretieren, können ganz wörtlich genommen schwer zu schluckende Wahrheiten sein. Es wäre doch schön, wenn man einfach eine Tablette einwerfen und damit alle Ernährungsdefizite ausgleichen könnte – aber die Forschung spricht nun einmal dagegen. Selbst wenn wir uns nicht übergesund ernähren, gibt es keinen Beweis dafür, dass eine Multivitamin- oder sonstige Nährungsergänzungs-Tablette das richtige Mittel ist, um die Löcher in der Ernährungsbilanz zu stopfen. Es wäre viel besser, wenn wir uns bemühen würden, uns gesünder zu ernähren, und uns informierten, wie man das macht; und unser Geld wäre sehr viel besser in guten Zutaten angelegt als in teuren Nahrungsergänzungsmitteln. Wir müssen die Etiketten lesen und dürfen uns selbst in der Küche nichts vormachen.

Hinzufügen möchte ich, dass ich nicht der Einzige bin, der keine Vitamintabletten mehr nimmt und angefangen hat, besser darauf zu achten, was er isst. Ich freue mich, dass ich einige Kollegen als Gleichgesinnte gewonnen habe, die jetzt einige Hundert Dollar pro Jahr sparen. David Katz, M. D., MPH, Leiter der Vorsorgeforschung an der Yale University School of Medicine, empfiehlt den meisten seiner Patienten keine Multivitamintabletten und nimmt auch selbst keine mehr, und Kathleen Fairfield, M. D., Stellvertretende Medizinische Leiterin am Maine Medical Center und Koautorin des *JAMA*-Artikels von 2002, in dem Multivitaminpräparate noch als sinnvolle Vorsorgemaßnahme empfohlen wurden, hat ihre tägliche Dosis ebenfalls abgesetzt. Ein Zusatzbonus beim Verzicht auf Vitaminpräparate ist, dass man automatisch anfängt, über seine Ernährung nachzudenken, und mehr Ehrgeiz beim Lebensmitteleinkauf an den Tag legt. Bald schon werden Sie sehr genau überlegen, was Sie kaufen, und nach den besten, nährstoffreichsten Zutaten für das nächste Mittagessen Ausschau halten. Seien Sie aber vorsichtig – vieles kann im Supermarkt besser aussehen, als es ist, besonders in der »Frische«-Abteilung.

Fragen Sie nicht nach Spargel, außer ...

Die meisten Menschen wissen ungefähr, was sie kaufen wollen, wenn sie einen Lebensmittelmarkt betreten. Viele haben sogar einen Einkaufszettel dabei. Das Nahrungsmittelangebot passt sich unseren täglichen Bedürfnissen an. Viele von uns können es sich nicht leisten, einfach aus einem Impuls heraus zu kaufen, denn das würde zu lange dauern und wäre ein ärgerlicher Kampf mit der Unentschlossenheit. Aber Sie könnten sich eine einfache Frage stellen: Welches Obst und Gemüse ist heute frisch eingetroffen? Wenn es Spargel ist, dann haben Sie Glück, falls Sie darauf gehofft hatten.

Die Antwort auf diese einfache Frage kann bedeuten, dass Sie bei der Kalorienvermeidung ins Schwarze treffen. Sie bekommen die nährstoffreichsten Früchte und Gemüse, die erhältlich sind. Natürlich könnten Sie es noch besser machen, indem Sie auf dem Wochenmarkt nach der neuen Ernte fragen, aber in einer typischen Supermarktfiliale kann diese Frage lehrreich und zeitsparend sein. Wenn nichts davon Sie anspricht und nichts in den letzten Tagen eingetroffen ist, dann gehen Sie weiter in die Tiefkühlabteilung und nehmen eine Packung gefrorenes Frischgemüse mit. Jawohl, das ist besser als die »frische« Ware, die seit Tagen im Laden ausgestellt wird, nachdem sie bereits mindestens einen Tag auf dem LKW verbracht hat. »Frisches Obst und Gemüse« ist längst nicht so frisch, wie wir glauben – oder wie man uns glauben machen will.

Das ist nicht unwichtig. Wenn ein Stück Obst vom Baum fällt, beginnt es sofort, sich zu zersetzen. Die Natur hat es so einge-richtet, damit die Nährstoffe in den Boden zurückgelangen, um den Baum zu ernähren und bei der Hervorbringung einer neuen Generation saftiger, nahrhafter Früchte zu helfen. Das gilt auch für Gemüse; einmal geerntet, verändert sich seine Chemie. In Obst und Gemüse springen dann die bisher schlafenden Gene an, die die Selbstzersetzung bewirken. Wenn die Ernte die Obst-abteilung in Ihrem Supermarkt erreicht, hat der größte Teil da-von längst nicht mehr denselben Nährstoffgehalt wie auf dem Feld oder am Baum. Oft werden Obst und Gemüse vor der Reife geerntet, um den langen Transport besser zu überstehen, doch die verkürzte Reifezeit hat zur Folge, dass das volle Spektrum an Vitaminen und Mineralien nicht ausgebildet wird. Äußerlich rei-fen diese Früchte noch immer, aber sie werden nie so nährstoff-reich sein, als wenn man sie an der Pflanze hätte reifen lassen. Während der langen Strecke vom Bauernhof bis auf Ihren Teller sind frisches Obst und Gemüse außerdem viel Wärme und Licht ausgesetzt, was für einige Nährstoffe, insbesondere empfind-liche Vitamine wie C und das B-Vitamin Thiamin, sehr schädlich ist. Was wir dann schließlich im Mund haben, ist ein nährstoff-armes Nahrungsmittel, das womöglich sogar ungesunde Zerfalls-produkte enthält. Die Enzyme, die den Zerfall ermöglichen, wer-den durch Kälte inaktiviert, daher die Empfehlung für Tiefkühl-kost.

> Winzer achten besonders auf die empfindlichen Trauben und befördern sie so schnell wie möglich in die Kelter. Spit-zenwinzer keltern nur aus Trauben, die direkt vom Wein-stock kommen und oft erst Minuten zuvor gepflückt wurden. Der Geschmacksunterschied ist enorm. Es überrascht mich nicht, dass Massenweine alle gleich schmecken und einen am nächsten Tag mit einem Kater zurücklassen können, den man sich mit einem Qualitätswein erspart hätte.

Obst und Gemüse, die für Tiefkühlkost bestimmt sind, werden oft zur Reifezeit geerntet, wenn sie – allgemein gesagt – am nährstoffreichsten sind. Einfrieren und Verpacken geschehen mit Methoden, die Frische und Nährstoffe konservieren. Obwohl der erste Schritt bei der Produktion von Tiefkühlkost – das Blanchieren in Heißwasser oder Dampf, um Bakterien abzutöten und die Zerfallsenzyme zu inaktivieren – bewirkt, dass einige wasserlösliche Nährstoffe wie Vitamin C und B zerfallen und ausgewaschen werden, bewahrt das anschließende Schockfrosten die Früchte in relativ nährstoffreichem Zustand.

Wenn ein Gemüse Saison hat, dann kaufen Sie es am besten frisch und reif, falls es gerade geliefert wurde, oder überhaupt auf dem Wochenmarkt direkt vom Bauern. Außerhalb der Saison bekommen Sie mit Tiefkühlgemüse immer noch relativ viele Nährstoffe. Kaufen Sie verschiedenfarbige Gemüsesorten, denn die Natur trennt Nährstoffe nach der Farbe; die Nährstoffkombination, die eine Möhre orange färbt, ist eine andere, aber genauso gesunde wie diejenige, die Spinat grün macht. Damit Sie möglichst viele verschiedene Nährstoffe abbekommen, essen Sie lieber eine gelbe und eine rote Paprika anstatt zwei von der gleichen Farbe. Und bitte beleidigen Sie die Ware nicht, indem Sie sie in der Obstschale oder im Gemüsefach des Kühlschranks vor sich hingammeln lassen. Essen Sie Obst und Gemüse vielmehr bald nach dem Kauf, auch wenn es tiefgefroren ist. Selbst die Nährstoffe in Tiefkühlkost verschwinden unvermeidlich mit der Zeit. Dünsten Sie das Gemüse oder bereiten Sie es in der Mikrowelle zu, anstatt es zu kochen, um den Verlust an wasserlöslichen Vitaminen zu verringern.

Wie viele von Ihnen bereits wissen, ist Fisch eine weitere wichtige Nährstoffquelle – und eine natürliche Quelle für Vitamin D. Wenn Sie nicht weiter als 150 Kilometer von der Meeresküste oder einem unbedenklichen Fanggebiet entfernt wohnen, kaufen Sie unbedingt frischen Fisch, wenn er erhältlich ist, also aus lokalem Fang und in der Saison. Wenn Sie nicht küstennah wohnen oder gerne Fisch einer Art essen möchten, die gerade keine Fangsaison hat, kaufen Sie ruhig tiefgefrorene Fische. Moderne Gefriermethoden bewahren viele Tiefkühlfische in einem besseren Zustand als die anderen. Warum? Weil heute ein großer Teil des

Fangs schon wenige Minuten später auf dem Schiff eingefroren wird, mit Schockfrostanlagen, die eine Temperatur weit unter der in Ihrer Kühltruhe haben. Viele sogenannte frische Fische waren übrigens bereits einmal eingefroren, was die meisten Fischhändler zwar angeben, aber nicht alle.

Verschrotten Sie den Saftmixer

Während der Arbeit an diesem Buch erfuhr ich, dass im Jahr 2011 Obst- und Gemüsesäfte in den USA einer der großen Trends waren. Nicht, dass es dieses Hobby nicht schon vorher überall bei gesundheits- und wellnessbewussten Menschen gegeben hätte. Anscheinend pressen wir gerne Saft. Überall in den Städten schießen Saftbars aus dem Boden, ebenso wie in Fitness-Studios und sogar in schicken Restaurants, wo sie ein Teil der Esskultur geworden sind. Wenn Sie am Samstagmorgen den Fernseher einschalten, wird Ihnen wahrscheinlich ein neu entwickelter Saftmixer angepriesen, der Sie ganz anders über Obst und Gemüse nachdenken lassen wird. Einige stärken angeblich Ihr Immunsystem, regen den Stoffwechsel an und machen Sie zu einem glücklicheren Menschen.

Was ich mich frage, wenn ich eine leuchtend bunte Fruchtsaftmischung vor mir sehe, ist: Möchte der Körper wirklich zehn Möhren auf einmal zu sich nehmen? Oder einen ganzen Broccoli? Ich weiß, dass ich so viel davon nicht auf einmal essen würde, und wenn doch, würde mir wahrscheinlich übel. Aber noch wichtiger ist die Frage, ob die ursprünglichen Nährstoffe dieser Früchte und Gemüse, jetzt in einem großen Glas Saft angerührt, wirklich noch dieselben sind. Ich glaube nicht.

Sauerstoff ist, wie wir gesehen haben, ein starkes Oxidans, also ein Oxidationsmittel, das die Molekülchemie bei Kontakt augenblicklich verändert, indem es Elektronen an sich bindet. Sowie man Fruchtfleisch oder aufgeschnittenes Gemüse der bekanntlich sauerstoffreichen Luft aussetzt, passiert – was wohl? Es oxidiert sofort, in Sekundenbruchteilen – besonders wenn man es dann noch in einem Mixer zerkleinert. Wir verändern die gesamte Wirkungsweise der Nährstoffe. Es gibt einen Grund dafür, dass die Firma Tropicana die meisten Säfte in undurchsichtigen, lichtdichten Gefrierbehältern verkauft. Sie ist schon lange im Geschäft und hat große Erfahrung darin, die Nährstoffe in ihren Produkten möglichst gut zu konservieren. Bei anderen Herstellern ist es nicht so. Ich möchte hier gar keine Namen nennen, aber hüten Sie sich vor Obstsäften in klaren Glas- oder Kunststoffbehältern, die den Inhalt dem Licht aussetzen. Bis wir ihn konsumieren, könnte er bereits wertlos geworden sein. Zurzeit geht auch Tropicana für einige seiner Produkte zu Klarglasflaschen über, um in den Supermärkten besser mit den attraktiven und zunehmend erfolgreichen durchsichtigen Behältern anderer Hersteller konkurrieren zu können. Dazu kann ich nur sagen, es ist sehr schade, dass hier das Marketing über die Gesundheit siegt. Obst- und Gemüsesaftabfüller werben gerne mit dem gesundheitlichen Nutzen frischer Früchte und Gemüse und zitieren die entsprechenden Studien, sagen aber nicht dazu, dass diese eben nicht an Säften durchgeführt wurden, sondern an frischen Früchten. Das heißt wirklich, entschuldigen Sie den Kalauer, Äpfel mit Birnen zu vergleichen.

Wenn Lebensmittel sich zersetzen, bilden sich Chemikalien, deren Wirkungen wir noch nicht kennen. Vitamin C zum Beispiel, das sehr sauerstoffanfällig ist, zerfällt ziemlich schnell, und für eines seiner Zersetzungsprodukte, die Diketogulonsäure, gibt es noch keine vollständige Wirkungsstudie am Menschen. Auch Vitamin A ist in Lebensmitteln nicht stabil und wird deshalb Vitaminpräparaten oft in Form der Verbindungen all-trans-Retinylacetat und all-trans-Retinylpalmitat zugesetzt, und selbst diese stabileren Moleküle zerfallen leicht in zahlreiche andere. Das Verhältnis der einzelnen Zerfallsprodukte zueinander hängt von der einwirkenden Menge an Licht, Wärme, Fett und Sauerstoff ab und ist im Allgemeinen nicht voraussagbar. Dieser Zerfall tritt insbesondere bei mit Vitamin A angereicherten Lebensmitteln wie Zerealien ein. Auf der Packung steht dann die Aktivität bei Abfüllung (»10 Prozent der Tagesdosis an Vitamin-A-Palmitat«), aber oft hat das, was wir dann essen, damit nichts mehr zu tun. Einige Studien haben gezeigt, dass über 90 Prozent des zugesetzten all-trans-Retinylpalmitats in Zerealien nach sechs bis acht Wochen Lagerung bei Zimmertemperatur verschwunden sind. Haben diese Stoffe unbekannte Nebenwirkungen? Darüber sollten wir als ernährungsbewusste Verbraucher nachdenken – und die Forschung sollte es herausfinden.

Hoffentlich geraten Sie jetzt nicht langsam in Panik und fragen sich, ob Sie Ihre Mixer und Pürierstäbe noch benutzen können und, wenn Sie zu den vielen Millionen gesundheitsbewussten Eltern gehören, was es eigentlich mit »organischen« Babygläschen auf sich hat. Denken Sie daran, was ich zu Anfang dieses Buches geschrieben habe: Viele meiner Überlegungen sind nur Gedankenspiele. Vollwertnahrung ist immer besser als Fertiggerichte, und darauf können wir uns auf jeden Fall einigen. Solange ein Kleinkind noch keine feste Nahrung zu sich nehmen kann, bekommt es alles, was es braucht, über die Muttermilch, Säuglingsnahrung zum Anrühren und auch, jawohl, über klebrige Pürees aus vermutlich pulverisierten Zutaten.

Nutzen und Pflege des Mikrobioms

Bevor wir fortfahren, möchte ich noch etwas zu bedenken geben. Jeder Mensch hat einen anderen Stoffwechsel, nimmt Nährstoffe anders auf und nutzt sie anders. Dieser Bereich der Ernährung muss personalisiert werden; und in der Zukunft wird das auch der Fall sein, sowie wir über neue Technologien verfügen, durch die sich jeder Menschen gemäß seinen Bedürfnissen ernähren kann. Sicher wird auch die Genetik hier eine Rolle spielen, aber am wichtigsten wird das Mikrobiom sein – die als Darmflora bezeichnete Gesamtheit der Bakterien im Darm, die an der Verdauung, dem Stoffwechsel und dem allgemeinen Gesundheitszustand des Menschen beteiligt sind.

Wir alle haben Bakterien im Magen-Darm-Trakt. Im Körper eines gesunden Erwachsenen gibt es schätzungsweise zehn Mikroben für jede Körperzelle. Diese Mikroben (Bakterien, Pilze und Viren) sind noch kaum erforscht; ihr Einfluss auf die Entwicklung des Menschen, seine Physiologie, sein Immunsystem und die Ernährung ist fast unbekannt. Die National Institutes of Health haben kürzlich das Human Microbiome Project (HMP; unter www. hmpdacc.org erfahren Sie mehr darüber) gestartet. Es soll die umfassende Erforschung des einzelligen Lebens im Menschen zusammenfassen und seinen Einfluss auf die Gesundheit untersuchen.

Die Unterschiede in der Darmflora können zum Beispiel die Differenzen in manchen Krebsstatistiken zwischen China und den USA erklären. Nehmen wir den Prostatakrebs: Männer in den USA haben ein Risiko von etwa 17 Prozent, daran zu erkranken, Bewohner der ländlichen Gebiete Chinas aber nur eines von mageren 2 Prozent. Wenn allerdings Chinesen in den westlichen Kulturkreis umsiedeln, steigt nach etwa einem Jahrzehnt auch ihr Risiko an.

Wir hatten das immer auf die Ernährungsgewohnheiten zurückgeführt – das Essen im Westen ist ja für einiges verantwortlich, und sehr wahrscheinlich steigen Einwanderer auch bald auf unsere abgepackten Fertiggerichte um, wenn sie erst einmal in den USA angekommen sind –, aber wie sich herausstellte, spielt hier das Mikrobiom eine wichtige Rolle. Es regelt die Verarbeitung des Essens und den Übergang in den Stoffwechsel – wie viel und wie schnell man absorbiert und was in den Blutkreislauf gelangt. Letzteres beeinflusst unter anderem auch die Hormonwerte, und das wiederum das Risiko für bestimmte Krebsarten, etwa Prostata- oder Brustkrebs.

Gewöhnlich unterscheidet man Menschen nach ihrer Blutgruppe, manchmal auch nach ihrer Volkszugehörigkeit. In Zukunft wird es auch die Einteilung nach Mikroben geben – nach den vorherrschenden Bakterien im Verdauungstrakt. In einer der provokanteren Studien zu diesem Thema, erschienen im April 2011 in *Nature,* legte ein Forscherteam unter Peer Bork vom European Molecular Biology Laboratory in Heidelberg anhand des Mikrobioms drei »Typen« von Menschen fest, die sich durch die unterschiedlichen Anteile bestimmter Bakterienarten unterscheiden. Typ 1 zum Beispiel wird durch einen hohen Anteil von Bacteroides-Bakterien gekennzeichnet; bei Typ 2 sind diese vergleichsweise selten, hier herrschen Prevotella-Bakterien vor. Borks Team kam auf diese Einteilung, als es keine Korrelation zwischen dem Enterotyp, also der Bakterienmischung des Mikrobioms, und der ethnischen Herkunft seiner europäischen, amerikanischen und japanischen Probanden finden konnte. Anders ausgedrückt: Zwei Amerikaner haben nicht unbedingt dasselbe Bakterien-Ökosystem, wie sie auch nicht notwendigerweise dieselbe Blutgruppe haben. Aber die Eigenschaften des jeweiligen individuellen Bakterien-Ökosystems könnten sehr wohl ihre Risikofaktoren für bestimmte Krankheiten definieren. Ebenfalls keinen Zusammenhang fanden die Heidelberger Forscher zwischen den Mikrobiomtypen und den Faktoren Geschlecht, Gewicht, Gesundheitszustand und Alter. Die Gründe für diese Korrelationslosigkeit versuchen sie jetzt gerade zu entdecken. Eine Möglichkeit ist, dass unsere Eingeweide im Säuglingsalter nach dem Zufallsprinzip von den Bakterien besiedelt werden, die gerade da sind; durch die ersten Ansiedler ändert sich die chemische Umgebung so, dass ihnen nur noch bestimmte Spezies folgen können.

Was auch immer die Ursache für die unterschiedlichen Enterotypen ist, diese Differenzen haben womöglich deutliche Auswirkungen auf den Gesundheitszustand. Die Darmflora unterstützt den Organismus bei der Verdauung und der Erzeugung von Vitaminen mit Enzymen, die unsere eigenen Zellen nicht herstellen können. Bork und Kollegen fanden heraus, dass die Zusammenstellung dieser Enzyme bei jedem Enterotyp eine andere ist. Enterotyp 1 etwa produziert mehr Enzyme zur Synthese von Vitamin B7 (auch Biotin genannt), Enterotyp 2 dagegen mehr Enzyme für die Gewinnung von Vitamin B1 (Thiamin). Ich bezweifele, dass es wirklich nur eine Handvoll dieser Enterotypen gibt. Sicher werden wir noch dahinterkommen, dass es Dutzende, wenn nicht Hunderte unterschiedlicher Enterotypen-Cluster gibt, die ein breites Spektrum von Strategien für die persönliche Gesundheitsvorsorge liefern werden. Stellen Sie sich vor, Sie könnten

Ihre Ernährung genau auf Ihren persönlichen Enterotyp abstimmen. Danach könnten Sie mühelos und dauerhaft abnehmen, über mehr Energie verfügen, eine chronische Krankheit heilen und vielleicht sogar eine Darmkrankheit überwinden, die Sie schon quält, seitdem Sie denken können.

Die Entdeckung der Blutgruppen A, B, AB und 0 hatte große Auswirkungen auf die medizinische Praxis. Die Ärzte konnten jetzt weitgehend vermeiden, dass der Organismus eines Patienten, der eine Bluttransfusion bekam, das gespendete Blut abstieß, indem sie darauf achteten, immer Blut der passenden Blutgruppe zu übertragen. Die Entdeckung der Enterotypen könnte eines Tages zu eigenen medizinischen Nutzanwendungen führen, und zwar weit über die Anpassung der Ernährung hinaus. Medikamente werden ebenso auf den Enterotyp zugeschnitten sein. Darin steckt ein revolutionäres Potenzial für die Pharmaindustrie, die sich gegenwärtig noch nach dem Prinzip von Versuch und Irrtum vorantastet. Später in diesem Buch, wenn es um die Erforschung der Proteine und ihren Nutzen für die pharmazeutische Industrie geht, werde ich erklären, wie nützlich das Verständnis des bakteriellen Ökosystems im Körper ist, wenn wir der dynamischen Unterhaltung zwischen unseren Zellen »zuhören« wollen. Bakterien haben als Lebewesen auch ihre eigene DNA, die in uns wirkt, und neue Technologien helfen uns jetzt dabei, die Bakterien und ihre Auswirkungen auf uns – seien es gute oder schlechte – zu verstehen.

Was die Studien des Mikrobioms allesamt gemeinsam haben, ist, dass die Bakterien im menschlichen Körper eine ungeheure Artenvielfalt aufweisen, vergleichbar der Biodiversität im tropischen Regenwald. Die einzelnen Körperregionen werden von unterschiedlichen Artenkombinationen besiedelt. In meiner Mundhöhle habe ich vielleicht eine ganz andere Bakterienkolonie als Sie, was ein weiterer bestimmender Faktor ist, ob meine Ernährung mein Verdauungssystem gesund erhält. In Zukunft werde ich als Patient vielleicht meinen einmaligen Enterotyp so gut kennen, dass ich mein Verdauungssystem so problemlos wie möglich am Laufen halten kann.

Innerhalb der kommenden zehn Jahre wird die Forschung die Geheimnisse des Mikrobioms enträtseln und uns sagen, wie wir es manipulieren können, um gesünder zu werden. Das Mikrobiom – nicht der Vitamin-D-Wert, zum Beispiel – erklärt vielleicht auch, warum Bewohner höherer Breitenlagen ein größeres Krebsrisiko haben. Denn die Menschen in verschiedenen Breitenzonen haben unterschiedliche Bakterienfloren. Ich könnte mir gut vorstellen, dass irgendwann der Arzt bei hohem genetisch bedingtem Brustkrebsrisiko das Mikrobiom so anpasst, dass es das Risiko möglichst gering hält. Die Kombination der verschiedenen Technologien wird hier entscheidend sein.

Zur konstanten aktiven Wechselwirkung zwischen Verdauungstrakt und Mikrobiom kommt als weiterer wichtiger, aber oft vergessener Faktor noch das Gehirn. Es verleiht der Unterhaltung zwischen Ihrem Darm und Ihren »Gefühlen« eine kraftvolle Stimme.

Ein Bauchgefühl

Einen gesunden Verdauungstrakt kann man gar nicht wichtig genug nehmen. Als Menschen spüren wir unsere Körperfunktionen, wie wohl wir uns fühlen, wie viel Energie wir haben, wie viel Stress wir haben, wie unsere Stimmung ist. Woher kommen diese Gefühle? Die neuronalen Vorgänge im Körper, die uns dessen Zustand melden, werden gerade intensiv erforscht. Eine der Methoden, mit denen der Körper seinen Gesundheitszustand durch das verwickelte Netzwerk von Hormonen und Neurotransmittern signalisiert, ist die Schaffung besonderer Verbindungen zwischen den einzelnen physiologischen Systemen.

In den letzten Jahren haben zahlreiche Forschungen, die durch bahnbrechende Arbeiten in der Neurologie und durch Wissenschaftler wie Emeran Mayer von der School of Medicine der UCLA ermöglicht wurden, eine enge Zwei-Wege-Verbindung zwischen dem Gehirn und dem Verdauungssystem nachweisen können. Diese Verbindung ist ziemlich bemerkenswert – sie ist so komplex, dass man den Darm als größtes Sinnesorgan im Körper bezeichnen könnte. Michael Gershon, ein Experte im neuen Fachgebiet der Neurogastroenterologie und Autor des Buches *Der kluge Bauch: Die Entdeckung des zweiten Gehirns* (1998), nennt unseren Darm wirklich so. Er ist unser zweites Gehirn, dessen Tätigkeit weit darüber hinausgeht, nur sicherzustellen, dass unsere Nahrung gut verdaut wird. Hier eine Kurzfassung: Der Darm sendet über den Vagusnerv und afferente Nerven Informationen an das Gehirn, und zwar zu verschiedenen Ebenen im Zentralnervensystem. Dazu zählen das Rückenmark, der Hirnstamm, der Hypothalamus und ein Hirnareal namens enterozeptiver Cortex. Dadurch erhält das Gehirn Informationen über die Vorgänge im Darm. Das Zentralnervensystem seinerseits schickt Informationen an den Darm zurück, um dessen optimale Funktion während des Schlafs, bei Nahrungsmangel und bei der Verdauungstätigkeit zu gewährleisten. Ohne diesen Nachrichtenaustausch wäre es unmöglich, unser Essverhalten und unsere Verdauung zu kontrollieren.

Wirklich erstaunlich ist nun, dass unser Darm sein eigenes kleines Nervennetzwerk hat, mit dem er auf die Signale des Gehirns reagieren und Bescheid geben kann, wenn etwas nicht stimmt. Dadurch wird sichergestellt, dass die Darmtätigkeit immer mit unserem Gesamtzustand koordiniert ist. Außer Nervensignalen schüttet das Darmnervensystem auch Hormone aus, die das Gehirn entweder direkt oder durch Stimulation sensibler Nerven erreichen. So übermitteln zum Beispiel bestimmte Darmhormone Sättigungs- und Hungergefühl. Oder wenn irgendwo in den Eingeweiden eine Entzündung ausgebrochen ist, kann der Darm dem Gehirn auch Funktionen wie Schmerz, Erschöpfung, größeres Schlafbedürfnis und allgemeines Krankheitsgefühl mitteilen. Mit anderen Worten: Wenn Sie an einer Krankheit oder Infektion des Verdauungstrakts leiden, wird Ihr Befinden zu einem großen Teil von den Einflüssen des Darms auf das Gehirn bestimmt – wie Sie denken, wie viel Schmerz Sie empfinden, wie gut Sie schlafen und wie viel Energie Sie haben.

Weil der Darm eine große Menge Informationen an ein Hirnareal sendet, das für unser Selbstgefühl und Wohlbefinden verantwortlich ist, kann sein Zustand eine größere Rolle in unserer wahrgenommenen Gesundheit spielen, als man glauben möchte. Das ungute Gefühl zum Beispiel – der Knoten im Magen –, das sich einstellt, wenn man Angst oder Sorgen hat oder wütend ist, gehört zu den Empfindungen, die in einem bestimmten Bereich des Gedächtnisses, der sogenannten Bodymap, gespeichert werden und unsere Entscheidungen in späteren ähnlichen Situationen beeinflussen.

Es sollte uns nicht überraschen, dass ein optimiertes Verhältnis zwischen Gehirn und Verdauungstrakt auch unseren Gesundheitszustand und unser Gesamtbefinden verbessert. Die Erforscher dieser Hirn-Darm-Verbindung weisen darauf hin, dass eine gesunde Ernährung mit wenig Fett, raffiniertem Zucker und Kalorien, aber mit vielen natürlichen Ballaststoffen, die in mehreren kleinen Mahlzeiten über den Tag verteilt eingenommen wird, das natürliche Gleichgewicht fördert, nach dem unser Körper strebt. Üppige, kalorienreiche und fetthaltige Mahlzeiten, besonders spätabends, wenn der Verdauungstrakt eigentlich ruhen möchte, führen dagegen leicht zu Verdauungsstörungen und der damit zusammenhängenden Niedergeschlagenheit.

Können wir unseren Darm denn auch mit den richtigen Gedanken gesünder machen? Die Forschung dazu steckt noch in den Kinderschuhen, aber die bisherigen Ergebnisse sind faszinierend. Indem wir uns den positiven Bauchgefühlen gegenüber aufgeschlossener zeigen und gelegentliche unangenehme Gefühle wie Völle, Magenschmerzen und Unbehagen als normal statt als beunruhigend einzustufen lernen, können wir mit der Zeit die unangenehmen Gefühle vielleicht ausschalten. Das könnte jetzt zu abstrakt und schwerverständlich klingen, aber ich will hier auch nur sagen, dass die Verbindung zwischen Gehirn und Bauch real ist und viel interessanter, als wir je gedacht hätten. Daraus folgt, dass es ungeheuer wichtig ist, durch gute Ernährung möglichst gut auf sein Verdauungssystem aufzupassen. Es wirkt bei unseren Emotionen mit, beeinflusst unser Wohlbefinden und hat mehr Auswirkungen auf unsere Gefühle, als man glauben würde.

Natürlich haben diese neuen Forschungsarbeiten auch tiefere Erkenntnisse über den Einfluss der Darmflora auf unsere Gesundheit gebracht und gezeigt, wie bestimmte probiotische Lebensmittel zur Unterstützung dieser »guten« Bakterien im Darm den Umgang unseres Körpers mit Stress verbessern, besonders im Hinblick auf Schmerzempfindlichkeit, Darmentzündungen und die Regulierung unserer Gefühle. Die Forschung untersucht gegenwärtig die mögliche Rolle einiger Darmbakterienstämme bei der Entstehung von Fettleibigkeit, entzündlichen und funktionalen Erkrankungen des Magen-Darm-Traktes, chronischen Schmerzen, Autismus und Depressionen. Ebenfalls erforscht wird die Rolle dieser Bakterien bei unserem Gefühlsleben. Eines Tages finden wir womöglich heraus, dass ein bestimmter Stamm von Darmbakterien dafür verantwortlich ist, ob jemand eher ein glücklicher und optimistischer oder ein mürrischer und pessimistischer Typ ist.

Wenn wir den Zusammenhang von Bauchgefühl und Gesundheit verstehen, können wir besser wahrnehmen, welche Entscheidungen wir tagtäglich treffen und welchen Belastungen wir dabei ausgesetzt sind. Letztere müssen nicht unbedingt psychisch oder von Stress ausgelöst sein. Einige der hartnäckigsten Belastungen, die wir jeden Tag aushalten müssen und die mit der Zeit ungeahnte gesundheitliche Folgen haben können, entstehen direkt unter unseren Füßen. Buchstäblich.

 **Gesundheitsregel** Achten Sie auf Ihre Ernährung. Holen Sie sich Ihre Nährstoffe – dazu zählen auch natürliche Vitamine und Mineralstoffe – aus natürlichen, vollwertigen Nahrungsmitteln, die so biologisch wie möglich angebaut wurden. Misstrauen Sie allem, was aus einem Mixer, einer Saftpresse oder einem Glaskrug kommt. Kaufen Sie lieber Tiefkühlobst und -gemüse oder »schockgefrorene« Waren anstatt die in vielen Supermärkten angebotenen sogenannten frischen Produkte. Ernährungsempfehlungen kann man nur schwer in einer Liste zusammenfassen, aber hier kommen ein paar ganz allgemeine. Man muss zwar immer

bedenken, wie komplex das Gebiet der Ernährung ist, aber die folgende Aufzählung kann zumindest einen Überblick bieten:

1. Mäßigkeit.
2. Essen Sie regelmäßig – die Zahl der Mahlzeiten ist nicht so wichtig, aber nehmen Sie sie zu festen Zeiten ein. Keine Snacks zwischendurch. (Wie wichtig regelmäßige Mahlzeiten sind, erkläre ich noch.)
3. Essen Sie mindestens dreimal wöchentlich Kaltwasserfische (zum Beispiel Lachs, Sardinen, Thunfisch, Regenbogenforelle, Sardellen, Hering, Heilbutt, Kabeljau, Schwarzer Zackenbarsch usw.), außer, wenn Sie keinen bekommen können, der in einer Liste ökologisch korrekt gefangener Fischarten aufgeführt wird.
4. Achten Sie auf möglichst viele Farben in Ihren Lebensmitteln.
5. Trinken Sie an fünf Abenden pro Woche ein Glas Rotwein – außer wenn Sie ein hohes Brustkrebsrisiko haben.
6. Essen Sie »gutes« Fett – nicht pauschal fettarm.
7. Lesen Sie *Lebens-Mittel* von Michael Pollan – es ist das beste erhältliche Buch über Ernährung.

Kapitel 9

Heiß und schwer

Was wir von Profi-Footballspielern und Nonnen
über tödliche Entzündungen lernen können –
und wie wir sie kontrollieren

Wenn ich meinen Patienten und Freunden rate, stets gute, bequeme Schuhe zu tragen, ist es genauso einfach gemeint, wie es
klingt. Können ungeeignete Schuhe wirklich dazu führen, dass
wir zehn Jahre früher mit einem Herzinfarkt zusammenbrechen,
als wenn wir bequeme Turnschuhe getragen hätten? Wenn Sie
dieses Kapitel gelesen haben, können Sie es selbst beurteilen. Alles fängt mit einer Diskussion über Entzündungen an.

Der Begriff »Entzündung« war in den letzten Jahren ziemlich beliebt. Wie bei Vitamin D könnte man geradezu meinen, er
habe seinen eigenen Presse-Agenten. In Artikeln zu Gesundheitsthemen tauchen er selbst und sein Gegengift »entzündungshemmend« jedenfalls ständig auf. Daher setze ich bei Ihnen ein vages
Vorwissen voraus, wegen solcher Presseveröffentlichungen und
weil ich weiter oben eine Definition geboten habe, aber ich gehe
auch davon aus, dass Sie gerne mehr wissen möchten.

Wir alle kennen die Art Entzündungen, die sich aus oberfläch-
lichen Schnittwunden und Prellungen entwickeln – Schmerz,
Schwellung und Rötung –, oder auch den Schmerz in einem ge-
zerrten Muskel, einem gebrochenen Knochen oder einer sonnen-
verbrannten Hautstelle. Wenn Sie an Allergien oder Arthritis
leiden, kennen Sie auch andere Entzündungssymptome – Niesen,
Jucken, Ausschlag, Pickel, Gelenkschmerzen und so weiter. Aber
Entzündungen können viel tiefer reichen und in den Organen
und Systemen sitzen, ohne dass man es spürt oder weiß.

Zwar gehören Entzündungen zu den natürlichen Abwehrreaktionen des Körpers gegen Eindringlinge von außen wie Bakterien, Viren und Gifte, aber zu starke Entzündungsreaktionen können auch schädlich sein. Wenn sie sich verselbstständigen und außer Kontrolle geraten, können sie das Immunsystem lahmlegen und zu chronischen Problemen und/oder Krankheiten führen. Das ist so, wie wenn man die Heizung aufdreht, um sich zu wärmen. Schaltet die Heizung sich bei Überhitzung nicht von allein herunter, dann überheizt sie die Wohnung; es wird zu warm und irgendwann auch gefährlich für das Heizungssystem und das Haus.

Viele Krankheiten scheinen nichts mit Entzündungen zu tun zu haben, aber zahlreiche internationale Forschungsarbeiten beweisen, wie schädlich eine chronische Entzündung für den Körper sein kann. Bestimmte Spielarten werden mit den schlimmsten degenerativen Krankheiten in Zusammenhang gebracht – mit Herzinsuffizienz, Alzheimer, Krebs, Autoimmunkrankheiten, Diabetes und beschleunigter Alterung. Mir fällt keine chronische Krankheit ein, die man nicht mit Entzündung verknüpft hätte – und die zu einem Ungleichgewicht im System führt, was wiederum negative gesundheitliche Auswirkungen anregt, genau wie viele andere Faktoren, die wir besprochen haben – zu viele Vitamine, Antioxidanzien, Kalorien und so weiter.

Im Zentrum des Begriffs Entzündung steht das Konzept der oxidativen Belastung, wobei es sich in einem rudimentären Sinn um eine Art biologische Korrosion der Organe und Gewebe handelt. Das kann sowohl äußerlich geschehen – und führt dann zu Runzeln und vorzeitiger Alterung – wie auch innerlich, dann verhärtet es die Blutgefäße, greift die Zellmembranen an und richtet ganz allgemein Schaden an unseren wertvollen inneren Organen an. Natürlich korrodiert der menschliche Körper nicht so einfach, wie Metall rostet, wenn man es dem Wetter aussetzt, aber der Korrosionsvergleich ist eine gute Verständnishilfe für die chemischen Reaktionen bei oxidativem Stress. Ich habe ja schon erklärt, dass Oxidation zum normalen Lebensprozess gehört, aber wenn sie außer Kontrolle gerät, wird sie zum Problem. Mit neuen Technologien werden wir diesen Entzündungsprozess demnächst besser verstehen und beherrschen können. Ziel wird es sein, Messwerte zur Quantifizierung von Entzündungen zu entwickeln und die verschiedenen Entzündungsarten, gute und schlechte, voneinander zu trennen. Einige Entzündungen möchten wir, andere nicht. Die JUPITER-Studie, die ich in Kapitel 2 beschrieben habe, gehörte zu den ersten, die Entzündungen als die zugrunde liegende Ursache von Krankheiten identifizierte. Der ungebremste Verlauf einer Entzündung – nicht unbedingt Cholesterin – ist es, der zum Herzinfarkt führen kann. Die tatsächliche Ereignisfolge von der Entzündung bis zum Infarkt ist komplex und umfasst Veränderungen an den Koronararterien und ihren Verzweigungen, die den Herzmuskel ernähren, aber der Ausgang ist derselbe: ein erhöhtes Risiko für einen lebensgefährlichen Herzinfarkt.

Wenn der Job die Gesundheit gefährdet

Wenn man einmal dahintergekommen ist, dass unnötige Entzündungen so weit wie möglich verhindert werden müssen, sind die nächsten Fragen, wie sie entstehen, wie man sie ausfindig macht und wie man sie kontrolliert. Das sind keine einfachen Fragen, aber woran Sie dabei vielleicht noch nicht einmal denken, ist die chronische Entzündung, der Sie sich womöglich tagtäglich aussetzen, obwohl sie vermeidbar wäre. Was bewirkt zum Beispiel, so frage ich mich, die geringe, aber ständige Irritation vom Tragen hoher Absätze im Körpersystem einer Frau? Natürlich sind manche Berufe riskant, und als Holzfäller, Krabbenfischer oder Footballspieler hat man nun einmal einen höheren Rang in den Sterbestatistiken. Das sind extreme Beispiele für Berufe, in denen man eher vorzeitig anstatt an Altersschwäche stirbt. Ich will jetzt keine Managerin, die im Büro unbequeme Schuhe trägt, mit einem Krabbenfischer gleichsetzen, der den Gefahren der stürmischen See trotzt, aber die Frage bleibt: Inwieweit spielen Entzündungen eine Rolle in der Sterbestatistik, und wie viel Druck braucht es, um Schaden anzurichten? Nehmen wir eines der Extreme als Beispiel, einen Footballspieler mit vielen Einsätzen, der folglich viele Schläge austeilt und einsteckt. Hier gibt es tatsächlich Statistiken, die 2006 im Rahmen einer Studie* veröffentlicht wurden und ziemlich ernüchternd sind:

- Schwere (übergewichtige) NFL-Spieler (National Football League) haben ein doppelt so hohes Risiko, vor ihrem 50. Geburtstag zu sterben.
- 28 Prozent aller Football-Profis, die im letzten Jahrhundert geboren wurden und als fettleibig einzustufen waren, starben vor ihrem 50. Geburtstag, verglichen mit 13 Prozent derer, die weniger übergewichtig waren.
- Jeder 69. Footballspieler, der nach 1955 geboren wurde, ist heute tot. 22 Prozent dieser Spieler starben an Herzkrankheiten, 19 Prozent erlagen einem Tötungsdelikt oder begingen Selbstmord.
- 77 Prozent der Opfer von Herzkrankheiten waren als fettleibig einzustufen, selbst in ihrer aktiven Zeit, und diese starben zweieinhalbmal so häufig an Koronarinfarkt wie ihre schlankeren Mannschaftskameraden.
- Nur 10 Prozent der zwischen 1905 und 1914 geborenen und inzwischen verstorbenen Spieler waren in ihrer aktiven Zeit fettleibig. Heute werden mehr als die Hälfte aller aktiven NFL-Spieler als fettleibig eingestuft.
- Das Durchschnittsgewicht in der NFL ist seit 1985 um 10 Prozent auf 112,5 kg gestiegen. Das Durchschnittsgewicht der einzelnen Spieler auf der schwersten Spielerposition (Heavy Tackle) hat sich in den vergangenen beiden Jahrzehnten von 127,5 kg auf 144,25 kg erhöht.

---

* Die Studie beruhte auf einer Analyse des Scripps Howard News Service von 3850 professionellen Footballspielern, die im letzten Jahrhundert gestorben sind. Genauer gesagt: Es wurde eine Computer-Datenbank von 3850 Sterbefällen bei ehemaligen professionellen Footballspielern angelegt, die auf den von David Neft und seinen Kollegen gesammelten Daten beruht.

Hier ist es leicht, mit dem Finger auf das Übergewicht zu zeigen, welches dazu führt, dass vorzeitige Herzkrankheiten zu potenten Killern unter Footballspielern werden. Es ist allgemein bekannt, dass Körpergröße und -gewicht in umgekehrter Korrelation zur Langlebigkeit stehen; beide werden in epidemiologischen Studien mit einem höheren Anteil an frühen Sterbefällen in Zusammenhang gebracht. Es klingt durchaus folgerichtig, dass ein Stürmer im Football, der aus spieltechnischen Gründen eine große Körpermasse braucht, womöglich Jahre seines Lebens dafür opfert. Man könnte aber auch meinen, dass Footballspieler aufgrund ihres Trainings gut in Form und daher vor Herz-Kreislauf-Erkrankungen besser geschützt sind als untrainierte Menschen. Das ist aber nicht der Fall. Die Vorteile körperlicher Aktivität können die Nachteile des Übergewichts nicht ausgleichen oder übertreffen. Mehrere Studien haben das bestätigt, denn Sportler mit großer Körpermasse sind nicht in Topform – das intensive Training überwiegt die negativen gesundheitlichen Auswirkungen ihres hohen Gewichts nicht. Diese Forschungen haben gezeigt, dass man nicht gleichzeitig fett und fit sein kann. Übergewicht gilt deswegen als so schädlich, weil hinter den Kulissen Entzündungen am Werk sind.

Ob es nun um die Schädigung durch zu hohes Körpergewicht oder durch ständige Schläge von anderen Spielern geht, der gemeinsame Nenner hier sind Entzündungen. Von allen Symptomen, die Footballspieler als Folge ihres Berufs aufweisen, ist das konstanteste auf jeden Fall die Entzündung, die bei vielen von ihnen eine Abfolge biologischer Ereignisse in Gang setzt, die zu einem Herzinfarkt führen können. Noch lange, nachdem ein Footballspieler den Helm an den Nagel gehängt hat, ist sein Körper damit beschäftigt, sich selbst zu heilen, und dieser Weg zurück zur Gesundheit bedingt wahrscheinlich auch einen gewissen Grad an Entzündung, die, wie Sie sich erinnern, zum natürlichen Heilungsprozess gehört. Bei Drucklegung dieses Buchs wurde bekannt, dass Lee Roy Selmon, ein in die Ruhmeshalle der NFL aufgenommener Footballspieler, gestorben ist, nachdem er zwei Tage zuvor mit einem Schlaganfall ins Krankenhaus eingeliefert worden war. Er war 56 Jahre alt. Er entsprach zwar absolut nicht dem Bild eines stark Übergewichtigen, der ständig mit der Gefahr eines Herzinfarkts lebt, aber die Entzündungen, die er sich vor Jahren auf dem Spielfeld zugezogen hatte, hatten andere Folgen für ihn. Wäre er auch gestorben, wenn er kein Footballspieler gewesen wäre? Das wird man nie wissen, aber die Fakten in der Geschichte seines Berufs weisen alle in dieselbe düstere Richtung.

Zusätzlich zum erhöhten Herzinfarkt- und Schlaganfallrisiko unter denjenigen, die an chronischen Entzündungen leiden, können Entzündungen auch das Krebsrisiko erhöhen. In Körperregionen, auf die ein Footballspieler wiederholt geschlagen worden ist, zum Beispiel Kopf, Schultern, Rumpf usw., könnte die DNA irreparabel geschädigt worden sein. Interessant ist, dass einige Krebskranke die Körperregion, in der ihr Tumor lokalisiert ist, mit einem vorangegangenen Trauma oder einer Verletzung in Verbindung bringen können – ob Footballspieler oder nicht. Als Bruce Feiler, ein religiöser Sachbuchautor, bei der TEDMED-Konferenz 2010 seine triumphale Krebs-Überlebensstory erzählte, berichtete er, wie er unwillkürlich an einen Fahrradunfall als Kleinkind zurückdenken musste, als er 2008 mit 44 Jahren von einem 20 Zentimeter langen Tumor in seinem rechten Oberschenkel erfuhr. Damals hatte er sich dasselbe Bein verletzt. Zufall? Wahrscheinlich nicht.

Das Zerstörungswerk der Entzündung

Die DNA ist unglaublich widerstandsfähig. Wir alle haben jede Menge eingebauter Mechanismen, die sie reparieren, wenn sie beschädigt wird. Wie ich bereits erklärt habe, ist der menschliche Körper in vielfacher Hinsicht wunderbar redundant. Wir haben überall Reserven und Ersatzstrategien für jede kritische Situation. Wie sonst könnten wir auch überleben? Der menschliche Körper ist narrensicher gebaut ... bis zu einer gewissen Grenze. Niemand weiß allerdings, wo diese Schwelle liegt. Das ist die große

Frage, die nie beantwortet werden wird. Angesichts chronischer Entzündungen, wie sie bei wiederholten Traumata oder einer langwierigen Verletzung oder Krankheit vorkommen, kann der Körper die DNA-Reparatur einstellen. Damit spart er Energie; er geht sozusagen in den Notstandsmodus über. Die DNA-Reparatur kostet nämlich viel Energie; sie ist nachweisbar der energieintensivste Prozess im Körper. Wenn der Körper es mit chronischen Entzündungen zu tun hat, muss er, um sie zu bekämpfen, die Energie für DNA-Reparaturen umlenken.

Wenn die DNA-Werkstatt des Körpers schließt, kann er anfälliger für Krebs und andere Krankheiten werden. Das ist zwar nur eine Hypothese, aber sie klingt plausibel und wird gerade getestet. Es ist ganz einfach: Wenn die Entzündung abklingt und der Körper in den Normalzustand zurückkehrt, öffnet auch die DNA-Reparaturwerkstatt wieder, aber dann ist es vielleicht schon zu spät, und die Krebszellen sind bereits auf dem Vormarsch. Gegen sie kann das eingebaute DNA-Reparatursystem nichts ausrichten.

Es gibt einen klaren, durch Beispiele belegbaren Zusammenhang zwischen Entzündungen und Krebserkrankungen. Eine der interessantesten neueren Studien erschien am 22. Juni 2010 im *Journal of the American College of Cardiology*. Die Analyse von zwei Dutzend randomisierten, kontrollierten Tests, die sich mit Therapien gegen überhöhte Cholesterinwerte befassten, ergab, dass je 10 Milligramm pro Deziliter HDL-Cholesterin (das »gute« Cholesterin also) das relative Krebsrisiko um 36 Prozent *senkten*. Dieses Verhältnis galt auch nach Korrekturen für LDL-Cholesterin (das »schlechte« Cholesterin), Alter, Körper-Masse-Index (BMI), Diabetes, Geschlecht und Raucher/Nichtraucher-Status. Die Forscher fügten hinzu, dass Assoziationsstudien nichts über Ursache und Wirkung aussagen; allerdings wurde vermutet, dass HDL möglicherweise entzündungshemmende und antioxidative Eigenschaften hat, die potenziell gegen Krebs wirken.

Andere Arten von Entzündung, wie etwa mehrfache Schädeltraumata, können deutlich mehr bewirken, als kleine, wenn auch lang anhaltende Schäden an der DNA zu verursachen, die einer späteren Krebserkrankung zuarbeiten. Kurzfristig können sie das

Gehirn physisch beeinträchtigen. Wenn es innerhalb der Schädelkapsel verschoben wird, können dadurch Nervenzellen und Synapsen geschädigt werden, und eine Forschergruppe an der Purdue University hat die These aufgestellt, dass wiederholte Schädeltraumata, auch wenn sie keine Symptome auslösen, sich summieren können. Um ihre Theorie zu testen, führten sie einen Versuch mit Helmsensoren, Videoaufnahmen, Kognitionstests und funktionellen MRI-Scans an High-School-Footballspielern durch, um mögliche neurologische Veränderungen infolge Schädeltraumata zu dokumentieren.

Die Helmsensoren registrierten bei Zusammenstößen Verzögerungen bis zu 100 g (in den meisten Achterbahnen werden die Fahrgäste nur höchstens 5 g ausgesetzt). Bei Spielern, die Symptome aufwiesen (Gehirnerschütterung), zeigten sich tatsächlich die erwarteten neurologischen Veränderungen. Unter den Spielern, die besonders viele oder besonders schwere Stöße abbekamen, zeigte die Hälfte der Symptomfreien kognitive Ausfälle, die durch Kognitionstests und Gehirnscans vor, während und nach der Saison nachgewiesen wurden. Ihr Erinnerungsvermögen wies Defizite auf; außerdem zeigten sich Veränderungen in einem Teil des Gehirns nahe der am häufigsten durch Schläge und Stöße getroffenen Stelle. Das war ein signifikantes Ergebnis; Spieler, die keine Symptome zeigten, spielten nach harten Zusammenstößen vermutlich einfach weiter, ohne zu ahnen, dass sie weitere Schädeltraumata und in der Folge ernstere neurologische Schäden und eine Verschlechterung ihrer geistigen Fähigkeiten riskierten.

Dieses bereits sehr düstere Zukunftsbild für werdende Footballstars wird noch von der abschreckenden Geschichte Owen Thomas' kompliziert, eines 2 Meter großen, 120 Kilo schweren und sehr beliebten Lineman in der Mannschaft der University of Pennsylvania. Dieser vielversprechende junge Sportler und Student erhängte sich im Frühling 2010 in seiner Wohnung, nachdem er einen von Freunden und Familie als untypisch für ihn beschriebenen plötzlichen Nervenzusammenbruch erlitten hatte. Zuvor hatte er nie an Depressionen gelitten. Eine Gehirnautopsie ergab dieselbe traumainduzierte Schädigung wie bei über 20 anderen verstorbenen Spielern der National Football League: chronische traumatische Enzephalopathie (CTE), eine Störung, die mit Depressionen und mangelnder Impulskontrolle einhergeht und sich hauptsächlich bei NFL-Spielern findet; von diesen begingen in den letzten zehn Jahren zwei weitere Selbstmord.

Die Pathologen, die Thomas' Gehirn untersuchten, warnten davor, seinen Suizid allein oder auch nur hauptsächlich seiner Hirnschädigung anzulasten, da Selbstmord unter Collegestudierenden relativ häufig sei. Sie schrieben allerdings auch, dass die Störung durchaus eine Rolle bei seinem Tod gespielt haben könne, da sie sich bei dem erst 20-jährigen Thomas ungewöhnlich früh entwickelt habe, und lieferten überzeugende neue Belege für die Schädigung auch schon bei jüngeren Spielern und nicht nur NFL-Veteranen, da die Läsionen sich frühzeitig anhäufen.

Bei Thomas war weder im Sport noch im sonstigen Leben jemals eine Gehirnerschütterung diagnostiziert worden, er hatte nicht einmal Kopfschmerzen gehabt. Allerdings war er von seiner Persönlichkeit her niemand, der sich wegen solcher Symptome hätte auswechseln lassen, er hätte weitergespielt. Seine CTE – deren einzige bekannte Ursache die wiederholten Gehirntraumata sind – muss sich aus Gehirnerschütterungen entwickelt haben, die er ignorierte, oder auch aus den Tausenden ohne Gehirnerschütterung abgegangenen Zusammenstößen, die er in seinen zwölf Jahren als Footballer mitgemacht hatte, und zwar größtenteils in einer Periode, in der sein Gehirn sich noch entwickelte.

Thomas hatte sein Leben im Griff; er war nicht der Typ Student, der unweigerlich irgendwann in der Selbstmordstatistik auftaucht. Er war intelligent genug für die Wharton School der University of Pennsylvania, einen der besten BWL-Studiengänge des Landes. Er spielte im Erstsemester-Footballteam und danach die letzten beiden Spielzeiten im Universitätsteam, den Quakers, die 2009 Vizemeister unter den Ivy-League-Hochschulen und danach Meister wurden. Thomas war populär, charismatisch und erfolgreich; er hinterließ keinen Abschiedsbrief und trug noch sein Mobiltelefon in der Tasche, als er starb – ein mögliches Zeichen für eine impulsive, unüberlegte Handlung. Fehlende Impulskontrolle ist eine durchgängige Manifestation eines Kontrollverlusts im Gehirn durch CTE. Diese Krankheit führt zur Einlagerung verdrillter proteinartiger Gebilde im Stirnlappen der Großhirnrinde, die den Plaques gleichen, wie sie sich im Gehirn von Alzheimer-Patienten finden. Diese eingelagerten Proteinkomplexe minderten Thomas' Fähigkeit zu rationaler Überlegung.

Die Geschichte wird hier nicht in erster Linie wegen der Vorgeschichte von Thomas' seltener Erkrankung und seines Selbstmordes erzählt, sondern um zu demonstrieren, wie fragil der menschliche Körper (und in diesem Fall das menschliche Gehirn) auf chronische Entzündungen reagiert. Als aktiver Footballspieler litt Thomas unter ständigen Entzündungen, die seine Gehirnchemie veränderten. Könnten sein Erbgut und andere Umweltfaktoren wie psychischer Stress als Katalysator gewirkt haben? Wir können zwar diese anderen potenziellen Faktoren als Teil der Todesursache nicht ausschließen, dürfen aber die ständigen Entzündungen als zugrunde liegende Ursache nicht ignorieren. Hinter der CTE verbirgt sich eine Entzündung, die im Gehirn dauerhafte und in manchen Fällen katastrophale Schäden anrichten kann, selbst bei jungen Menschen.

Gott sei Dank gibt es Nonnen

Das Gehirn ist ein wunderschöner Mikrokosmos des Körpers – ein ungeheuer komplexes Organ, das wir noch kaum verstehen. Womöglich benutzen wir nur einen Bruchteil seiner Kapazität, aber folgenschwerer ist, dass wir auch nur einen Bruchteil seiner Funktionen und der Ursachen für Störungen und Demenz verstehen. Obwohl inzwischen in der Medizin weitgehend akzeptiert ist, dass Entzündungen eine Ursache dafür sind, dass Gehirnerkrankungen entstehen und sich ausbreiten, fehlen uns immer noch die Daten, um vollständig zu verstehen, warum ein Gehirn im konkreten Einzelfall versagt, manchmal schon in jungen Jahren, wenn alle anderen noch gesund und auf Draht sind. Der Mangel an Forschungsergebnissen im letzten Jahrhundert liegt teilweise an der zu geringen Zahl gespendeter Gehirne. Hoffnung geben uns in letzter Zeit allerdings einige mildtätige Nonnen und andere Spender, denen wir für ein besseres zukünftiges Verständnis unseres Gehirngewebes danken können.

Eine der interessantesten je an Gehirnen durchgeführten Studien war die 1986 von David Snowdon an der University of Kentucky begonnene sogenannte Nonnenstudie. Snowdon wollte feststellen, wie man auch bei fortschreitendem Alter eine hohe Lebensqualität bewahren kann. Dazu untersuchte er Hunderte von Nonnen, die sich bereit erklärten, Tests mitzumachen, Fragebögen auszufüllen und nach dem Tod ihre Gehirne zur Autopsie freizugeben, damit sie auf die typischen Plaques der Alzheimer-Krankheit untersucht werden konnten. Ein verbreiteter Witz unter den an der Studie teilnehmenden Nonnen wurde zum Schlachtruf: »Wenn wir sterben, kommen unsere Seelen in den Himmel, aber unsere Gehirne nach Kentucky.«

Die Nonnen waren ideale Probanden für eine vergleichende Langzeitstudie, weil sie ähnliche Lebenserfahrungen mitbrachten, die keine störenden Variablen wie Einkommen, Schwangerschaften oder starken Tabak- und Alkoholkonsum enthielten. In Snowdons Buch von 2001 mit dem Titel *Lieber alt und gesund: Dem Altern seinen Schrecken nehmen,* das seine Erfahrungen beschrieb, heißt es, dass eine der wichtigsten Aussagen dieser Studie die Wichtigkeit einer positiven Einstellung und eines geistig aktiven Lebensstils sei, wenn man der unheilbaren und immer noch mysteriösen Demenz vorbeugen wolle. Er schrieb auch, dass sich die Lebhaftigkeit und Komplexität der Lebensläufe von Bewerberinnen für das Klosterleben als mit die besten Voraussagen für eine spätere Alzheimer-Erkrankung erwiesen hatten. Je mehr Themen und Ideen die Texte der Nonnen aufwiesen, desto sicherer waren sie vor Demenz.

Die inzwischen berühmte Nonnenstudie war erst der Anfang. Inzwischen gibt es endlich eine Handvoll Studien landesweit, die sich gespendeter Gehirne bedienen, deren Fallgeschichte durch zu Lebzeiten durchgeführte Gedächtnistests und körperliche Untersuchungen bekannt ist. Die National Institutes of Health gewährten der Rush University 2009 ungefähr 5,5 Millionen Dollar Forschungsgelder für das Studium epigenetischer Veränderungen – chemischer Modifikationen an den Genen, die durch Ernährung, Alterung, Stress oder Umweltfaktoren verursacht werden können – und ihrer Rolle bei der Bildung des Gedächtnisses und beim Abbau der kognitiven Funktionen.

Diese Studien haben bereits überraschende Ergebnisse erbracht, darunter ein Konzept, das der Neurologe David Bennett, Direktor des Alzheimer's Disease Center der Rush University, als »neuronale Reserve« bezeichnet. Fast ein Drittel der Probandinnen, die starben, ohne zuvor an beobachtbarem Gedächtnisschwund gelitten zu haben, zeigten unter dem Mikroskop der Neuropathologen typische Anzeichen der Alzheimer-Krankheit im Gehirngewebe. Das heißt, ihre Gehirne mussten eine Art Reserve enthalten, um trotz dieser Krankheitszeichen noch so gut funktionieren zu können. Diese bestehen aus der Ablagerung von Amyloid-Plaque zwischen den Neuronen und von Neurofibrillen in den Neuronen selbst. Diese Plaques und Fibrillen tragen ihre Namen zu Recht: Man kann sie sich als »klebrige« Übeltäter vorstellen, die das Gehirn verklumpen und die Nervenzellen verfilzen und so die normale Funktion des Gehirns zerstören.

Die Wirkung von amyloider Plaque und Neurofibrillen auf die Gehirnfunktion ist keineswegs vollständig erforscht. Die meisten Alzheimer-Patienten haben Plaques und Fibrillen, eine geringe Anzahl hat entweder nur Plaques oder nur Fibrillen. Was aber ist mit denjenigen, die zwar solche physischen Krankheitsanzeichen aufweisen, aber keine weiteren Alzheimer-Symptome? Diese Fälle zeigen, wie wenig wir noch über die Krankheit wissen. Bennetts Erklärung der neuronalen Reserve ist ein Versuch, die Diskrepanzen zu berichtigen, da ihm bei denjenigen, die trotz Plaques und Fibrillen nicht mit Alzheimer diagnostiziert wurden, bestimmte Muster auffielen.

Die neuronale Reserve schien nämlich hauptsächlich bei gebildeten Menschen aufzutreten, die sozial und körperlich aktiv blieben. Laut Bennett könnte es daher möglich sein, das Einsetzen der Demenzsymptome hinauszuzögern, indem man »mit seinen Lebenserfahrungen ein besseres Gehirn aufbaut«. Warum waren die Gehirne dieser Menschen widerstandsfähiger als andere? Wenn wir herausfinden, was sie richtig machten, könnten wir vermehrt evidenzbasierte Vorsorgemaßnahmen entwickeln, um unser Gehirn lebenslang zu schützen, und dadurch hoffen, so lange wie möglich so intensiv wie möglich am Leben teilzuhaben.

Die Vorstellung, dass wir unser Gehirn aufbauen können, damit es sich selbst gegen schädliche Entzündungen verteidigt, ist ermutigend; denn sie bedeutet, dass wir nicht hilflos zuschauen müssen, wie unser Gehirn zu Mus wird. Die Alzheimer-Krankheit ist die häufigste Form von Demenz: 5,3 Millionen US-Amerikaner leiden an ihr, und sie ist die siebthäufigste Todesursache. Die Anzahl der Fälle steigt außerdem, weil die Amerikaner durch eine gesündere Lebensweise und verbesserte Gesundheitsvorsorge immer länger leben, und eine weitere Zunahme wird erwartet, wenn die Babyboomer-Generation das Seniorenalter erreicht. In Deutschland sieht die Situation ähnlich aus. Es kann einen zur Verzweiflung treiben, wenn man jahrelang miterleben muss, wie ein geliebter Mensch an Alzheimer dahinsiecht. Ich hoffe, den Tag noch zu erleben, an dem wir diese Geißel von unserem Planeten verbannen und lernen, wie man das Gehirn so robust und jung erhält wie den Rest des Körpers.

Nicht ganz unerwartet traf die Footballszene bei Drucklegung dieses Buchs ein weiterer Schlag, als Forscher an der Stritch School of Medicine der Loyola University in Chicago herausfanden, dass 35 Prozent von 513 nicht mehr aktiven NFL-Spielern bei einem Test auf Alzheimer-Symptome schlecht genug für die Diagnose Demenz abschnitten. Dann, als die Forscher sich eine Zufallsauswahl von 41 der betroffenen Ex-Profispieler ansahen, zeigten deren Punktzahlen bei anderen kognitiven Tests, dass ihre Gehirnfunktionen eher denen von Patienten mit leichter Geistesschwäche (*mild cognitive impairment,* MCI) als denen gesunder Menschen ähnelten. Nicht jeder MCI-Patient bekommt Alzheimer, aber dieses Leiden kann einen genauso verzweifeln lassen. MCI-Kranke leiden an Gedächtnisverlust, Verwirrtheit und Konzentrationsschwierigkeiten – also einer milderen Form der gefürchteten Demenz. Ebenfalls keine Überraschung ist, dass laut diesen Forschungen NFL-Footballspieler eine geringere Reserve gesunden Gehirngewebes haben als andere Menschen. Leider schützt ein Helm das Gehirn nicht vor dieser Schädigung. Hier hilft nur, ganz einfach nicht Football zu spielen.

Zusätzlich zu der Art von Entzündung im Gehirn, die zu physischen Veränderungen wie Plaques und Fibrillen führt, können als Folge von Krankheiten oder Störungen auch zahlreiche andere Entzündungen im Körper auftreten, die in der Gesamtbevölkerung schon von jungen Jahren an weit stärker verbreitet sind. Wie Sie gleich sehen werden, leidet jeder Mensch irgendwann einmal insbesondere an einer bestimmten Art von Entzündung, die zu langfristigen Folgen führen kann, die die meisten Menschen nicht bedenken.

Warum die lästige Grippe von heute noch Jahre später Probleme machen kann

Die meisten Menschen sind weder Holzfäller noch Footballspieler, leben aber auch nicht wie Nonnen, die aufgrund der Askese, die ihre Berufung mit sich bringt, ziemlich gesund sind. Wegen ihrer regelmäßigen Tagesabläufe und strikt geregelten Lebensweise werden katholische Nonnen älter als Menschen in allen anderen Berufen – durchschnittlich 86 Jahre. Entzündungen treten ziemlich regelmäßig auf eine Art in unser Leben, die mit dem Beruf gewöhnlich nichts zu tun hat. Sie schlagen zu, wenn wir krank werden. Eine Erkältung oder Grippe bringt immer eine Entzündung mit sich, weil der Körper sich bemüht, die Infektion abzuwehren und in den »Normalzustand« zurückzukehren.

Ein großer Teil des Krankheitsgefühls, das wir durchstehen müssen, wenn wir uns eine hartnäckige Erkältung oder Grippe eingefangen haben, stammt von unserem überaktiven Immunsystem. Wenn es auf einen noch nie gesehenen Eindringling trifft – in diesem Fall ein neues Virus –, überreagiert es wie ein irrational reagierender Persönlichkeitstypus, der immer alles übertreibt. Deshalb sind Impfstoffe – die gegen Viren eingesetzt werden – so effektiv. Sie bereiten die körpereigene Abwehr auf den Umgang mit einem bestimmten Virus vor und regen sozusagen seinen Appetit auf die Infektion schon im Voraus an. Wenn und falls man sich diese Infektion dann tatsächlich zuzieht, kennt das Immunsystem den Erreger schon und muss nicht mehr so übertrieben reagieren. Ist unser Körper einem bestimmten Virus bereits einmal ausgesetzt worden, weiß er bereits, wie man es effizient abtötet und die »Erinnerung« daran im Immunsystem behält. Daher erkrankt man nie oder höchst selten zweimal am selben Virus.

Als 2009 die Schweinegrippe in mehreren Ländern weltweit auftrat, erwiesen jene Menschen sich als am anfälligsten gegenüber dem potenziell tödlichen Virus, deren Immunsystem noch unerprobt oder unvorbereitet war. Dazu gehörten Jüngere, deren Immunsystem noch nicht viele Grippeviren erlebt hatte, sowie Schwangere, deren Immunsystem heruntergefahren war, um den Fötus zu schützen. Während der Schwangerschaft schwächt das Immunsystem seine Tätigkeit ab, um das Ungeborene nicht als Fremdgewebe abzustoßen. Angehörige älterer Generationen waren noch bis zu einem gewissen Grad durch ihre Resistenz gegen andere Viren geschützt, die dem Schweinegrippenvirus ähnelten. Allerdings genossen Senioren, deren Immunsystem durch andere Krankheiten geschwächt war, diesen Schutz nicht, wodurch sie extrem anfällig wurden. Wer die Infektion überstand, war von da an zwar lebenslang immun, machte aber während des Heilungsprozesses auch jede Menge Entzündungen durch, die ihren eigenen bleibenden – negativen – Effekt haben.

Es gab allerdings eine Ausnahme unter den Betroffenen: Wer während der Ansteckung mit dem Virus Statine nahm, entging während der Heilung den übermäßigen Entzündungsreaktionen. Statine, die ja, wie wir gesehen haben, Entzündungshemmer sind, gehören zu den wenigen Medikamenten, mit denen Sie nicht am Beatmungsgerät landen, wenn Sie die Schweinegrippe bekommen. Aus diesem Grund tragen viele Beamte der CDC stets ein Statin bei sich, und dazu einen Fleischzartmacher. Warum das?

Sollte der betreffende Beamte von einem bösartigen, potenziell giftigen Tier gestochen oder gebissen werden, behandelt er die Wunde wie ein Steak, denn Fleischzartmacher enthalten Papain, das die Proteine des Insekten- oder anderen Gifts zersetzt. Eine Dose Fleischzartmacher ist oft die beste Behandlung für Quallenbisse, Bienen-, Wespen- und Mückenstiche sowie vielleicht auch für Stachelrochenstiche. Das Mittel deaktiviert das Gift, bevor der Körper es absorbiert und das Immunsystem als Reaktion einen hochreaktiven Entzündungsprozess auslöst.

Ich hoffe, dass wir den Einsatz von Statinen aufgrund ihrer entzündungshemmenden Wirkung auf eine große Anzahl von Krankheiten ausdehnen können. Im August 2011 fiel mir eine Artikelüberschrift ins Auge, die ungefähr so lautete: »Langzeitwirkungen« von Statintherapie senken Sterberate um 14 Prozent. Acht Jahre nach dem Abschluss einer europäischen Studie, die die Wirkung einer täglichen 10-Milligramm-Dosis Sortis® untersuchte, fanden die Forscher überzeugende Belege dafür, dass Statine nicht nur das Herzinfarktrisiko senken, sondern auch das allgemeine Risiko, an einer anderen Erkrankung, besonders der Atmungsorgane oder einer Infektion, zu sterben. Die Einnahme eines Statins kann daher den Körper langfristig schützen, sogar noch lange nach Ende der Statintherapie.

Ich vermute, dass wir noch auf weitere Korrelationen dieser Art stoßen werden, die auch Menschen helfen können, die noch nie daran gedacht haben, Statine zu nehmen. Könnten sie, nur als Beispiel, auch Epileptikern helfen? Alle Zellmembranen unseres Körpers enthalten Fette, sogenannte Lipide. Wenn ich Ihnen Sortis® verschreibe, eines der am häufigsten zur Senkung des Herzinfarkt- und Schlaganfallrisikos eingesetzten Statine, verändere ich auch die Lipide Ihrer Zellmembranen und damit deren elektrische Leitfähigkeit. An Epilepsie zu leiden bedeutet, dass man ein Problem mit der elektrischen Kommunikation der Gehirnzellen untereinander hat. Sinkt das Epilepsie-Risiko von Patienten, die Statine nehmen? Meines Wissens ist diese Frage noch nicht untersucht und auch noch nie gestellt worden. Wir müssen uns solche Fragen in der gesamten Medizin immer neu stellen und sie mithilfe neuer Technologien zu beantworten suchen.

Eine Grippe bringt nicht nur sehr hohe Entzündungsraten mit sich, sondern hinterlässt auch Zerstörungen auf ihrem Weg. Keine physischen, das nicht, mehr eine geisterhafte. Jedes Mal, wenn Ihr Körper langen, intensiven Entzündungsattacken ausgesetzt ist, so wie bei einer Grippe, wird das System stark beansprucht, während es den gefährlichen Molekülsturm abschmettert. Dieser Sturm, der eine Flut bestimmter chemischer Stoffe, sogenannter Cytokine, erzeugt, lässt Ihre Blutgefäße altern, egal, wie alt Sie tatsächlich sind. Man muss also mit Langzeiteffekten dieses Sturms rechnen, so kurz er auch dauern mag.

> ❗ Schon zwei Wochen eines Entzündungssturms können uns so schädigen, dass unser Risiko für zahlreiche Krankheiten lebenslang erhöht bleibt, darunter Fettleibigkeit, Herzinfarkt, Schlaganfall und Krebs. Ein solcher Entzündungssturm könnte das Ergebnis der Genesung von einer schweren saisonalen Erkältung oder Grippe sein.

Ich bin ein großer Anhänger der Grippeimpfung, wenn schon nicht, um die Grippe zu verhindern, dann wenigstens, um ein erhöhtes Entzündungsniveau zu verhindern, das uns später im Leben vielleicht immer wieder heimsucht, wenn wir anfälliger für entzündungsbedingte Krankheiten werden. Die American Heart Association und das American College of Cardiology haben 2006 gemeinsam die Grippeimpfung als Teil einer umfassenden Sekundärprävention für Menschen mit atherosklerotischen Veränderungen der Herzkranzgefäße und anderer Blutgefäße empfohlen. Grund waren Studienergebnisse, nach denen eine jährliche Impfung gegen saisonale Grippeerreger bei Herz-Kreislauf-Kranken tödlichen Herzinfarkten und Schlaganfällen vorbeugt und sogar das allgemeine Krankheitsrisiko senkt. Ich bin überzeugt, dass diese Impfung auch zur Primärprävention gehören sollte. Wenn Sie sich nicht jedes Jahr impfen lassen möchten, versuchen Sie möglichst jeden Kontakt mit Erkrankten zu vermeiden. Achten

Sie auf Hygiene und halten Sie sich von Menschen mit laufender Nase fern. Ich will ja nicht pedantisch oder banal klingen, aber diese wichtigen Maßnahmen werden oft missachtet.

Kehren wir jetzt, mit all diesen Informationen im Kopf, noch einmal zur Frage der Schuhe zurück. Wenn es darum geht, die Entzündungen in Ihrem Körper zu verringern und Ihre Gelenke und den Rücken zu entlasten, um sie weiter einzudämmen, dann fällt mir keine schnellere und leichtere Methode ein, als ganz einfach jeden Tag gute Schuhe zu tragen. Inzwischen bieten zum Glück viele Sportschuhhersteller wie Nike und Puma auch elegante, aber bequeme Schuhe für Menschen wie zum Beispiel mich an, die auch förmlich gekleidet gerne gut gepolstert laufen möchten. Ein flexibler, leichter und den Fuß stützender Schuh ist die beste Wahl. Sorry, aber Plateausohlen und hohe Absätze scheiden aus, wie sehr Sie sich auch einreden mögen, dass Sie die gut tragen können. Das ist keine große Umstellung in Ihrer Lebensweise, und ein gutes Paar Schuhe kann viel für Ihr Wohlbefinden tun. Wenn Sie noch einen weiteren Grund brauchen, jeden Tag Turnschuhe zu tragen, dann bedenken Sie, wie viel besser Sie dann auch jeden Tag Sport treiben können – eine weitere Empfehlung, die ich Ihnen gebe, um nicht nur Entzündungen zu reduzieren, sondern auch viele andere Knoten Ihres komplexen Systems zu verbessern.

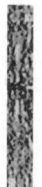 **Gesundheitsregel** Kümmern Sie sich um die verborgenen Entzündungsursachen, die krank machen können: Tragen Sie stets bequeme Schuhe, lassen Sie sich jährlich gegen Grippe impfen und fragen Sie Ihren Arzt, warum er Ihnen – falls Sie über 40 Jahre sind – kein Statin und Baby-Aspirin verschreibt.

Kapitel 10

Gesundheit durch Bewegung

Die Gefahren des Sitzens

Jeder weiß, dass Sport gut für den Körper ist. Die wissenschaftlichen Daten liegen vor und werden uns jeden Tag in den Medien mit Schlagzeilen in Erinnerung gebracht, die erklären, dass Sporttreiben Alterskrankheiten hinauszögert, gut für die Figur ist, das Allgemeinbefinden verbessert, die Lungenkapazität und damit die Sauerstoffversorgung erhöht, den Blutkreislauf und damit die Nährstoffversorgung der Zellen stärkt, Stress abbaut und, auch das, Entzündungen entgegenwirkt. Wenn wir unseren Körper bewegen, setzen wir unter anderem Endorphine frei, die das Stresshormon Cortisol unterdrücken und so entzündungshemmend wirken. Wer nach einem Workout schon einmal Muskelkater oder sonstige Schmerzen hatte, wird es vielleicht nicht glauben; aber denken Sie daran, dass Entzündungen in kleinen Dosen positiv wirken können; Muskelkater beispielsweise ist die normale Reaktion auf die Beanspruchung des Muskels und gehört zu dessen Aufbauprozess, der durch die sportliche Betätigung ausgelöst wird. (Es hilft übrigens, die betroffenen Bereiche nach dem Sport zu kühlen – nicht wärmen! Eine Eispackung oder ein Kältespray lässt die Entzündung schnell zurückgehen, während Wärme die Sache nur schlimmer macht, das Unbehagen vergrößert und die Heilung verzögert.)

In meinem Fachgebiet haben die Patienten normalerweise andere Sorgen als sportliche Betätigung, aber ich versuche trotzdem, sie zu überreden, sich Bewegung zu verschaffen. Ich kann gar nicht in Worten ausdrücken, was für einen Unterschied es ausmachen kann, wenn man so aktiv lebt, wie der Körper es noch hergibt, selbst wenn man schwerkrank ist. Einer meiner Patienten veränderte schlagartig seine ganze Lebensweise, als er mit fast 80 Jahren die Diagnose Prostatakrebs erhielt. Er hatte bereits ein erfüllendes und erfolgreiches Leben gelebt und mehr als eine Nahtoderfahrung hinter sich. Aber erst die Krebsdiagnose machte ihn gesundheitsbewusst. Er fing an, auf seine Ernährung zu achten, gab sich einen festen Stundenplan für den Tagesablauf (im nächsten Kapitel werden wir sehen, wie wichtig das ist) und ging jeden Tag schwimmen. Nathan ist jetzt fast 90 Jahre, kommt mit seinem Krebs zurecht und lebt weiterhin ein erfülltes Leben. Ich glaube nicht, dass er ohne seine positive Einstellung und die Beachtung seiner persönlichen Metrik überhaupt noch am Leben wäre.

Eine Krankheit sollte wenig, wenn überhaupt, Einfluss darauf haben, ob man Sport treibt. Wenn man jemanden fragt, warum er sich nicht regelmäßig Bewegung verschafft, liegt es meistens nicht an einer tödlichen Krankheit. Die meisten Menschen finden Sport einfach zu anstrengend, schwitzen nicht gerne oder haben keine Zeit. Zugegeben, auch ich trainiere nicht für Marathonläufe, und ich stürze mich auch nicht sofort nach dem Aufwachen begeistert in die Gymnastik. Aber ich mag die positiven Auswirkungen regelmäßiger sportlicher Betätigung und nehme mir deshalb die Zeit, auf jeden Fall körperliche Aktivität in meinen Tagesablauf einzubauen, komme, was wolle, und ich nehme die wissenschaftlichen Belege ernst, die uns immer wieder sagen, was für wunderbare Effekte Sport auf das System des Körpers hat. Als ich für dieses Kapitel die Fachliteratur recherchierte, war ich richtig erstaunt, was ich alles fand. Insbesondere verblüffte mich die Forschungsgeschichte, denn heute setzen wir das Wissen um die positiven Effekte des Sports als selbstverständlich voraus. Ich muss Ihnen unbedingt von dieser Geschichte und den Beweisen erzählen, und zwar in der Hoffnung, dass Sie dann den Rat ernst nehmen, auch selbst Sport zu treiben – falls Sie das nicht sowieso schon tun. Keine Angst, der Vortrag ist kurz und hoffentlich unterhaltsam.

Bevor ich anfange, möchte ich Sie beruhigen: Sie müssen keinen Leistungssport treiben und nicht einmal in ein Fitness-Studio gehen. Sich Bewegung zu verschaffen ist einfacher, als man glaubt, besonders wenn man bedenkt, dass es das einzige wissenschaftlich bestätigte »Geheimnis« der ewigen Jugend ist, für das man nicht ungeheuer viel Zeit oder Geld investieren muss. Die schlechte Nachricht ist allerdings, dass man Sport nicht einfach als Tablette schlucken kann. Anstrengen müssen Sie sich schon.

Der einzige bewiesene Jungbrunnen

Man kann sich kaum eine Zeit vorstellen, in der noch nicht bekannt war, dass körperliche Aktivität das Herz stark und den Körper jung erhält. Schließlich wurde das Ideal des Athleten schon im alten Griechenland geboren. Es heißt, dass damals nur Männer der Oberschicht Sport treiben durften, um sich einen ästhetischen Körper anzutrainieren; alle anderen durften nur zuschauen, wie diese Männer gegeneinander in Wettkämpfen antraten. In der Mitte des 20. Jahrhunderts allerdings, als viele von Ihnen geboren wurden, hätte ein Arzt eher Zweifel am Zusammenhang zwischen körperlicher Fitness und Wohlbefinden oder, genauer gesagt, Fitness und Krankheitsvorbeugung geäußert. Diese Beziehung war noch nicht wissenschaftlich bewiesen. Noch bis in die 1950er-Jahre glaubte die Medizin, dass Dauerlauf eine übermäßige Belastung des Herzens sei. Menschen über 40 wurde sogar geraten, in eingeschossige Häuser umzuziehen, um das anstrengende Treppensteigen zu vermeiden.

Ich nehme an, dass manche Menschen trotzdem instinktiv um den Nutzen sportlicher Betätigung wussten, weil sie selbst oder ihre Freunde und Verwandten davon profitierten. Edward Stanley, Earl von Derby, erklärte 1873 in einem Vortrag am Liverpool College: »Wer keine Zeit für Sport hat, wird sich früher oder später die Zeit nehmen müssen, krank zu sein.« Aber es sollte danach noch über ein Jahrhundert dauern – und mehr als 27 Jahrhunderte von den ersten Olympischen Spielen der Antike an –, bis die Fitnessbewegung in Gang kam, Ärzte das Konzept der körperlichen Bewegung ernst nahmen (ob für sich selbst oder als Empfehlung für die Patienten) und Stars wie Jane Fonda, Joanie Greggains und Jack LaLanne daraus eine Markenware machten. Innerhalb nur eines Jahrzehnts wurden Herzinfarktpatienten nicht nur nicht mehr gewarnt, sich ja nicht anzustrengen, sondern man riet ihnen, Sport zu treiben, um weiteren Infarkten vorzubeugen.

Die Vorstellung, dass Anstrengung gut für die Gesundheit sein könnte, erweckte das Interesse einiger Forscher, nachdem in London eine etwas unsystematische Studie an Busfahrern und Schaffnern durchgeführt worden war. Eine Gruppe britischer Forscher unter Jeremiah Morris untersuchte 1953 das Auftreten von Herzinsuffizienz bei 31 000 männlichen Angestellten des öffentlichen Nahverkehrs zwischen 35 und 65 Jahren. Morris, den seine Kollegen Jerry nannten, wurde in der Folge zum unermüdlichen Verfechter der Gesundheitsbewegung und einer der ersten Fürsprecher körperlicher Aktivität. Er stieß eigentlich eher zufällig auf diese Mission seines Lebens – anfänglich hatte er gar nicht die Absicht, einen Zusammenhang zwischen Herzkrankheit und dem Ausmaß physischer Aktivität zu demonstrieren. Ziel der Studie war zunächst die Untersuchung von »Zusammenhängen zwischen der Art der Tätigkeiten und der Häufigkeit von koronarer Herzkrankheit«. Auch in seinen wildesten Träumen hätte Morris nicht voraussehen können, was die Daten, die er mit dieser Fragestellung sammelte, alles bewirken würden. In gewisser Hinsicht veränderten sie die Welt.

Morris wurde am 6. Mai 1910 in Liverpool als Kind jüdischer Einwanderer aus Polen geboren, die erst wenige Wochen zuvor auf der Flucht vor antisemitischen Pogromen nach Großbritannien gekommen waren. Die Familie war per Schiff gereist und übernahm den Nachnamen des Kapitäns; sie siedelte sich im schottischen Glasgow an, wo Morris in einer mehrsprachigen Familie aufwuchs und täglich Zeuge sozialer Deprivation wurde. Morris begann schon als Kind Sport zu treiben. Sein Vater, ein Hebraist, nahm ihn und seine Brüder jede Woche auf einen Vier-Meilen-

Spaziergang mit und spendierte als Belohnung Eiskrem, wenn sie die vier Meilen (etwa sechseinhalb Kilometer) in weniger als einer Stunde schafften. (Morris fand nie heraus, woher sein Vater die Regel von vier Meilen in einer Stunde eigentlich hatte.) Nach dem Wehrdienst im Zweiten Weltkrieg wurde er, wie auch zahlreiche andere Forscher und Beamte des Gesundheitswesens, auf die sich damals epidemisch verbreitende koronare Herzkrankheit aufmerksam, deren Ursache noch unbekannt war. Einige Hinweise ließen Morris und andere vermuten, dass der ausgeübte Beruf eine Rolle spielen könne. Er entschied sich für eine einfach zu beobachtende Gruppe von Probanden, die es im öffentlichen Nahverkehr Londons zuhauf gab: Die Schaffner und Fahrer der berühmten Doppeldeckerbusse verfügten automatisch über die von Morris benötigten Variablen. Die Busschaffner waren während der Schicht ständig in Bewegung und bewältigten täglich zwischen 500 und 750 Treppenstufen, während die Fahrer über 90 Prozent ihrer Arbeitszeit im Sitzen verbrachten. Morris vermutete, dass die Treppen der Doppeldeckerbusse die Lösung offenbaren könnten, und 1949 begann er die Herzinfarktraten Hunderter Busfahrer und Schaffner zu protokollieren. Heute erscheint uns sein Ergebnis voraussehbar, aber damals erstaunte es sogar Morris selbst, wie viel weniger Herzinfarkte die Busschaffner im Vergleich zu den Fahrern hatten. Wenn ein Busschaffner doch einen Infarkt erlitt, dann durchschnittlich sehr viel später und sehr viel seltener tödlich. Morris vermutete, dass »physisch anstrengende Arbeit« einen vorbeugenden Effekt haben könnte, hauptsächlich in Bezug auf plötzlichen Herzstillstand infolge von Krankheit. Seine Studie erschien in der angesehenen Fachzeitschrift *Lancet,* wurde aber kaum zur Kenntnis genommen. Im selben Artikel beschrieben Morris und seine Kollegen entsprechende Studienergebnisse bei einer Probandengruppe von 110 000 Postangestellten und Beamten im öffentlichen Dienst. Sie konnten deutlich zeigen, dass Briefzusteller, die täglich große Strecken zu Fuß oder mit dem Fahrrad zurücklegten, sehr viel seltener herzkrank wurden als körperlich weniger aktive Kollegen, von Schalterbeamten oder Sachbearbeitern bis hin zu noch »sesshafteren« Tätigkeiten wie Fernsprechvermittlungskräften, höheren Beamten und Büroangestellten.

Um seine Hypothese weiter zu überprüfen, untersuchte Morris auch die Häufigkeit von Herzinfarkten in verschiedenen gesellschaftlichen Schichten und konnte seine sich allmählich herausbildende Theorie untermauern. Ohne dass der Sozialstatus eine Rolle spielte, hatten diejenigen Menschen das geringste Herzinfarktrisiko, deren Beruf die meiste körperliche Betätigung erforderte. Es war allerdings nicht leicht für Morris, dieses Ergebnis der Fachwelt oder der Öffentlichkeit zu vermitteln. Seine anfängliche These, dass »Männer, die körperlich anstrengende Arbeit verrichten, im mittleren Alter eine geringe Sterblichkeit durch koronare Herzkrankheit aufweisen als körperlich wenig aktive Männer«, traf auf »beträchtliche Skepsis in der Medizin, sowohl bei Forschern als bei praktizierenden Ärzten«. Seine Kollegen machten andere Faktoren für die Ergebnisse verantwortlich, zum Beispiel die sozioökonomische Situation oder das Lebensalter, denn es schien einfach unbegreiflich, dass bloße körperliche Betätigung eine solche Wirkung haben könnte. Morris blieb hartnäckig und vertrat weiter seine Überzeugung. In den 1960er-Jahren führte er eine Acht-Jahres-Studie sämtlicher körperlicher Aktivitäten bei 18 000 Männern durch, die beruflich Schreibtischtätigkeiten ausübten. Die Daten zeigten, dass jene, die neben der Arbeit regelmäßig Sport trieben – schnelle Spaziergänge, Radfahren, Schwimmen oder andere Sportarten –, ihr Herzinfarktrisiko halbierten.

Noch mehrere Jahrzehnte mühsamer Arbeit nicht nur durch Morris, sondern auch durch andere engagierte Forscher waren notwendig, um den Zusammenhang zwischen physischer Aktivität und einem kräftigen Herzen sowie, allgemeiner gefasst, physischer Aktivität und einer guten Gesundheit zweifelsfrei nachzuweisen, aber in den 1970er-Jahren wurden Morris' Ergebnisse allmählich ernst genommen, unter anderem auch vom Internationalen Olympischen Komitee, das ihm 1972 den Ersten Preis in Sportwissenschaft zuerkannte. Als Morris 1980 eine weitere seiner umfangreichen Studien veröffentlichte, konnte er bereits beweisen, dass »intensive sportliche Betätigung ein natürlicher Vorbeugungsmechanismus des Körpers ist und das alternde Herz vor einer Ischämie und ihren Folgen schützt«.

Heute gilt Morris in der Fachwelt als der Erfinder der Bewegungsepidemiologie, obwohl er in der Öffentlichkeit kaum bekannt ist. Er war unermüdlich in seinen Bemühungen um die Volksgesundheit, besonders für die unteren Schichten. Ihm ging es besonders um die gesundheitlichen Folgen sozialer Ungleichheit; er beschrieb sich gern als »zweiköpfigen Igel«. Seine akademische Arbeit und seine Forschungen setzte er bis an sein Lebensende fort; in seinem zehnten Lebensjahrzehnt veröffentlichte er noch elf Fachaufsätze. Morris selbst drückte sein Anliegen in einem Buch von 2009 so aus: »Der heutige westliche Mensch gehört zur ersten Generation überhaupt, in der die große Bevölkerungsmehrheit sich selbst Bewegung verschaffen muss, um gesund zu bleiben. Wie kann die Gesellschaft sich dieser Entwicklung anpassen?«

Zu den Visionären, die in Morris' Fußstapfen traten, gehörte auch Ralph S. Paffenberger, der sich 1972 den Olympischen Preis für Sportwissenschaft mit Morris teilte. Paffenberger, genauso charismatisch und hartnäckig wie Morris, fügte der Geschichte der sportlichen Betätigung einige weitere wichtige Fakten hinzu und erleichterte damit den Eingang des neuen Fachgebiets in die Medizin. Paffenberger, ein US-Amerikaner, wurde zwölf Jahre nach Morris in Columbus, Ohio, geboren und machte 1944 seinen Bachelor-Abschluss an der Ohio State University, 1947 gefolgt vom Abschluss an der Medizinischen Fakultät der Northwestern University. Anschließend erwarb er noch einen Master und dann einen Doktortitel in Volksgesundheit an der Johns Hopkins University. Zuerst konzentrierte er sich auf Gesundheitsvorsorge und Volksgesundheit und forschte über eine der Geißeln jener Zeit, die Kinderlähmung. Mitte der 1950er-Jahre hatte dann aber Jonas Salk mit seinem Polio-Impfstoff dieses Problem in den Griff bekommen, und Paffenberger verlagerte sein Interesse auf die Rolle physischer Aktivität bei der Entstehung von Krankheiten. Er war einer der ersten Versuchsleiter der Framingham-Herzstudie, mit der die Grundlage für zahlreiche Herz-Kreislauf-Studien

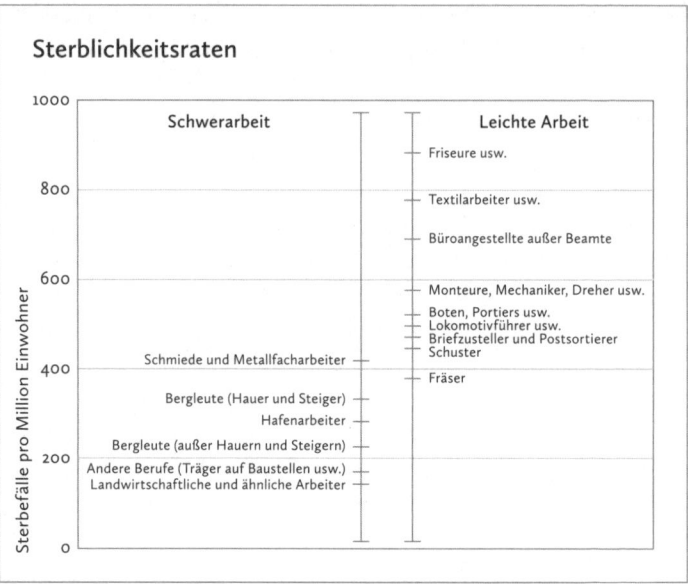

Sterblichkeitsraten

| | Schwerarbeit | Leichte Arbeit |

Sterbefälle pro Million Einwohner (y-axis: 1000, 800, 600, 400, 200, 0)

Schwerarbeit:
- Schmiede und Metallfacharbeiter
- Bergleute (Hauer und Steiger)
- Hafenarbeiter
- Bergleute (außer Hauern und Steigern)
- Andere Berufe (Träger auf Baustellen usw.)
- Landwirtschaftliche und ähnliche Arbeiter

Leichte Arbeit:
- Friseure usw.
- Textilarbeiter usw.
- Büroangestellte außer Beamte
- Monteure, Mechaniker, Dreher usw.
- Boten, Portiers usw.
- Lokomotivführer usw.
- Briefzusteller und Postsortierer
- Schuster
- Fräser

Diese Grafik erschien in Morris' erstem Aufsatz im *Lancet* 1953. Sie zeigt die
Mortalität durch koronare Herzkrankheit bei Arbeitern mit körperlich schweren
und leichten Tätigkeiten; die Probanden waren Männer zwischen 45 und 64 aus
England und Wales, die von 1930 bis 1932 untersucht wurden. Die Berufe mit der
geringsten körperlichen Anstrengung – zum Beispiel Friseur (vor der Einführung
von Chemikalien!), Büroangestellter und generell Schreibtischarbeiter – hatten,
wie rechts zu sehen, das höchste Herzinfarktrisiko. Die anstrengendsten Berufe –
die harte körperliche Arbeit unter freiem Himmel mit sich brachte – korrelierten
mit der niedrigsten Herzinfarkt-Mortalität. Auf einer ähnlichen Grafik von heute
wären Bauarbeiter immer noch links unten, Manager und Rezeptionistinnen dagegen oben rechts anzusiedeln – außer natürlich, wenn Computer- und Schreibtischarbeiter ihre Freizeit dazu nutzen, sich Bewegung zu verschaffen.

Quelle: J.N. Morris et al.: »Coronary heart disease and physical activity of work.« *Lancet* 2 (1953),
S. 1053–1057. Abdruck mit freundlicher Genehmigung.

in den folgenden Jahrzehnten gelegt wurde. Während dieser Zeit
begann er sich für die Rolle fehlender körperlicher Aktivität bei
Herzkrankheiten zu interessieren. Er sprach gerne über diese Anfangszeit und seine Unterhaltungen mit Kollegen wie dem berühmten Bostoner Kardiologen Paul Dudley White oder dem ersten Leiter des National Heart Institute, James Watt. Kurz bevor

Paffenberger dem National Heart Institute beitrat, erfuhr er von Morris' frisch veröffentlichten Londoner Busstudien. Er begegnete Morris später persönlich, und beide wurden Freunde für den Rest ihres Lebens.

Genau wie auch schon Morris untersuchte Paffenberger den Zusammenhang zwischen den Lebensweisen einzelner Bevölkerungsgruppen und ihrer durchschnittlichen Lebenserwartung. Ähnlich wie Morris mit seinen Studien seit den 1950er-Jahren machte er sich seit den 1960er-Jahren mit zwei inzwischen klassischen Fallstudien einen Namen: der Collegeabgänger-Gesundheitsstudie und der Hafenarbeiterstudie in San Francisco. Beide führten zu bahnbrechenden Publikationen über den Zusammenhang von körperlicher Aktivität und Schlaganfällen, Bluthochdruck, Diabetes und der Lebenserwartung. Im Wesentlichen bestätigten sie, was bereits Morris bei seinen Untersuchungen aufgefallen war.

Paffenberger belegte eindeutig die umgekehrte Korrelation zwischen körperlicher Anstrengung und dem Herzinfarkt- und Schlaganfallrisiko, die unabhängig von Gewicht, Ernährung und Blutdruck besteht. Je weniger man schuftet, desto riskanter lebt man. Dieses Fazit wirkt wie eine Wiederholung von Morris' Schlussfolgerungen und ist es in vielerlei Hinsicht auch. Aber Paffenbergers Arbeit fügte Morris' Studien mehr Material und einen weiteren Blickwinkel hinzu und kam vor allem zu einer Zeit, als die zweifelnden Ärzte, die ständig nach Antworten suchten, schon besser auf seine Botschaft vorbereitet waren. Ebenfalls berühmt sind Paffenbergers Anmerkungen zu »Freizeitaktivitäten«. Er führte seine Hafenarbeiterstudie zu einer Zeit durch, als der technische Fortschritt in den Docks die körperliche Beanspruchung der Arbeiter drastisch reduzierte. Zu Beginn der Studie (1951–1960) waren noch 40 Prozent der dort Beschäftigten Schwerarbeiter, deren Arbeit vorbeugend gegen koronare Herzkrankheit wirkte; im Zeitraum 1961 bis 1970 waren es nur noch 15 Prozent und 1972 sogar nur noch 5 Prozent. Paffenberger schrieb: »Wenn große Anstrengung als Vorbeugemaßnahme wirkt, dann werden Arbeiter, denen die körperliche Schwerarbeit

im Beruf zunehmend abgenommen wird, dies durch entsprechende Freizeitaktivitäten ausgleichen müssen, um ihr Risiko eines tödlichen Herzinfarkts nicht zu steigern.«

Weil heute kaum noch jemand im Beruf körperliche Schwerarbeit leistet, sind diese »Freizeitaktivitäten« sehr wichtig geworden. Bedroht werden sie allerdings von der Konkurrenz der virtuellen Welt, die körperliche Aktivität nicht nur am Arbeitsplatz,
sondern auch zu Hause zunehmend zurückgehen lässt. Paffenberger wie Morris erlebten noch die radikalen Veränderungen
der Arbeitsplätze, des Pendelns und der Freizeitgestaltung in unserer Gesellschaft – Wechsel, die bis heute fortdauern. Immer
mehr Zeit verbringen wir sitzend, bewegungslos und untätig. Vor
dem Zweiten Weltkrieg waren arbeitssparende Geräte noch selten, aber inzwischen sind sie sowohl bei der Arbeit wie zu Hause
allgegenwärtig. Vom Fließband, an dem nur noch Roboter stehen,
über Haushaltsgeräte bis zu Automobilen und der Unterhaltungs-
und Kommunikationselektronik stehen uns heute alle Mittel zur
Verfügung, um uns im Alltag so wenig wie möglich anstrengen
zu müssen. Sowohl Morris wie Paffenberger haben immer wieder
darauf hingewiesen und sich bemüht, den Freizeitsport in unserer Kultur zu verankern. Sie traten gegen eine Zivilisation an, in
der es immer mehr Ausreden gab, sich nicht bewegen zu müssen,
und waren wild entschlossen, Politik und Gesellschaft entsprechend zu ändern. Ein gutes Beispiel für Morris' Talent, komplexe
Zusammenhänge als einfache, wirkungsvolle Botschaft zu formulieren, findet sich in seinem vielzitierten Artikel »Exercise in the
Prevention of Coronary Heart Disease: Today's Best Buy in Public
Health« (»Sportliche Betätigung als Vorbeugung gegen koronare
Herzkrankheit: Die beste Option in der Gesundheitsvorsorge«),
der 1994 erschien, als der Autor schon stolze 84 Jahre zählte.

Die Lehre, dass »wenig Sport besser als gar keiner ist, mehr
aber auf jeden Fall besser als wenig«, erscheint uns ziemlich vereinfacht und auch augenfällig, aber man muss bedenken, dass sie
erst nach über 60 Jahren Forschungsarbeit allgemein akzeptiert
wurde. Selbst heute noch wird die Forschung nach den von diesen beiden Wissenschaftlern erstellten Prinzipien fortgesetzt; sie

prägt inzwischen gesetzliche Vorschriften, politische Regelungen und, noch bemerkenswerter, die Einstellung von Millionen Menschen. Während der Arbeit an diesem Buch berichtete ein Forscherteam unter Timothy S. Church am Pennington Biomedical Research Center in Baton Ragon über eine neue Studie, die den beträchtlichen Gewichtszuwachs im Bevölkerungsdurchschnitt auf die Veränderungen in der Arbeitswelt seit 1960 zurückführt. Berufsbilder mit mäßig schwerer körperlicher Arbeit, etwa in der Landwirtschaft und der Produktion, die 1960 etwa 50 Prozent der Arbeitsplätze ausmachten, gibt es heute nur noch für etwa 20 Prozent der arbeitenden Bevölkerung. Ich halte einen Zusammenhang zwischen Übergewicht und der mangelnden Anstrengung bei der Arbeit für nicht sehr überraschend. Churchs Ergebnisse fügen sich einfach in das Bild ein, das Forscher wie Morris und Paffenberger gewonnen haben. Es ist unwahrscheinlich, dass die körperliche Anstrengung je wieder ins Berufsleben zurückkehrt, aber wir können dafür sorgen, dass wir das in der Freizeit ausgleichen.

Paffenberger selbst gaben seine Studien so sehr zu denken, dass er schließlich seine eigene Medizin schluckte, als er sich klarmachte, dass er als Mediziner ja ebenfalls kaum körperliche Bewegung hatte. Seine Erkenntnis, dass die Aufnahme sportlicher Aktivitäten auch im Alter noch ähnliche Wirkungen hat, als hätte man sein Leben lang Sport getrieben, motivierte Paffenberger, einen bis dahin völlig unsportlichen Mann, in dessen Familie mehrere Fälle früher Herzinfarkte aufgetreten waren, im Herbst 1967 mit 45 Jahren ein Lauftraining zu beginnen. Als er 1993 im Alter von 71 das Laufen aufgeben musste, hatte er an 151 Marathon- und Ultramarathonläufen teilgenommen, darunter zweimal am Boston Marathon und fünfmal am gefürchteten Western States 100 Endurance Run, wobei er sein erstes Hundertmeilenrennen (also etwa 160 Kilometer) durch die Sierra Nevada in weniger als 29 Stunden absolvierte; damals war er 54. Keine Panik, Sie müssen es nicht so extrem angehen lassen, wenn Sie die Früchte körperlicher Bewegung ernten möchten. Ich werde Ihnen ein viel einfacheres – und sehr viel weniger zeitaufwändiges – Programm empfehlen. Paffenberger war anscheinend nicht nur als Forscher eine Anomalie, sondern auch in seiner Freizeit.

Über 50 Jahre, nachdem Morris und Paffenberger ihre Studien durchgeführt hatten, waren sie immer noch unzufrieden mit ihren Kollegen in den Arztpraxen, im Gesundheitswesen und in der Gesundheitspolitik, weil die überwältigenden Belege für den gesundheitlichen Nutzen sportlicher Betätigung in der klinischen Praxis wie in der öffentlichen Gesundheitsvorsorge weiterhin nur unzureichend umgesetzt wurden. Die beiden betätigten sich als hartnäckige Nervensägen, mahnten, quengelten, drängten und wollten einfach nicht aufhören, mehr Bewegung zu fordern. Im Vorwort eines 2003 erschienenen Buches konnte Morris sich die Bemerkung nicht verkneifen: »In dem halben Jahrhundert seit Ende des Zweiten Weltkriegs hat es eine Explosion an Wissen über Nutzen und Notwendigkeit körperlicher Betätigung/Sport für das ganze Leben und den ganzen Körper gegeben. Dieses Wissen wird allerdings kaum praktisch angewendet. Die Folge ist eine ungeheure Verschwendung an menschlichem Potenzial für Gesundheit, Leistungsfähigkeit und Wohlbefinden.« Im selben Buch schreibt er: »Spätere Geschichtsschreiber werden das Versagen unserer Gesellschaft bei der Anwendung des Wissens um die normalen Alterungsprozesse, besonders des Muskelschwunds, und ihrer Linderung wohl kaum verstehen.« Ich könnte es nicht besser ausdrücken.

Es ist interessant, dass Paffenberger erst mit 84 Jahren im Jahr 2007 an Herzversagen starb; sein Mitstreiter Morris wurde 99½ Jahre alt und starb 2009 ebenfalls an Herzversagen. Laut seiner Tochter bestand er immer auf dem »½« bei seiner Altersangabe. Auch Morris blieb so lange wie möglich körperlich aktiv. Bis Mitte 90 schwamm er täglich, fuhr auf dem Standfahrrad oder ging mindestens eine halbe Stunde spazieren. Vielleicht machten Morris und Paffenberger ja als Greise ihre Witze darüber, wessen Körper wohl zuerst aufgeben würde. Anders als so viele weitere bahnbrechende Denker, die von ihren Kollegen und der Welt verkannt wurden, konnten diese beiden zum Glück miterleben, wie die Fitnessbewegung in Gang kam, obwohl sie von der Gesundheitspolitik kaum unterstützt wurden. Trends wie Aerobic und Jogging und Veranstaltungen wie Stadtmarathons und Triathlonwettkämpfe mussten von den Menschen selbst ausgehen, und genauso kam es auch.

Die Sportphysiologie wird geboren

Die Geschichte der Fitnessbewegung wäre unvollständig ohne die Erwähnung eines weiteren Mannes, der oft als ihr Begründer gesehen wird. Gemeint ist Kenneth Cooper, der mit seinem Buch *Aerobics* 1968 die gleichnamige Sportart einführte. In dem Buch wird ein Punktesystem zur Verbesserung des Herz-Kreislauf-Systems beschrieben, das später zur Grundlage der Zehntausend-Schritte-täglich-Methode wurde, mit der man seine Fitness durch Laufen erhält. Cooper ist der Gründer des berühmten Cooper Aerobics Center in Dallas und McKinney, Texas, einer Anlaufstelle zahlreicher Sportler, die dort für ihre Wettkämpfe, sogar für die Olympischen Spiele, trainieren, sowie des Cooper Institute, einer gemeinnützigen Forschungs- und Weiterbildungseinrichtung, die er 1970 einrichtete.

Seit den ersten Studien von Morris und Paffenberger, die zu einem Wendepunkt in unseren Ansichten über körperliche Aktivität wurden, ist die Sportphysiologie weit gekommen, besonders in den letzten Jahren. Von einer beobachtenden Wissenschaft hin zu einer, die unter Anwendung der seitdem gemachten Fortschritte vom biologischen Standpunkt aus erforscht, warum und wie unser Körper auf Belastung reagiert. Dieses neue Wissen stammt teilweise aus den Wellness-Centern und von Forschungsorganisationen, die Cooper begründet hat, der genau wie Morris und Paffenberger ein unermüdlicher Förderer körperlicher Aktivität ist und der Wissenschaft hilft, alte Mythen über Bord zu werfen, die als Ausrede dienten, faul herumzusitzen.

Wir wissen heute durch Labor- und klinische Tests, die uns genau zeigen, was passiert, wenn wir einen Hügel hinaufstürmen, Power-Yoga machen oder einfach nur vor dem Rechner und abends auf dem Sofa sitzen, so viel mehr über das Funktionieren des menschlichen Körpers. Es ist eine Sache, Einzelfall- oder statistische Belege über die gesundheitlichen Vorteile körperlicher Bewegung zu haben, aber etwas ganz anderes, wenn man die biochemischen Fakten vor sich sieht – von den Veränderungen unseres Blutbilds bis zu denen in den Genen. Unter dem Dach der Sportphysiologie haben sich ganze neue Fachgebiete der Medizin etabliert, und Tausende von Studien werden jedes Jahr dazu veröffentlicht. Sehen Sie sich nur die folgende Grafik an, die deutlich die rasche Zunahme der veröffentlichten Studien zum Zusammenhang zwischen körperlicher Aktivität, Fitness und Herzerkrankungen zeigt. Sie erschien in dem Fachblatt *Annals of Epidemiology* mit einem Nachruf anlässlich des Todes von Jeremiah Morris. Beachten Sie den Unterschied zwischen den 1990er- und den 2000er-Jahren. Es ist bemerkenswert, dass wir unsere Untersuchungen zu Gesundheit und Fitness allein im letzten Jahrzehnt verdoppelt haben.

Einer der neuesten Bereiche in der heutigen Sportphysiologie oder, wie manche sie nennen, Aktivitätsepidemiologie ist die Metabolomik, eine Art Stoffwechsel-Profiling, die nach biochemischen Mustern im Organismus sucht, die entweder auf ein erhöhtes oder geringeres Risiko für bestimmte Krankheiten deuten. Die Metabolomik gibt uns Einblick in die Verbindung zwischen einem trainierten Körper und einem ebenfalls fitten Stoffwechsel, der nicht nur die Kalorien effizient verbrennt, sondern auch bei der Aufrechterhaltung der so wichtigen Homöostase hilft, die ich beschrieben habe. Das liegt an Stoffwechselveränderungen, die sich während körperlicher Betätigung einstellen und unseren Körper in einem selbstregulierenden Gleichgewicht halten. Hier ein Beispiel: In einer Studie, die ein Forscherteam am Massachusetts General Hospital und am Broad Institute von MIT und Harvard University durchführte, fand sich bei fitten Menschen ein stärkerer Anstieg des Metaboliten Niacinamid. Dabei handelt es sich um ein Nährstoff-Nebenprodukt, das eine Rolle bei der Blutzuckerkontrolle spielt. Das Team fand sogar über 20 Metaboliten, deren Wert sich durch körperliche Belastung ändert. Das

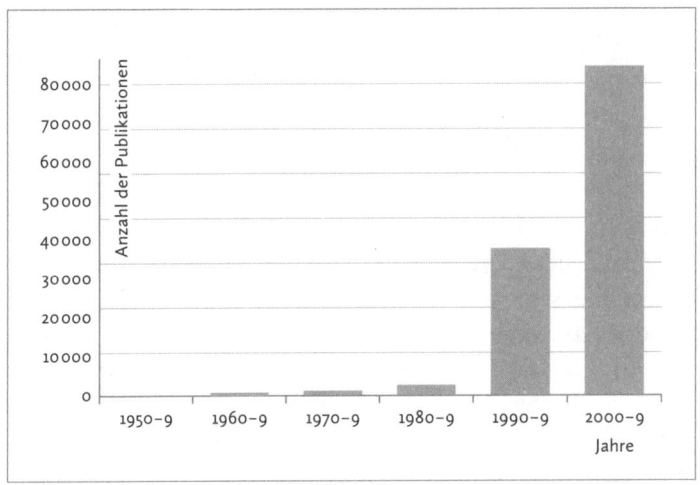

Anzahl der veröffentlichten Artikel zu körperlicher Aktivität, Fitness und Herzerkrankungen von 1950 bis 2009. Benutzte Suchbegriffe im Web of Science: »physical activity or physical fitness and cardiovascular disease or coronary heart disease.« Anzahl der Artikel pro erfasste Periode: 142; 493; 1083; 2939; 33 932 bzw. 74 162.

Quelle: S. N. Blair et al., »A tribute to Professor Jeremiah Morris: the man who invented the field of physical activity epidemiology«, in: Annals of Epidemiology, 2010, Bd. 20, Nr. 9, S. 651–660. Abdruck mit freundlicher Genehmigung.

sind natürlich erzeugte Verbindungen, die bei der Kalorien- und Fettverbrennung helfen und die Blutzuckerkontrolle verbessern. Von einigen wusste man bisher nicht, dass sie bei körperlicher Betätigung eine Rolle spielen. Bei einigen erhöhte sich der Wert, zum Beispiel bei denjenigen, die mit der Fettverbrennung in Zusammenhang stehen, bei anderen sank er, etwa bei jenen, die mit Zellbelastung zu tun haben.

Es gibt eine unendliche Anzahl von Studien, die beweisen, was Bewegung für die Aufrechterhaltung der Gesundheit bedeutet, und ich hoffe, dass diese Forschung weiter fortschreiten wird. Im Jahr 2009 wurde eine Studie veröffentlicht, die deutlich bewies, dass das Gehirn bei körperlicher Betätigung bestimmte Chemikalien mit stimmungsaufhellendem Effekt produziert. Alles, was uns bei der Abwehr von Depressionen und der Förderung von

Glücksgefühlen unterstützt, ist gut für unsere Gesundheit. Die Forscher fanden außerdem heraus, dass durch Sport ein Gen für einen Nervenwachstumsfaktor namens VGF (Vascular Growth Factor; Neuropeptid) angeregt wird. VGFs sind kleine Proteine, die entscheidend für die Entwicklung und Reparatur von Nervenzellen sind. Dadurch wird körperliche Betätigung noch stärker mit einem gesunden Gehirn und der Vorbeugung gegen Demenz und Alzheimer verbunden. Noch faszinierender ist, dass die Studie bei insgesamt 33 VGFs veränderte Aktivität durch Bewegung nachwies; die meisten davon waren zuvor unbekannt gewesen. Vielleicht finden wir eines Tages eine direkte Beziehung zwischen diesen molekularen Veränderungen und der Vorsorge gegen Krebs und andere degenerative Krankheiten. Mögliche Beispielfälle gibt es bereits.

Leider werden, grundlegender betrachtet, oft die Auswirkungen des Alterungsprozesses auf den Körper und seine Fähigkeit, den Stoffwechsel aufrechtzuerhalten, vergessen. Außer dem Schwund an Muskelmasse und -kraft, der sich mit der Zeit unvermeidlich zusammen mit der Verlangsamung des Stoffwechsels einstellt, müssen wir auch die praktischen Gründe für eine Gewichtszunahme bedenken: Wir bewegen uns immer weniger, essen aber nicht weniger. Hormonelle Veränderungen schlagen weitere Nägel in den Sarg und schädigen einen bereits angegriffenen Stoffwechsel noch weiter. Eine 2010 im *Journal of the American Medical Association* publizierte Studie konstatierte deutlich, dass die offiziellen US-Richtlinien von 2008, die eine halbe Stunde körperliche Betätigung fünf Tage pro Woche empfehlen, der Gewichtszunahme bei älteren Menschen nicht entgegenwirken, wenn diese nicht gleichzeitig weniger essen. Mit zunehmendem Alter wird es immer schwerer, sein Gewicht zu reduzieren. Das ist eine ernüchternde Erkenntnis für die bereits Übergewichtigen: Man muss immer mehr Sport treiben, um nicht zuzunehmen, obwohl man nicht mehr isst.

Kann körperliche Betätigung den Alterungsprozess rückgängig machen? Ihn zu verlangsamen oder anzuhalten ist eine Sache, aber können wir in den physiologischen Rückwärtsgang schalten? Diese Frage ist Gegenstand weiterer faszinierender Forschungen. Es klingt zwar nach Science-Fiction, aber es gibt schon einige Hinweise darauf. Ein kanadisch-amerikanisches Forscherteam fand 2008 heraus, dass körperliche Betätigung den Alterungsprozess auf der Zellebene teilweise umkehren kann. Das Team untersuchte die Auswirkungen von sechs Monaten Krafttraining bei Freiwilligen über 65 Jahren, indem es vor und nach der Trainingsphase Gewebeproben aus den Oberschenkelmuskeln entnahm. Diese verglich man dann mit den Muskelzellen von 26 jüngeren Freiwilligen (durchschnittlich 22 Jahre alt). Erwartet wurden Hinweise auf eine Zunahme der Körperkraft, die bei 50 Prozent der Senioren tatsächlich eintrat; aber die Forscher waren erstaunt über die drastischen Veränderungen in der Genexpression. Diese war im Muskelzellen-Fingerabdruck der älteren Probanden nach dem Krafttraining fast bis zu der jüngerer Menschen zurückgedreht. Mit anderen Worten, das Muskel-Genexpressionsprofil glich dem einer jüngeren Altersgruppe.

Es klingt, als sei das, wissenschaftlich gesehen, schwierig zu erkennen und zu messen, aber wir haben inzwischen die Technik, um solche erstaunlichen Messungen durchzuführen. Die Forscher verglichen die Expression von 600 Muskelgenen am Anfang und am Ende der sechsmonatigen Trainingsperiode. Sie fanden signifikante Unterschiede in der Expression dieser Gene zwischen den jüngeren und den älteren Teilnehmern, was darauf hindeutete, dass die Gene mit zunehmendem Alter entweder mehr oder weniger aktiv werden. Am Ende der Trainingsphase hatte die Expression eines Drittels dieser Gene sich verändert, und bei genauerer Untersuchung sahen die Forscher, dass es sich um diejenigen handelte, die mit der Arbeit der Mitochondrien zu tun haben. Mitochondrien sind Zellorganellen, die Sauerstoff und Nährstoffe zu Treibstoff für die Zellen kombinieren; sie sind deren wichtigste Energieerzeuger. Diese Forschungsergebnisse sind von anderen bemerkenswerten Studien bestätigt worden.

Viele Wissenschaftler sehen einen Verlust an gesunden Mitochondrien als wichtige Ursache des Alterungsprozesses bei Säugetieren. Mitochondrien haben ihre eigene DNA, die sich von der

DNA der Zelle unterscheidet, und sie vermehren sich selbsttätig. Sie können daher auch mutieren, aber diese zunächst geringfügigen Mutationen werden durch spezielle Reparatursysteme in der Zelle wieder behoben. Mit der Zeit, wenn der Organismus älter wird, übersteigt dann allerdings die Zahl der Mutationen die Kapazität der Reparatursysteme, und die Mitochondrien versagen und sterben irgendwann ab. Wenn sie sterben, stirbt aber auch die Zelle, weil ihr keine Energie mehr geliefert wird. So kommt es zu den bekannten Alterserscheinungen: Die Muskeln schrumpfen, das Gehirnvolumen geht zurück, die Haare fallen aus oder ergrauen, und irgendwann sehen wir plötzlich alt aus und sind es auch innerlich. Experimente an Mäusen haben gezeigt, dass die aktiven Tiere ihre Mitochondrien länger behalten und ihre körperlich nicht aktiven Artgenossen nicht nur überleben, sondern auch länger jung bleiben.

Was Rauchen und Stillsitzen gemeinsam haben (auch, wenn Sie Nichtraucher sind)

Was sollten wir also tun? Zu einem umfassenden und sinnvoll zusammengestellten Fitnessprogramm gehören Herz-Kreislauf-Training, Krafttraining und Stretching. Diese Aktivitäten bringen jeweils einen speziellen Nutzen, den unser Körper braucht, um leistungsfähig zu bleiben, und der offenbar auch unseren Genen und dem Stoffwechsel guttut. Cardiotraining, das den Puls für eine bestimmte Zeit hochtreibt, verbrennt Kalorien, senkt den Körperfettgehalt und stärkt Herz und Lungen; Krafttraining (mit Gewichten oder Expandern) stärkt die Knochen und verhindert Muskelschwund; und Stretching hält Sie beweglich und schützt Sie vor Gelenkschmerzen und der so gefürchteten chronischen Gelenkentzündung.

Denken Sie auch daran, dass sich der Nutzeffekt sportlicher Betätigung kumulieren lässt. Ausgehend von Morris' und Paffenbergers Arbeiten hat die Forschung gezeigt, dass mehrere kurze Trainingsphasen pro Tag genauso effektiv und vielleicht sogar besser sind als eine lange. »Intervalltraining« ist ja heute richtig in Mode, aber es wird schon seit Jahrzehnten untersucht. Als Paffenberger sich 1975 bei 6351 Hafenarbeitern die Wirkungen »kurzer wiederholter Aktivitätsphasen« ansah, wie man damals statt Intervalltraining sagte, fiel ihm auf, dass diese wiederholte kurzfristige Anstrengung das Risiko einer Herzerkrankung deutlich senkte.

Beim Intervalltraining geht es darum, kurz sehr hart zu trainieren, dann einige Minuten auszuruhen und sich anschließend einige Minuten lang noch mehr anzustrengen. Man kann fast jede Übung so ausführen, vom Spazierengehen bis zum Krafttraining im Fitness-Studio. Durch unterschiedliches Tempo, variierende Gewichte und steilere und flachere Anstiege können Sie sich Ihr eigenes Intervalltrainingsprogramm gestalten.

Die Trainingsphasen über den Tag zu verteilen hat noch einen weiteren Vorteil: Es schützt Sie vor den Schäden, die langes, ununterbrochenes Stillsitzen Ihrem Körper zufügen kann. Forscher der American Cancer Society veröffentlichten 2010 im *American Journal of Epidemiology* eine Studie, der zufolge längeres Stillsitzen ein genauso großes Gesundheitsrisiko darstellt wie Rauchen oder übermäßige Sonnenlichteinwirkung. Die Teilnehmer der Studie wurden 13 Jahre lang, von 1993 bis 2006, beobachtet; die Forscher setzten dabei die Zeit, wie lange sie jeweils still saßen und wie viel Bewegung sie sich verschafften, in Bezug zu ihrer Sterblichkeitsrate. Eine weitere Studie vom International Diabetes Institute in Melbourne ergab, dass selbst zwei Stunden körperlicher Betätigung die Wirkungen von »22 Stunden auf dem Hintern hocken« nicht ausgleichen können.

Mehrere Studien beschreiben einen Zusammenhang zwischen Stillsitzen und Übergewicht, Typ-2-Diabetes, Herz-Kreislauf-Erkrankungen und ungesunder Ernährung, aber nur wenige haben je die insgesamt im Sitzen verbrachte Zeit mit der Gesamtmortalität verglichen. Die letztgenannte Studie bringt nun starke Belege für den Zusammenhang zwischen ständigem Stillsitzen (wie es so viele Menschen heute praktizieren, ob am Schreibtisch, im Auto oder auf dem Sofa) und Erkrankungen. Ebenso schockierend wie ungerecht ist dabei, dass Frauen anscheinend stärker betroffen sind. Die weiblichen Teilnehmer der Studie, die mehr als sechs Stunden täglich im Sitzen verbrachten (außerhalb des Arbeitsplatzes), hatten ein um 37 Prozent höheres Sterberisiko während des untersuchten Zeitraums als diejenigen, die weniger als drei Stunden täglich still saßen. Bei Männern dagegen betrug das erhöhte Sterberisiko in diesem Fall nur 18 Prozent. Dieser Unterschied änderte sich auch nicht, wenn die verschiedenen körperlichen Aktivitäten mitberücksichtigt wurden.

Das Sitzen selbst ist hier gar nicht der entscheidende Faktor, sondern die biologischen Wirkungen, die es im Körper auslöst. Genauso, wie Bewegung positive Veränderungen im Stoffwechsel anregt, verursacht eine sitzende Lebensweise Änderungen in die umgekehrte Richtung, also ins Negative. Lange Stillsitzphasen haben bewiesenermaßen und unabhängig von körperlicher Aktivität signifikante Folgen für den Stoffwechsel; beeinflusst werden unter anderem die Werte von Triglycerid, Cholesterin, Blutzucker, der Blutdruck in Ruhe und das Appetithormon Leptin – alles Risikofaktoren für Übergewicht, Herz-Kreislauf-Erkrankungen und andere chronische Leiden.

Eine weitere, gerade erst erschienene Studie kommt zu ähnlichen Ergebnissen. Forscher am Fachbereich für Epidemiologie und Volksgesundheit des University College London berichteten darin, dass mehr als vier Stunden täglich sitzend am Rechner oder vor dem Fernseher verbrachte Zeit das Risiko, an einem schweren Herzleiden zu erkranken oder zu sterben, mehr als verdoppeln. Selbst wer Sport treibt, kann die Wirkungen der langen Bewegungslosigkeit nicht ausgleichen. Die Studie ergab, dass der Blutwert von C-reaktivem Protein – einem Entzündungsmarker – bei Menschen, die täglich mehr als vier Stunden vor einem Bildschirm sitzen, doppelt so hoch ist wie bei solchen, die weniger als zwei Stunden täglich so verbringen.

Dass wir uns viel weniger bewegen, als wir glauben, merkte ich deutlich, als eine Firma mir ein Akzelerometer zum Testen zuschickte. Bevor ich es ausprobierte, hielt ich mich für einen aktiven Menschen, obwohl ich den größten Teil des Tages in meinem

Arbeitszimmer zubringe. Das kleine Gerät wird am Gürtel getragen und zeichnet mit einem Mikrochip die Bewegungen auf. So verfolgte ich mehrere Wochen lang meine Bewegungsdaten am Rechner und sah, wie ich immer wieder stundenlang in Konferenzschaltungen festsaß, ohne mich von der Stelle zu rühren. Ich war unangenehm überrascht, wie lange ich still saß, und besorgte mir sofort ein Freisprech-Headset zum Telefonieren, sodass ich jetzt beim Telefonieren herumlaufen kann. Diese kleine Veränderung brachte bereits eine enorme Verbesserung: Ich konnte die Zahl meiner Schritte pro Arbeitstag um 35 Prozent steigern!

Die Botschaft ist klar: Wir müssen uns bewegen, und zwar viel, um bei guter Gesundheit zu bleiben. Das müssen Sie berücksichtigen, außer, wenn Sie ein schwer schuftender Hafenarbeiter sind oder als Busschaffner den ganzen Tag auf den Beinen, was aber vermutlich nicht der Fall ist. Es geht hier nicht nur um körperliche Fitness, sondern buchstäblich um Ihr Leben. Machen Sie auch nicht den Fehler, Sport nur wegen Ihres Herzens zu treiben. Ich habe Ihnen zwar viel über den Nutzen körperlicher Betätigung für Herz und Kreislauf erzählt, aber ich weise nochmals darauf hin, dass körperliche Betätigung für alle Systeme des Körpers wichtig ist. Um sämtliche wichtigen neueren Studien zu besprechen, die den engen und unumstößlichen Zusammenhang zwischen körperlicher Betätigung und fast sämtlichen Krankheiten und Störungen belegen, auch degenerativen und Autoimmunerkrankungen sowie Krebs, müsste ich ein weiteres Buch schreiben. Prägen Sie sich also nur ein, dass Bewegung das einzige nachweislich wirksame Verjüngungsmittel ist, das ohne Pillen und Mittelchen auskommt; und körperliche Fitness tut dem komplexen System des Körpers gut.

Wer diesen Rat überzeugender findet, wenn ich ihm eine Grafik dazu zeigen kann, sehe sich die folgende von 2009 an. Sie stammt aus dem *British Journal of Sports Medicine,* was Morris sicher freuen würde. Kurz gesagt, zeigt sie, dass geringe »kardiorespiratorische Fitness« (CRF) – das bedeutet eigentlich nur, dass man schlecht in Form ist – für einen größeren Teil an Todesfällen verantwortlich ist als jede andere der aufgelisteten Krankheiten und Störungen, darunter Übergewicht, Diabetes und zu hohe Cholesterinwerte, sogar Tabakrauchen. Einzig der Bluthochdruck bei Männern kommt als Todesursache an CRF heran.

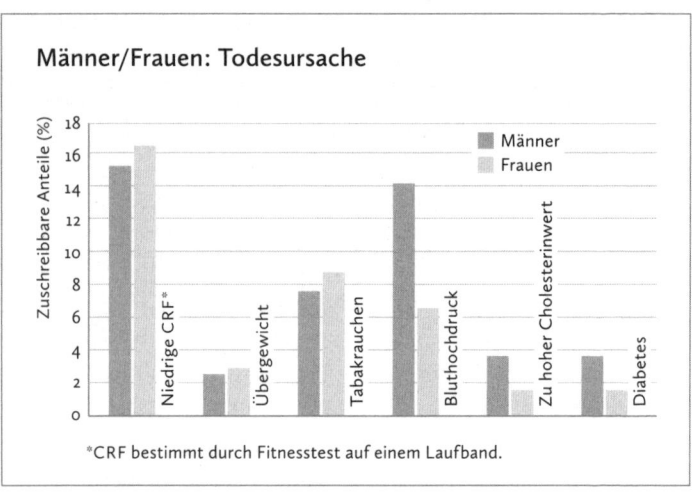

Zuschreibbare Anteile (Prozent): todesartenübergreifend bei 40 842 Männern (3333 Todesfälle) und 12 943 Frauen (491 Todesfälle) laut der Aerobics Center Longitudinal Study. Die zuschreibbaren Anteile sind altersbereinigt und von den jeweils anderen Anteilen getrennt.

Quelle: S. N. Blair et al., »A tribute to Professor Jeremiah Morris: the man who invented the field of physical activity epidemiology«, in: *Annals of Epidemiology*, 2010, Bd. 20, Nr. 9, S. 651–660. Abdruck mit freundlicher Genehmigung.

Selbst wer seine Stillsitzphasen nur kurz unterbricht, um beim Herumgehen mit einer Hantel ein paar Bizepscurls zu machen, kann sein Krankheits- und Sterberisiko schon senken. Legen Sie sich doch einfach ein Paar Ein-Kilo-Hanteln neben den Schreibtisch, unter das Sofa oder wo Sie sonst sitzen. Stellen Sie sich auf ein Bein und stemmen die Hanteln 20-mal, während Sie mit der Freisprecheinrichtung telefonieren; das ist eine gute Übung für die Bauchmuskeln und fördert auch Ihren Gleichgewichtssinn.

Ob Sie nun einen Kurs im Fitness-Studio belegen, morgens mit Ihren Freunden powerwalken gehen, Tanzstunden nehmen oder sich im Internet Fitnessvideos herunterladen, um danach zu trainieren – Sie haben heutzutage jede Menge Möglichkeiten, um in Form zu bleiben. Noch einmal: Sie müssen nicht an Wettkämpfen teilnehmen, sich einen Trainingsraum einrichten oder sich im Fitness-Studio einschreiben. Wie Sie aktiv werden, ist längst nicht so wichtig – wie oft Sie es tun, wie lange und wie Sie Ihre Intervalle variieren, schon. Suchen Sie sich etwas aus, das Ihnen gefällt! Körperliche Aktivität sollte Spaß machen; Sie sollten sich jeden Tag darauf freuen können. Das Leben ist eher ein Marathon als ein Kurzstreckensprint, und Ihre Workouts sollten das widerspiegeln.

Noch ein paar Zusatztipps: (1) Bewegung senkt bewiesenermaßen den Stresslevel für bis zu 24 Stunden. Deshalb sollte man sich nicht nur am Wochenende abmühen, sondern täglich, aber dafür hin und wieder einen Ruhetag einlegen; (2) Trainingsperioden, die länger als eine Stunde dauern, sind nicht sinnvoll, besonders wenn Sie jeweils Ihr Pensum steigern und Ihre vorherigen Werte übertreffen wollen. Nach etwa einer Stunde lassen die positiven Effekte körperlicher Betätigung nach, und Sie schaden Ihrem Körper womöglich mehr, als Sie ihm nutzen. (Für das Pro und Kontra von Ausdauertraining ist hier leider keine Zeit; an Marathonläufer und Triathleten wende ich mich bei anderer Gelegenheit.)

> ❗ Das Minimalziel: Steigern Sie Ihre Pulsfrequenz täglich mindestens eine Viertelstunde lang um 50 Prozent. Richten Sie Ihren Tagesablauf so ein, dass er Ihnen und Ihrer Gesundheit zugutekommt. Begrenzen Sie Trainingseinheiten, die sich ausschließlich an bestimmte Muskelgruppen richten, denn durch übermäßige Belastung einzelner Muskeln fordern Sie schmerzhafte Verletzungen heraus. Wenn Sie nicht ernsthaft krank sind oder Fieber haben, versuchen Sie auch dann täglich körperlich aktiv zu werden, wenn Sie sich nicht wohlfühlen. Dranbleiben ist entscheidend, aber das tägliche Training sollte auch Ihre Kreativität fordern und Spaß machen. Sehen Sie keine lästige Aufgabe darin und verderben Sie sich nicht den Spaß durch Übungen, die Sie nicht mögen.

Seien Sie auch hier, wie bei Ihrer Ernährung, ehrlich gegenüber sich selbst. Umfragen zeigen, dass sich zwar fast ein Drittel der Befragten als »sehr aktiv« einschätzt, aber die Anzahl der Übergewichtigen spricht eine andere Sprache. Der Anteil derjenigen, die täglich wirklich eine Stunde mäßig Sport treiben, wird auf traurige 5 Prozent geschätzt. Viele Sportarten können Sie gemeinsam mit Familienangehörigen und Freunden betreiben, was zusätzlich motiviert und psychologisch vorteilhaft ist. Ein gutes Trainingsprogramm sollte auch regelmäßige Erholungstage mit reduzierter Bewegung umfassen.

Regelmäßige Abläufe sind, wie wir gleich sehen werden, nicht nur beim Training, sondern überhaupt sehr wichtig für die Gesundheit. Das Alltagsleben erscheint Ihnen vielleicht als eine langweilige Folge des immer Gleichen, aber genau so möchte Ihr Körper es haben – und zwar mehr, als Sie glauben.

 **Gesundheitsregel** Langes ununterbrochenes Stillsitzen hat, selbst wenn Sie einmal täglich Sport treiben, biologische Auswirkungen, die überraschend ernsthafter sind, als wir gedacht hätten. Bewegen Sie sich daher so oft, wie es Ihr Tagesablauf nur zulässt! Nehmen Sie die Treppe statt des Aufzugs. Besorgen Sie sich ein schnurloses Telefon, damit Sie beim Telefonieren im Büro auf und ab gehen können, und zwar zusätzlich zu Ihrem Trainingsprogramm.

Kapitel 11

Timing ist alles

Das Wundermittel namens regelmäßiger Tagesablauf

Wie Sie sich bestimmt vorstellen können, bekomme ich oft Anrufe von Menschen, die befürchten, Krebs zu haben. Dauermüdigkeit und ein vages Gefühl, dass »etwas nicht stimmt«, sind meistens die Hauptsymptome, und ich soll dann herausfinden, was ihnen fehlt. Vor allem soll ich ihnen sagen, dass es doch kein Krebs ist. Leider gibt es keinen einfachen Test, den ich für eine definitive Diagnose heranziehen könnte oder auch nur um festzustellen, ob die Zellen eines Organs sich irgendwie verdächtig verhalten. Es wäre zwar schön, wenn man den Patienten einfach durch einen Scanner schieben oder ihm eine Blutprobe abnehmen und dann sofort sehen könnte, warum er immer so müde ist, aber die Wahrheit lautet leider: So einfach ist es nicht. Es gibt eine Batterie etablierter Tests, die mir einiges sagen können, aber es ist nicht unbedingt das, was der Patient hören – oder gerade nicht hören – möchte. In Zukunft wird sich das hoffentlich ändern, wenn wir über bessere, präzisere Diagnosemethoden verfügen und solchen Beschwerden schnell und zuverlässig auf den Grund gehen können. Aber bis dahin hängt die Antwort oft noch von altmodischen Gesprächen und Schlussfolgerungen ab, und die Diagnose ist eher eine Kunst als eine Wissenschaft.

Zuerst frage ich die Patienten nach ihrem Tagesablauf. Wie sieht ihr Alltag aus? Wie viel Schlaf bekommen sie? Was hatten sie zum Frühstück? Hat sich der Tagesablauf in letzter Zeit geändert? Welche Medikamente und Nahrungsergänzungsmittel nehmen sie ein? Die Kunst besteht dann darin, aus diesen Puzzleteilchen ein Bild zusammenzusetzen.

Manche dieser Patienten leiden tatsächlich an einem Tumor, aber viele nicht. Damit sie wieder neuen Schwung gewinnen und sich wohlfühlen, muss ich ihnen nur ein paar Ratschläge geben, die alle unter die Rubrik *regelmäßiger Tagesablauf* fallen. Es geht darum, dass sie darauf achten, wann sie schlafen, wann sie essen, wann sie Sport treiben und wie sie mit Stress umgehen. Das alles ist in unserer rasend beschleunigten Rund-um-die-Uhr-Gesellschaft gar nicht so einfach. Man kann sich so lange nicht vorstellen, welchen Effekt ein regelmäßiger Tagesablauf physiologisch wie emotional auf den Menschen hat, bis man ihn verliert. Die meisten von uns kennen das Gefühl, wenn man wegen einer Deadline ein paar Nächte lang nicht schlafen konnte oder sich bei einer Flugreise einen Jetlag eingehandelt hat; unser Körper fühlt sich »daneben«, und wir bringen einfach nicht die gewohnte Energie auf, während wir versuchen, mit dem veränderten Zeitplan zurechtzukommen. Wir essen anders, wir bekommen unsere Trainingseinheiten nicht richtig hin oder überspringen sie ganz, verlegen das Mittagessen auf den späten Abend oder verschlafen am Morgen, wenn wir bis in die frühen Morgenstunden im Büro waren.

Oder denken Sie nur an Ihre letzte schwere Erkältung oder Magen-Darm-Grippe zurück. Vielleicht haben Sie damals tagsüber geschlafen, anstatt wie gewohnt aktiv zu sein. Wenn man krank ist, neigt man eher zu einem unregelmäßigen Tagesablauf und greift vielleicht sogar zu Lebensmitteln, die man sonst verschmäht, um die Krankheit besser zu ertragen. Es ist interessant, dass man gerade bei Belastungen – ob durch Arbeit oder Krankheit – seinen Stundenplan so umwirft, wo es doch umgekehrt sein sollte: Besser wäre es, gerade dann den strikten Ablauf einzuhalten, den unser Körper vorzieht, und möglichst nährstoffreiche Nahrungsmittel zu wählen.

Es hat seine Gründe, dass man fast jeden Morgen zur selben Zeit aufwacht, auch wenn man ausschlafen möchte; es hat seine Gründe, dass Ihre Kinder quengeln, wenn Sie sich mit dem Essen eine halbe Stunde verspäten. Wenn man den natürlichen Rhythmus des Körpers unterbricht, bringt er nicht mehr die optimale

Leistung – der Gesamtzustand ist gestört. Um gesund zu bleiben, muss man diesen idealen Rhythmus aufrechterhalten.

Am besten lässt sich der Einfluss unseres Tagesablaufs am Unterschied zwischen Trauernden und Gassigehern zeigen. Kummer ist bewiesenermaßen tödlich. Zahlreiche Studien zeigen, dass Menschen, die um einen verstorbenen nahen Angehörigen trauern, ein höheres Sterberisiko haben. Ein Großteil dieses Risikos ist allerdings nicht dem emotionalen Schlag des Verlustes zuzuschreiben, der den Körper auch physisch niederdrückt. Der Tod an »gebrochenem Herzen« ist zwar unter anderem stressbedingt; man weiß von Menschen, die beim Empfang einer schlechten Nachricht oder auch am Jahrestag eines einschneidenden Erlebnisses einen tödlichen Herzinfarkt erlitten. In solchen Fällen kann der emotionale Zustand auf unterbewusster Ebene zusammen mit einer schon vorhandenen Herzschwäche einen Herzinfarkt auslösen. Aber bei Trauernden, deren Kummer schon lange anhält, steigt die Sterblichkeit aus einem anderen Grund. Ihr regelmäßiger Tagesablauf ist ihnen gleichgültig; es erscheint ihnen belanglos, wann sie aufstehen oder zu Bett gehen, was sie essen und wie sie sich bewegen. Sie geben ihre Tagesroutine auf und versuchen sich auf die neuen Lebensumstände einzustellen, die nach dem Tod des Partners vollkommen verändert sein können. Dieser desorganisierte, wirre und chaotische Zustand ohne feste Gewohnheiten kann viel schädlicher sein, als den Betroffenen bewusst ist.

Nehmen wir eine dieser Gewohnheiten als Beispiel. Wenn man sich in einen Körper hineinversetzen könnte, dem plötzlich das übliche Essen zur gewohnten Zeit vorenthalten wird, dann wäre man über die Reaktion überrascht. Wenn Sie zum Beispiel immer um ein Uhr zu Mittag essen, aber eines Tages durch einen unerwarteten Anruf oder eine Verpflichtung erst um zwei oder drei Uhr dazu kommen, zeigt Ihr Körper während der Wartezeit nicht nur das erwartete Hungergefühl, sondern schüttet auch jede Menge Cortisol aus, das Stresshormon, das Ihrem Körper signalisiert, bloß kein Fett mehr zu verbrauchen und möglichst Energie zu sparen. Der Körper wechselt in den Notstandsmodus über, weil er plötzlich nicht mehr weiß, wann er die nächste Nahrung bekommt. Der Körper hält sehr viel von Berechenbarkeit. Einer unserer schlimmsten Stressfaktoren sind weder Geldsorgen noch Eheprobleme noch die Kinder – sondern fehlende Regelmäßigkeit im Tagesablauf.

Schon kleine Veränderungen können sich stark in unserer Stimmung und im Stresslevel des Körpers bemerkbar machen. Wir sollten also regelmäßig essen, ob nun drei oder fünf Mahlzeiten pro Tag. Die Anzahl ist weniger wichtig als ihre Pünktlichkeit. Wer sich also immer schnell einen Apfel oder einen Müsliriegel einverleibt, wenn er Hunger hat, tut sich keinen Gefallen. Dann schon eher ein Snack täglich um drei. Damit fühlt sich der Körper viel besser als mit unregelmäßigen Häppchen zwischendurch.

Wie ich bereits erklärt habe, strebt der Körper immer nach Homöostase, einem Gleichgewicht unter wechselnden Umweltbedingungen. Der Sinn dieser ständigen Regulierung ist es, ihn in einem ziemlich gleichmäßigen Zustand zu halten. Er ist zwar dynamisch und verändert sich ständig, aber nur, um eben die Stetigkeit eines sicheren und ungefährlichen Bereichs zu gewährleisten. Wenn man einmal darüber nachdenkt, wird einem klar, dass der Körper ständig Kräften ausgesetzt ist, die dieser Beständigkeit entgegenwirken, etwa Ihren Entschlüssen, wann Sie etwas essen oder wann Sie ins Bett gehen möchten. Selbst die schwankende Umgebungstemperatur zwingt ihn zu ständigen Veränderungen, um die eigene Temperatur gleichmäßig bei 36,8 Grad zu halten. Wir denken allerdings kaum darüber nach, was der Körper tut, biochemisch gesehen, wenn wir seine bevorzugten Rhythmen stören und er sie nicht einhalten kann.

Man kann sich nur schwer vorstellen, wie stark Stundenpläne und Routinen die Gesundheit beeinflussen, aber hier kann die Schlafmedizin interessante Einblicke bieten. Unsere Schlafgewohnheiten beeinflussen unser Leben auf vielfältige Weise, mit am meisten aber unseren Hormonhaushalt, dessen Grad an Ausgeglichenheit wiederum eine Vielzahl von Prozessen im Körper auslöst, die zu unserer Gesundheit insgesamt beitragen.

Schlaf hält den Körper im Gleichgewicht

Genau wie über die zahlreichen Nutzeffekte körperlicher Betätigung wird auch über den gesundheitlichen Nutzen des Schlafs ständig in den Medien berichtet, man muss nur einmal darauf achten. Sowohl Labor- wie auch klinische Studien haben gezeigt, dass praktisch jedes Körpersystem von der Menge und Qualität unseres Nachtschlafs beeinflusst wird. Unter anderem ist bewiesen: Schlaf kann bestimmen, wie viel wir essen, wie schnell unser Stoffwechsel abläuft, wie viel Gewicht wir zulegen oder verlieren, wie gut wir Infektionen abwehren, wie kreativ und geistig aufnahmebereit wir sind, wie gut wir mit Stress umgehen, wie schnell wir Informationen verarbeiten und dazulernen und wie gut wir Erinnerungen einordnen und speichern können. Wenn man nur eine Nacht lang anderthalb Stunden zu wenig schläft, kann das die Aufnahmefähigkeit am Tag schon um ein Drittel reduzieren. Die Nebenwirkungen schlechter Schlafgewohnheiten sind zahlreich: Bluthochdruck, Verwirrung, Gedächtnisverlust, Lernunfähigkeit, Übergewicht, Herz-Kreislauf-Erkrankungen und Depressionen.

Viele Menschen haben zwar ein Gespür für ihre Hormonzyklen, besonders Frauen, wissen aber oft nicht, wie diese Zyklen mit ihrem Wohlbefinden zusammenhängen und hauptsächlich von den Schlafgewohnheiten bestimmt werden. Michael Breus ist einer der führenden Schlafforscher der USA. In seinem Buch *Good Night* beschreibt er detailliert, welche entscheidende Rolle der Schlaf in unserem Leben spielt, insbesondere weil er uns eine stabile Homöostasis schenkt. Wir alle – auch Männer – verfügen über eine biologische innere Uhr, den sogenannten zirkadianen Rhythmus. Definiert wird er durch regelmäßige Aktivitäten, die auf den Tag-und-Nacht-Rhythmus abgestimmt sind, sich also etwa alle 24 Stunden wiederholen. Dazu gehören unser Schlaf-Wach-Zyklus, das Auf und Ab bestimmter biochemischer Rhythmen, die steigende und fallende Körpertemperatur und andere mit der Erdrotation abgestimmte Variablen. Wenn unser Rhythmus nicht mit dem 24-Stunden-Tag übereinstimmt, fühlen wir uns »daneben«. Jeder, der schon einmal einen Jetlag erlebt hat und einige Tage ziemlich benebelt war, weiß, wie sich das anfühlt.

🛈 Unseren zirkadianen Rhythmus bilden wir erst im Alter von etwa sechs Wochen aus. Ab dann können Säuglinge genug Milch im Magen speichern, um längere Zeit zu schlafen. Die meisten Kleinkinder brauchen zwar länger, um sich daran zu gewöhnen, nachts durchzuschlafen, aber manche Eltern haben auch das Glück, dass ihr Kind gleich damit anfängt. Zu verdanken haben sie das dem zirkadianen Rhythmus, der, einmal in Gang gesetzt, das ganze Leben hindurch anhält.

Unser natürlicher Tagesrhythmus hängt stark von unseren Schlafgewohnheiten ab. Die regulären Hormonausschüttungsperioden – von denjenigen, die unser Essverhalten regeln, bis hin zu denen, die Krankheiten bekämpfen und Belastungen abwehren – sind direkt von einem gesunden Tag-und-Nacht-Rhythmus abhängig. Der Cortisolwert sollte zum Beispiel morgens seinen Höchstwert haben, während des Tages kontinuierlich absinken, bis er etwa um 23 Uhr seinen Tiefstwert erreicht, also zu einem Zeitpunkt, wenn der Melatoninwert ansteigt. Melatonin ist, wie Sie vielleicht wissen, unser Schlafhormon; es reguliert aber unseren ganzen 24-Stunden-Rhythmus. Nach Sonnenuntergang, wenn es vermehrt freigesetzt wird, fährt es die Körperfunktionen herunter, senkt den Blutdruck und in der Folge die Körperkerntemperatur und bereitet uns so auf das Einschlafen vor. Ein höherer Melatoninspiegel verschafft uns mehr Tiefschlaf. Dieser wiederum garantiert gesunde Werte von Wachstums-, Schilddrüsen- und Geschlechtshormonen. Einige Studien deuten sogar darauf hin, dass Schichtarbeiter, also Menschen mit sehr unregelmäßigen Schlafphasen, ein hohes Risiko für bestimmte Krebsarten haben.

Die bestimmende Rolle, die unsere Biorhythmen spielen, wenn es um Wohlbefinden, Körperkraft und Wachheit geht, erklärt, warum Studien zum Tagesablauf zeigen, dass die Leistungsfähigkeit von der Tageszeit abhängt. Gibt es eine ideale Uhrzeit für einen richtig harten Aufschlag beim Tennis? Ja, und zwar sechs Uhr abends, dann liegen Körpertemperatur und Muskelkraft am höchsten. Wie steht es mit einem 400-Meter-Schwimmen, wenn Sie sich einmal als Olympiakämpfer fühlen wollen? Auch hier sollten Sie eher abends antreten als frühmorgens. Denn unsere Körpertemperatur steigt den ganzen Tag über an, erreicht abends den Spitzenwert und sinkt dann wieder ab bis zu ihrem Tiefstwert in den frühen Morgenstunden. Auch am frühen Nachmittag sinkt sie leicht ab, das erklärt die bekannte Trägheit nach dem Mittagessen. Helles Licht, besonders Sonnenlicht, bewirkt jeden Tag eine Anpassung unserer inneren Uhr an den tatsächlichen Tag-Nacht-Wechsel, sodass unser Schlafrhythmus stabil bleibt. Auch körperliche Aktivität kann eine entsprechende Wirkung haben.

Viele Menschen unterschätzen das Zusammenspiel von Schlaf und Hormonen. Es gibt sogar ein Hormon, das überhaupt nur im Schlaf freigesetzt wird: Ungefähr 20 bis 30 Minuten nach dem Einschlafen beginnt die Zirbeldrüse an der Hirnbasis, Wachstumshormon auszuschütten. Sie fährt damit fort, solange der Tiefschlaf anhält, aber diese erste Phase bringt dem Körper den höchsten Wert dieses Hormons am ganzen Tag. Wachstumshormon regt nicht nur Wachstum und Reparatur von Zellen an; es wirkt auf fast jede Zelle im Körper, erneuert Haut und Knochen, regeneriert Herz, Leber, Lungen und Nieren und verjüngt Organ- und Gewebefunktionen. Es belebt das Immunsystem, verbessert die Sauerstoffaufnahme und wirkt gegen Osteoporose. Es unterstützt uns sogar dabei, das Idealgewicht zu halten, indem es die Brennstoffzufuhr der Zellen von Kohlenhydraten auf Fett umschaltet.

In Kapitel 2 habe ich erwähnt, dass manche Männer sich menschliches Wachstumshormon injizieren lassen, weil sie es für einen Jungbrunnen halten. Angesichts der gerade aufgezählten Wirkungen erscheint diese Annahme nur folgerichtig; man sollte meinen, es wäre ein sinnvolles Nahrungsergänzungsmittel oder sogar ein Medikament, das die Alterung verhindert. Neuere Forschungen zeigen allerdings, dass die Nebenwirkung ein höheres Diabetes- und Krebsrisiko sein könnte. Wachstumshormon ist also in der Jugend, wenn der Körper sich rasch weiterentwickelt und aufbaut, in größeren Mengen erforderlich, aber der Körper kann solche Mengen im höheren Alter womöglich nicht mehr verarbeiten. Das System wird aus dem Gleichgewicht gebracht. Hier sehen wir wieder, dass in der Medizin jeder Vorteil mit einem Nachteil bezahlt werden muss. Ja, Wachstumshormon kann einem älteren Mann dazu verhelfen, sich wieder wie ein Jugendlicher zu fühlen und leicht und schnell Muskelmasse aufzubauen, aber die Wirkungen anderswo im Körper bleiben nicht aus – und zur Zeit verstehen wir sie nicht einmal. Es gibt einen Grund dafür, dass der Körper eines 70-Jährigen nicht mehr so viel Wachstumshormon produziert wie der eines Siebenjährigen. Außerdem hat eine Injektion nicht dieselbe Wirkung auf das System wie eine Ausschüttung, die vom natürlichen zirkadianen Rhythmus kontrolliert wird, der wiederum auf andere Körperfunktionen abgestimmt ist. Wir können die Regulierung dieser Hormone durch den Körper nicht imitieren!

Schlaf ist wichtig für die Gesundheit

Viele Leute hören nicht gerne, dass Schlaf der einfachste Weg zu einer schnellen Verbesserung ihres körperlichen Zustands ist. Sie wollen es nicht glauben, weil sie gerne eine Sofortlösung hätten – lieber rasch eine Tablette einwerfen, als sich um besseren Schlaf zu bemühen. Aber es stimmt ganz einfach: Der Schlaf reguliert so viele hormonale Rhythmen und Zyklen des Körpers, dass wir uns nicht einfach künstlich neu starten können, sondern dafür einen festen, verlässlichen Wechsel von Wachphasen und regenerierendem Schlaf brauchen, der unsere Hormonausschüttung reguliert. Viele Menschen sehen das aber erst ein, wenn ich ihnen erkläre, dass auch die appetitsteuernden Hormone hauptsächlich vom Schlafrhythmus abhängen.

Die wissenschaftlichen Bezeichnungen für die Hormone, die

uns »hungrig« und »satt« signalisieren, lauten Ghrelin und Leptin. Vielleicht sind Ihnen diese beiden Verdauungshormone in letzter Zeit in Medienberichten begegnet, denn nach neueren Forschungsarbeiten haben sie viel Aufmerksamkeit erfahren. Sie sind das Yin und Yang unseres Essverhaltens, denn sie sagen uns im Prinzip »Iss!« oder »Hör auf zu essen!«. Wie bei vielen Hormonen treten sie paarweise auf, haben aber entgegengesetzte Funktionen. Ghrelin (das »Iss!«-Hormon) wird vom Magen ausgeschüttet, wenn er leer ist, und steigert den Appetit. Es sendet dem Gehirn die Nachricht, dass wir essen müssen, und ist sozusagen das Gaspedal. Wenn unser Magen dann gefüllt ist, sezernieren die Fettzellen das Gegenhormon Leptin, und unser Gehirn erhält die Botschaft, dass wir aufhören sollen zu essen. Leptin ist also das Bremspedal. Bekannt geworden sind beide in letzter Zeit durch den Nachweis, dass schlechter oder nicht ausreichender Nachtschlaf zu einem Ungleichgewicht zwischen Ghrelin und Leptin führt. Wenn man nur zwei Nächte lang lediglich vier Stunden Schlaf bekommt, sinkt der Leptinwert um 20 Prozent, und der des Ghrelins steigt an. Das Essverlangen steigt um 24 Prozent; die Probanden verspüren Appetit auf kalorienreiche, kohlenhydrathaltige Nahrungsmittel wie Süßigkeiten, Salzgebäck und stärkehaltiges Essen. Schlafentzug unterbricht im Prinzip die Verbindung zwischen Gehirn und Magen und führt zu »hirnlosem Essen«. Unser Körper glaubt fälschlicherweise, hungrig zu sein, und verlangt überdies nach ungesundem Essen.

Nicht nur die Schlafgewohnheiten, sondern auch Umweltfaktoren, Ernährung, Sport, Stress und unsere Gene können die Produktion von Leptin und Ghrelin beeinflussen. Wir wissen zwar nicht genau, wie diese Faktoren auf die Hormone einwirken, aber die Tatsache an sich zeigt, wie viele biologische Faktoren in unser Verhalten einfließen, das wiederum unser Wohlbefinden beeinflusst. Wenn wir das parallele Auftreten geradezu epidemischen Übergewichts und von allgemein zu wenig Schlaf in der Bevölkerung betrachten, müssen wir uns fragen, ob Schlaf nicht die beste Diät ist. 65 Prozent der Amerikaner sind übergewichtig oder krankhaft fettleibig, was auffällig mit den 63 Prozent derjenigen erwachsenen US-Bürger übereinstimmt, die weniger als die empfohlenen acht Stunden pro Nacht schlafen. Der Durchschnittserwachsene schläft wochentags nur 6,9 und am Wochenende 7,5 Stunden, durchschnittlich also sieben Stunden.

Eine Verbindung zwischen Übergewicht und Schlafmangel ist in mehreren Studien nachgewiesen worden. Eine davon, durchgeführt an der New Yorker Columbia University, stützte sich auf Regierungsdaten zu 6115 Probanden, um Schlafgewohnheiten und Übergewicht miteinander zu korrelieren. Es zeigte sich, dass Menschen, die nur zwei bis vier Stunden pro Nacht schlafen, ein um 73 Prozent höheres Fettleibigkeitsrisiko haben als andere, die sieben bis neun Stunden Schlaf bekommen. Wer pro Nacht fünf Stunden schläft, hat ein entsprechendes Risiko von 50 Prozent, bei sechs Stunden Schlaf sind es 23 Prozent; wer über zehn Stunden täglich schläft, hat ein um 11 Prozent geringeres Übergewichtsrisiko.

Oberflächlich gesehen wirkt das womöglich widersinnig. Denn die meisten Menschen nehmen an, dass zu viel Schlaf eher dick mache, aber alle Studien deuten auf das Gegenteil, und das ergibt auch durchaus einen Sinn: Bei Schlafmangel isst man mehr, weil man hungriger wird, länger wach ist und überall von Essen verführt wird. Meist nimmt man in den zusätzlichen Wachstunden weit mehr Kalorien auf, als man verbrennt. Denn diese Zeiten, in denen man eigentlich schlafen sollte, verbringt man oft ziemlich bewegungslos bei energiesparenden Freizeitaktivitäten wie Fernsehen, Lesen, Internetsurfen oder dem Beantworten von E-Mails. Vielleicht verbrennt man in einigen Stunden um die 50 Kalorien, aber die Hormonveränderungen bringen einen dazu, weit mehr als 50 Kalorien zu essen.

Umfassende Forschungsdaten belegen inzwischen, dass unregelmäßige Veränderungen des Cortisolspiegels, die zusätzlich zu den Appetithormonschwankungen auftreten, mit Depressionen zusammenhängen. Solche Cortisolschwankungen können das Ergebnis unregelmäßiger Schlafphasen sein. Das ist eine weitere Störung, die mit der Übergewichtsepidemie einhergeht. Depressionen werden unsere Welt in naher Zukunft stark beeinflussen.

Die Weltgesundheitsorganisation schätzt, dass sie im Jahr 2020 die zweithäufigste Ursache für Arbeitsunfähigkeit sein werden. In vielen Industrieländern, auch in den USA, sind sie bereits unter den Hauptursachen für Berufsunfähigkeit und Sterblichkeit.

Ihre innere Krankenkasse

Das Verlangen unseres Körpers nach Regelmäßigkeit hat seinen Ursprung im Selbsterhaltungstrieb. Wenn wir uns um einige Jahrmillionen zurückversetzen und unseren steinzeitlichen Vorfahren einen Besuch abstatten könnten, dann würden wir sehen, dass sie damals schon ein Organ für diese rhythmischen, regelmäßigen Abläufe hatten, das bei uns heute noch genauso funktioniert. Dieses Organ ist der Hypothalamus, sozusagen unser inneres Reptil, eine entwicklungsgeschichtlich sehr alte Struktur mitten im Gehirn zwischen lauter fortgeschritteneren Hirnregionen. Er ist nicht nur die ganze menschliche Evolution hindurch unverändert geblieben, sondern zeigt auch bemerkenswerte Ähnlichkeiten mit dem Hypothalamus von Tieren, die es schon lange vor den Säugetieren gab.

Der Hypothalamus entstand etwa zur Zeit der Dinosaurier. Kein Wunder, dass er so alt ist: Einer seiner Hauptzwecke ist die Verhinderung von Unterernährung. Wenn nicht genug Nahrung zur Verfügung steht, schüttet der Hypothalamus chemische Stoffe aus, die die Körperfunktionen verändern, um die Nahrungssuche zu erleichtern. Bei lebensbedrohender Unterernährung schüttet der Hypothalamus zum Beispiel das Hormon Orexin aus, das bereits in kleinen Dosen stark wirkt. Es steigert die Aufmerksamkeit, stärkt die Muskeln und schärft die Fähigkeit zum Problemlösen, sodass man schneller Nahrung finden kann.

Der Hypothalamus kann aber noch mehr; wir können uns dieses altertümliche Organ als die Krankenkasse unseres Körpers vorstellen, eine Überwachungsstelle für den Status quo, in dem er sich am wohlsten fühlt – eben die entscheidende Homöostase, das Gleichgewicht. Im Hypothalamus befinden sich mehrere wichtige Regulationszentren für unsere Physiologie. Sie steuern die Körpertemperatur, das Durstgefühl, den Wasserhaushalt, die zirkadianen Rhythmen wie den Schlaf-Wach-Zyklus, Erschöpfung, Fluchtreflexe, Geburtswehen und sogar die sexuelle Erregung. Unsere Gefühle – Lust, Aggression, Stress, Scham und Ekel – entstehen im Hypothalamus. Er ist schon voll in Betrieb, wenn wir auf die Welt kommen, und eine seiner wichtigsten Funktionen ist die Verbindung des Nervensystems mit dem Hormonhaushalt. Das geschieht mithilfe der Zirbeldrüse, eines erbsengroßen Knotens an seiner Unterseite. Sie wird oft als die wichtigste Hormondrüse bezeichnet, weil sie die verhaltenssteuernden Hormone ausschüttet. Geregelt wird diese Ausschüttung allerdings vom Hypothalamus; die Zirbeldrüse führt nur Befehle aus.

Ich schildere den Hypothalamus so ausführlich, weil wir darauf achten müssen, ihn gesund zu erhalten, indem wir regelmäßig ausreichend schlafen. Die meisten Menschen leiden darunter, wenn sie zu wenig Schlaf bekommen. Oft entsteht ein Teufelskreis; der Schlafmangel wird zu Schlaflosigkeit. Das treibt den Hypothalamus in eine Überaktivität, die alle möglichen biologischen Funktionen schädigt. Regelmäßiger, ausreichender Schlaf – also das, was die Medizin als Schlafhygiene bezeichnet – ist die Basis für das Gleichgewicht Ihres Körpers. Er ist übrigens viel leichter zu erreichen, als man glaubt; doch die meisten Menschen denken irrtümlich, es komme darauf an, jede Nacht eine bestimmte Anzahl von Stunden zu schlafen. Es geht aber um etwas anderes.

Die magische Zahl

Es gibt keine magische Zahl von Stunden an Schlaf, die man braucht. Die Quantität ist nicht so wichtig, wie man denkt; vielmehr kommt es darauf an, *regelmäßig* zu schlafen. Jeder Mensch hat ein anderes Schlafbedürfnis. Acht Stunden sind ideal für den theoretischen Durchschnitt, aber nicht unbedingt für Sie als Individuum. Die meisten Menschen brauchen sieben bis neun Stunden, und zwar zu bestimmten Zeiten während eines 24-Stunden-Tages (beispielsweise von abends um zehn bis sechs Uhr morgens), und wahrscheinlich kennen Sie Ihre persönlichen Werte bereits. Trotz verbreiteter gegenteiliger Ansicht kann das »Ausschlafen« am Wochenende, um während der Woche versäumten Schlaf nachzuholen, den zirkadianen Rhythmus unterbrechen und ist eher ungesund. Auch, wenn Sie an einem Abend um 21 Uhr ins Bett gehen und am nächsten um 22 Uhr, unterbricht das bereits Ihren natürlichen Rhythmus – selbst wenn Sie in beiden Nächten dieselbe Anzahl Stunden schlafen.

Wie bereits geschildert ist der Körper ein erstaunlich effizientes selbstregulierendes System. Sie können ihn darauf trainieren, jede Nacht acht Stunden zu schlafen, indem Sie konsequent zur selben Zeit schlafen gehen und wieder aufstehen – auch am Wochenende. Wer mit fünf Stunden pro Nacht auskommt, verschafft sich in dieser Zeit genauso viel erholsamen Tiefschlaf wie diejenigen, die länger schlafen, aber die Zeit innerhalb der einzelnen Schlafphasen ist kürzer.

❗ Lange Zeit glaubte man nicht, dass ein regelmäßiger Schlafrhythmus sportliche Leistungen wirklich beeinflusst, aber inzwischen gibt es weltweit Belege dafür. Zwei interessante Studien als Beispiel: Forscher an der Stanford University fanden heraus, dass zusätzlicher Nachtschlaf die Leistungen von Footballspielern bei bestimmten Spielzügen verbessert. In Australien verzeichneten Forscher deutliche Leistungsunterschiede bei der Netball-Nationalmannschaft (Netball ist die australische Variante von Basketball), nachdem die Spieler zwei Zeitzonen durchquert hatten und ihr Schlafrhythmus entsprechend durch Jetlag gestört war.

Es wird niemanden überraschen, dass Stress und langes Wachbleiben die beiden Hauptverantwortlichen für schlechten Schlaf sind. Deshalb ist eine gute Schlafhygiene so wichtig – Gewohnheiten, die für einen erholsamen, ruhigen Nachtschlaf sorgen, unabhängig von Faktoren wie Alter oder Krankheiten, die schlafstörend wirken können. Es geht darum, die Effekte dieser Faktoren zu minimieren, damit wir möglichst gut schlafen. Hier noch einige zusätzliche Ratschläge für einen guten Nachtschlaf:*

- Zuerst eine Wiederholung: Halten Sie sich sieben Tage pro Woche an denselben Schlafrhythmus. Selbst wenn Sie einmal bis in die Nacht wach bleiben, stehen Sie am nächsten Morgen zur gewohnten Zeit auf. Es kommt auf regelmäßigen Schlaf an, nicht auf viel Schlaf.
- Vermeiden Sie Nickerchen zwischendurch, außer wenn es Ihre Angewohnheit ist, täglich zur selben Zeit ein Mittagsschläfchen einzulegen. Das sollten Sie unbedingt beibehalten.
- Nehmen Sie sich vor dem Zubettgehen mindestens eine halbe Stunde Zeit zum Runterschalten, in der Sie sich auf den Schlaf einstellen. Vermeiden Sie dabei stimulierende Tätigkeiten (zum Beispiel berufliche oder Haushaltsarbeiten, Beschäftigung mit dem Computer, aufregende Spielfilme), die Ihren Adrenalinspiegel steigern.
- Versuchen Sie, das Schlafzimmer frei von ablenkenden elektronischen und sonstigen Geräten zu halten, und gestalten Sie es ordentlich, kühl und dunkel. Es sollte ein Rückzugsort ausschließlich zum Schlafen sein.
- Trinken Sie nachmittags, insbesondere nach 14 Uhr, möglichst keine koffeinhaltigen Getränke mehr. Ihr Körper braucht Zeit, um das Koffein abzubauen, damit es Ihren Schlaf nicht stört. Wenn Sie nicht ganz ohne auskommen, dann wählen Sie Getränke mit weniger Koffein, etwa Tee statt Kaffee.
- Vorsicht mit Alkohol am Abend. Ein oder zwei Gläser in den letzten Stunden vor dem Zubettgehen ändern Ihren Schlafrhythmus. Vielleicht testen Sie einmal, wie einige Tage ganz ohne Alkohol sich darauf auswirken, wie ausgeruht Sie am nächsten Morgen sind.

---

* Zusätzliche Ideen, wie Sie Ihren Schlaf besser regulieren und im Schlaf sogar abnehmen können, finden Sie auf der Webseite von Michael Breus (www. thesleepdoctor.com) und in seinem neuesten Buch *The Sleep Doctor's Diet Plan.*

- Gestalten Sie auch Ihre Wachphasen möglichst regelmäßig. Treiben Sie, wenn möglich, täglich zur selben Zeit Sport. Essen Sie zu festen Stunden. Wenn Sie Ihr Mittagessen verschieben müssen, nehmen Sie zur gewohnten Essenszeit eine nahrhafte Zwischenmahlzeit zu sich. Geben Sie Ihrem Körper regelmäßig das, was er erwartet!

Wann ein Schlafmittel angebracht ist

Gibt es Situationen, in denen man sich vor dem Schlafengehen am besten aus dem Medizinschränkchen versorgen sollte? Schlafmittel – von den freiverkäuflichen bis zu den rezeptpflichtigen, die als nicht süchtig machend und sicher angepriesen werden – sind ein gigantischer Markt. Ich bin absolut dafür, eine Schlaftablette zu nehmen, wenn es nötig ist, zum Beispiel wenn man von einer langen Reise in eine andere Zeitzone zurückkehrt und sich erst wieder an den gewohnten Rhythmus anpassen muss. Aber Vorsicht: Heutige Schlafmittel haben nicht mehr dasselbe starke Suchtpotenzial wie frühere, doch sie machen psychisch abhängig und rauben Ihnen möglicherweise einen Teil der tiefsten Tiefschlafphasen. Außerdem fühlt man sich nach einem Schlafmittel am nächsten Tag oft nicht ausgeruht, sondern eher zerschlagen und wie verkatert.

Wenn Sie nicht schlafen können, sollten Sie mit Ihrem Arzt über die möglichen Ursachen sprechen. Schlafapnoe beispielsweise ist heute hauptsächlich deswegen so verbreitet, weil so viele Menschen Übergewicht haben. Mehr als 18 Millionen Amerikaner leiden an dieser Störung, bei der der Kehlkopf sich während des Schlafes verschließt, weil die Rachenmuskeln erschlaffen. Wenn das bei Ihnen auch der Fall ist, dann wird Ihnen jede Nacht nicht nur mehrmals die Luft abgedreht, sondern der Schlaf gleich mit. Sie können nicht mehr durchschlafen, und in Ihrem Blut herrscht Sauerstoffmangel. Unbehandelt verhindert diese Störung, dass Sie jemals völlig ausgeruht sind, was wiederum zu chronischer Schlaflosigkeit und weiteren Störungen führen kann, von Bluthochdruck und Herzinsuffizienz bis hin zu Stimmungsschwankungen und Gedächtnisproblemen.

Schlafapnoe: Symptome

- Sie schnarchen.
- Sie erwachen mit Kopfschmerzen.
- Sie sind meistens mürrisch.
- Sie sind tagsüber so müde, dass Sie einschlafen.
- Sie haben ständig eine verstopfte Nase.
- Jemand hat gesehen oder gehört, wie Sie in der Nacht jeweils mehrmals kurz zu atmen aufhörten.

Körpergewicht und Schlafapnoe hängen eng miteinander zusammen. Je mehr Sie wiegen – insbesondere je dicker Ihr Hals ist –, desto größer ist Ihr Schlafapnoe-Risiko. Es gibt mehrere Behandlungsmethoden; eine davon besteht ganz einfach darin, abzunehmen.

Das Führen eines Schlaftagebuchs ist eine gute Methode, um sich einen gesunden Nachtschlaf zu verschaffen, hier vermerken Sie, wenn Sie nachts nicht gut geschlafen haben. So können Sie die Ursache vermutlich schnell herausfinden. Es gibt immer einen Grund, warum man nicht schlafen kann. Protokollieren Sie einmal einen Monat lang Ihre Schlafphasen und parallel dazu Ihre Tagesaktivitäten, vielleicht auch, was und wann Sie gegessen und getrunken haben. Dann halten Sie nach den Auslösern Ihres schlechten Schlafs Ausschau und stellen sie ab. Zu viel Koffein? Hitzige Streitereien beim Essen? Spätabendliche Raubzüge im Kühlschrank, Büroarbeit um Mitternacht? Werten Sie die Daten aus, testen Sie Hypothesen, experimentieren Sie! Die meisten Menschen führen keine brauchbaren Aufzeichnungen, vor allem nicht über sich selbst, aber Sie werden erstaunt sein, wie viel Sie dabei erfahren können.

Denken Sie daran, Schlaf ist nur eine Handlung unter vielen, mit denen Sie täglich Ihre Gesundheit beeinflussen. Was Sie am Tage tun, beeinflusst unweigerlich Ihren Nachtschlaf. Ich predige nicht umsonst, dass es auf einen regelmäßigen Stundenplan rund um die Uhr ankommt, und zwar sieben Tage die Woche. Wir finden uns nur zu leicht damit ab, die Bedürfnisse unseres Körpers zu ignorieren, um andere Ziele zu erreichen, die uns ebenfalls Befriedigung verschaffen, aber nicht gut für die Gesundheit sind. Sie sollen ja gar kein monotones, langweiliges Leben führen, wie Sie jetzt vielleicht argwöhnen, sondern nur ein von festen Rhythmen bestimmtes, für Ihren Körper berechenbares. Er wird es Ihnen danken. Wenn es nicht so wäre, dann würden Olympiakämpfer und Profisportler nicht so sehr auf Trainingsprogramme nach einem rigiden Stundenplan achten.

Man kann gar nicht zu früh damit anfangen

Ausreichender Schlaf ist nicht nur für Erwachsene wichtig, bei denen sein Nutzen gut dokumentiert ist. Gute Schlafhygiene kann man auch schon seinen Kindern beibringen, und zwar gar nicht früh genug. Eine kürzlich erschienene Studie an Vorschulkindern zeigte, dass Regeln und Rituale beim Zubettgehen bei der Entwicklung von Vierjährigen eine wichtige Rolle spielen.

Lernverhalten und Gehirnentwicklung von Kindern werden offenbar von den Umständen des Zubettgehens beeinflusst. Als kalifornische Forscher eine Umfrage der US-Bundesregierung unter 8000 Familien auswerteten, bei der die Eltern eine Reihe von Fragen gestellt bekamen, wie sie ihre Kinder ins Bett brachten (etwa »Wann geht Ihr Kind zu Bett?«, »Geben Sie als Eltern feste Schlafenszeiten vor?«), stellten sie zu ihrer Überraschung fest, dass feste Schlafenszeiten mit besseren Leistungen in Fremdsprachen und Mathematik korreliert waren. Nach der Fragebogenauswertung besuchten sie die Familien zu Hause, um die Mathematik- und Fremdsprachenkompetenz der Kinder einzeln zu bewerten.

Kinder von Eltern, die eine feste Schlafenszeit vorgaben,

schnitten bei den Vokabelkenntnissen etwa 6 Prozent besser als andere Kinder ab, in Mathematik auf Vorschulniveau um 7 Prozent. Die Unterschiede zwischen Kindern mit festen und weniger festen Schlafenszeiten waren groß genug, um ernst genommen zu werden. Studien an Teenagern und Collegestudierenden haben weitere Belege erbracht, dass regelmäßiger, erholsamer Schlaf zu besseren schulischen und universitären Leistungen führt.

Für Eltern, deren Kinder an Schlafstörungen leiden, können einige dieser Untersuchungen regelrecht beängstigend sein. Eine Studie an 392 Jungen und Mädchen kam 2010 zu dem Ergebnis, dass Kinder, die mit 12 bis 14 Jahren schlecht schliefen, im Alter von 15 bis 17 Jahren mehr als doppelt so häufig Selbstmordgedanken hatten als andere. Eine Studie an 1037 Kindern ergab, dass 46 Prozent derjenigen, bei denen im Alter von 9 Jahren dauernde Schlafstörungen festgestellt worden waren, im Alter zwischen 21 und 26 Jahren an Angststörungen litten, während das bei jungen Erwachsenen, die als Kinder keine Schlafstörungen hatten, nur zu 33 Prozent der Fall war.

Wir wissen nicht, warum Schlafstörungen in der Kindheit das Risiko von Angststörungen und Depressionen steigern, aber ganz offensichtlich können Probleme im Erwachsenenalter in der Kindheit wurzeln, und manche können mit dem Schlafengehen zusammenhängen. Möglicherweise führen Schlafprobleme zu Veränderungen im Gehirn, die wiederum psychische Störungen zur Folge haben. Angststörungen und Depressionen sind in den USA die verbreitetsten psychischen Störungen: Bei 28,8 Prozent der Bevölkerung wird irgendwann eine Angststörung und bei 20,8 Prozent eine affektive Störung festgestellt, wie eine 2005 in den *Archives of General Psychiatry* publizierte Studie zeigt. Angststörungen manifestieren sich bereits früh im Leben: durchschnittlich im Alter von elf Jahren. Auch Depressionen treten am häufigsten in der Adoleszenz auf, und wer als Jugendlicher depressiv wird, neigt zu schwereren Formen der Depression, die nach der Behandlung eine häufigere Rückfallquote haben.

Wie viel Schlaf ist ausreichend?

Laut der American Academy of Sleep Medicine brauchen Kinder an Schlaf:

Säuglinge: 14 bis 15 Stunden
Kleinkinder: 12 bis 14 Stunden
Vorschulkinder: 11 bis 13 Stunden
Schüler: 10 bis 11 Stunden
Jugendliche: 9 bis 10 Stunden

Denken Sie daran, dass Schlaf sich nicht nach dem Alter unterscheidet. Es stimmt zwar, dass wir in verschiedenen Lebensphasen unterschiedlich viel Schlaf brauchen, aber er ist trotzdem entscheidend für unser Wohlbefinden – als Schmieröl und Treibstoff des Gleichgewichts unseres Körpers.

Das verheißt nichts Gutes für schlaflose Jugendliche, aber die gute Nachricht ist, dass es gar nicht so schwierig ist, nachts gut und erholsam zu schlafen. Genau wie Erwachsene brauchen Kinder eine feste Schlafenszeit und sollten auch zu festen Zeiten wieder aufstehen, und zwar auch am Wochenende. Sie benötigen beruhigende Rituale vor dem Zubettgehen; das kann etwas ganz Einfaches sein wie Lesen oder ein Bad, und natürlich sollten in der letzten halben Stunde keine anregenden technischen Geräte erlaubt sein. Das Licht von Computer- und Fernsehbildschirmen kann tatsächlich die Ausschüttung des Schlafhormons Melatonin unterdrücken. Videospiele, Fernsehsendungen und das Surfen im Internet regen das Gehirn an, also schalten Sie die entsprechenden Geräte ab, wenn Sie die Kinder ins Bett bringen. Eltern unterschätzen oft, wie viel Stress ihre Kinder ausgesetzt sind, also sprechen Sie mit ihnen doch einfach über die schönen Momente des Tages, bevor Sie das Licht ausschalten. Wenn Ihre Kinder

Sorgen und Probleme haben, legen Sie eine Liste für den nächsten Tag an. Und schicken Sie nie ein Kind zur Strafe früher ins Bett oder erlauben ihm zur Belohnung, länger aufzubleiben. Das vermittelt die falsche Botschaft über den Wert des Schlafes.

Denken Sie an Ruhepausen während Ihrer Wachphasen

Ich habe bereits erwähnt, dass unsere Erinnerungen sich im Schlaf formen und wir uns auf das Erlernen neuer Fertigkeiten und Fakten vorbereiten. Der Schlaf funktioniert also praktisch wie ein Festplatten-Defragmentierer, der alte Dateien aussortiert und Platz für das Herunterladen neuer schafft. Schlaf ist aber nicht das einzige »Tool«, das wir brauchen, um geistig fit und ausgeruht zu sein, sondern auch in unseren Wachphasen müssen wir auf Ruhepausen achten. Hin und wieder sollten wir uns unbedingt von unseren digitalen Geräten trennen und die Technologie kurz hinter uns lassen, um zu uns selbst zu kommen.

Die technischen Möglichkeiten unserer Telefone und Computer, besonders der mobilen Geräte, machen noch das kleinste Zeitfenster unterhaltsam und potenziell produktiv. Aber diese digitalen Helfer ständig zu gebrauchen hat eine unerwartete Nebenwirkung: Wenn das Gehirn unablässig digitalem Input ausgesetzt ist, haben wir keine Ruhepausen mehr, in denen wir das Empfangene auch verarbeiten und vielleicht selbst etwas Output erzeugen können. Es folgen einige Beispiele, die belegen, dass es seinen neurologischen Preis hat, wenn man sich keine Ruhepausen mehr gönnt:

Forscher der University of California in San Francisco stellten fest, dass Ratten, die eine neue Erfahrung machen, etwa wenn sie einen unbekannten Bereich erkunden, neue Aktivitätsmuster im Gehirn zeigen. Nur wenn die Ratten nach der Erkundungsphase eine Pause bekommen, können sie diese Muster so verarbeiten, dass aus der Erfahrung eine permanente Erinnerung wird. Die Wissenschaftler vermuten, dass dieses Ergebnis auf den Menschen übertragbar ist. Ruhepausen lassen das Gehirn zum Durchatmen kommen; es kann die Erfahrungen verarbeiten, konsolidieren und in dauerhafte Erinnerungen umsetzen. Wenn es aber ununterbrochen stimuliert wird, könnte das diesen Lernprozess verhindern.

Forscher der University of Michigan entdeckten 2008 einen deutlichen Unterschied zwischen ausgeruhten und erschöpften Gehirnen. Ihre Studie ergab, dass man nach einem Spaziergang im Grünen signifikant besser lernen kann als nach einem in der reizüberfluteten Innenstadt. Wenn das Gehirn ständig Informationen verarbeiten muss, wird es offensichtlich müde. Also fühlt man sich zwar beim Multitasking vielleicht unterhalten, womöglich sogar entspannt, wenn man beim Warten in der Kassenschlange schnell über das Smartphone einen Videoclip abruft oder die E-Mails nachsieht, aber man beansprucht sein Gehirn vielleicht mehr, als man abschätzen kann.

Die Moral der Geschichte ist natürlich, dass wir alle hin und wieder eine Auszeit brauchen, und das wahrscheinlich öfter, als den meisten von uns angesichts der Menge an Zerstreuungen, die zur Verfügung stehen, lieb wäre. Die Entwickler mobiler Softwareanwendungen werden ihre Jobs garantiert nicht an den Nagel hängen, und sie werden immer mehr Wege finden, jede Minute (manchmal sogar Sekunde) unserer Zeit mit stimulierenden Aktivitäten zu füllen. Wie viel Cortisol strömt wohl jeden Morgen angesichts des unvermeidlichen Stapels neuer E-Mails, die alle beantwortet werden wollen, in unseren Organismus?

Welche Folgen es hat, wenn man sich in ein digitales Multitasking-Arbeitstier verwandelt, haben andere Autoren bereits geschildert, aber ich möchte gerne einige für unsere wie besessen nach ständiger Erreichbarkeit strebende Gesellschaft relevante Beobachtungen hinzufügen. Wissenschaftler der Stanford University konnten beispielsweise zeigen, dass intensive Multimedia-Nutzer Schwierigkeiten beim Herausfiltern irrelevanter Informationen sowie bei Konzentrationsaufgaben haben. Das wiederum beeinträchtigt die Produktivität. Laut anderen Studien wird beim intensiven Videospielen möglicherweise Dopamin freigesetzt, was zu Suchtverhalten führen kann. Wir fangen zwar gerade erst an, die Auswirkungen unserer heutigen Lebensweise auf das Gehirn zu verstehen, aber man sollte immer daran denken, dass es nur jeweils einen Informationsstrom gleichzeitig verarbeiten kann. Versucht man es mit mehreren gleichzeitig, erlebt man dasselbe, als wenn man bei einem Abendessen in Gesellschaft allen Tischgesprächen gleichzeitig zuhören wollte: Es geht nicht. Überträgt man das auf Multitasking bei der Arbeit, wo man oft genug mit mehreren Kollegen gleichzeitig kommuniziert oder E-Mails beantwortet, während man telefoniert, bedeutet das, dass das Gehirn ununterbrochen und in sehr kurzen Abständen zwischen verschiedenen Aufgaben hin- und herschalten muss, was unweigerlich die Produktivität mindert.

Der Journalist Matt Richtel gewann 2010 den Pulitzerpreis für die beste Reportage (Inland) für seine Artikelserie »Driven to Distraction« (etwa »In alle Winde zerstreut«) in der *New York Times*. Er befasste sich darin mit der problematischen Kollision von Technologien des 20. und 21. Jahrhunderts, insbesondere von Autofahren und Multitasking. Seine Zusammenfassung des Forschungsstands ist ziemlich erhellend. Einige seiner Thesen sollten Eltern wirklich zu denken geben: Intensiver Gebrauch technologischer Geräte kann in der Kindheit das Stirnhirn permanent verändern. Außerdem berichtet Richtel darüber, wie Suchtverhalten die Entscheidungskompetenz beeinträchtigt und wie das leicht zu formende jugendliche Gehirn sich verändert, wenn es ständig von Reizen überflutet wird.

Meiner Ansicht nach kann man aus Richtels Arbeit den besten Nutzen ziehen, wenn man seine Erkenntnisse auf den eigenen Alltag anwendet. Ihm zufolge sollten wir Technik genauso einsetzen, wie wir Nahrung aufnehmen. Lebensmittel brauchen wir, um uns zu ernähren und am Leben zu bleiben, und ebenso brauchen wir auch die moderne Technologie. Ohne diese Kommunikationsmittel kann man nicht überleben; die Produktivitätssteigerung, die sie ermöglichen, ist unverzichtbar. »Aber auch Nahrungsmittel«, so Richtel, »haben ihre Vor- und Nachteile. Manche sind gesund, andere nicht. Und wir wissen, dass einem übel wird, wenn man zu viel isst. Die Wissenschaft kommt heute, nach 20 Jahren der Vergötterung der Technologie, als ob alle Computer und ihr Einsatz schon per se etwas Gutes seien, allmählich darauf, dass manche Technologien wie Süßigkeiten und andere wie Schwarzwurzeln sind.«

Und wie steht es mit der Reizüberflutung durch ständigen Datenzustrom? Schätzungen zufolge verbringen wir 25 Prozent unserer Arbeitszeit unter einer Überlastung mit Informationen, von denen manche wie Süßigkeiten, andere aber wie Schwarzwurzeln sind. Uns fehlen also nicht nur Ruhepausen, sondern auch die Zeit zum Nachdenken, in der wir die Spreu vom Weizen trennen können. Weil wir sowohl beim Abrufen von Informationen wie auch für unsere Reaktionen darauf immer auf Technologie setzen (denn, geben wir's zu, es kann uns ja nicht schnell genug gehen), streuen wir ständig unsere Aufmerksamkeit. Daniel Patrick Forrester, der Autor von *Consider: Harnessing the Power of Reflective Thinking in Your Organization* (»Denken Sie nach: Wie Sie die Kraft des bewussten Überlegens für Ihre Organisation einspannen«), hat sehr treffende Worte für den Mythos vom Multitasking gefunden. Er schreibt: »Für viele Menschen ist Multitasking die einzige Methode, um ihr Arbeitspensum zu bewältigen, aber man tut jedem Menschen und jeder Sache, dem oder der man nur einen Teil seiner Aufmerksamkeit zukommen lässt, einfach Unrecht. Wir denken in Abfolgen, nicht gleichzeitig an mehrere Dinge. Nicht umsonst heißt es schon immer: Eins nach dem anderen!«

Wie wäre es mit einem Hund?

Sie schaffen es nicht, sich an einen Stundenplan zu halten? Wenn Sie sich vornehmen, regelmäßig zu schlafen und sich Ruhepausen zu gönnen, führt das auch zu regelmäßigen Routinen, von denen Sie gesundheitlich profitieren. Denjenigen meiner Leser, die vor so einer Aufgabe zurückschrecken, empfehle ich, sich einen Hund anzuschaffen. Es wird schon lange behauptet, Hundebesitzer seien die fröhlichsten Menschen überhaupt. Aber das liegt nicht nur daran, dass man immer Gesellschaft und ein Wesen um sich hat, das einen braucht und um das man sich kümmern kann, sondern auch daran, dass man einen konstanten Tagesablauf einhalten muss, denn der Hund will regelmäßig spazieren geführt und gefüttert werden und schlafen. Daraus ergibt sich ein ziemlich rigider Stundenplan. Außerdem haben Hundebesitzer durch die täglichen Spaziergänge ein Mindestmaß an körperlicher Aktivität, auch wenn Fido vielleicht nicht gerade ein Windhund ist. Die Kombination eines regelmäßigen Tagesablaufs mit garantierter Bewegung wirkt Wunder. Und wenn Sie mit Ihrem Hund draußen im Grünen spazieren gehen, haben Sie auch noch die erforderliche Auszeit von den digitalen Geräten, denn dazu müssen Sie vom Schreibtisch aufstehen und das Multitasking sein lassen, auch wenn man hin und wieder Hundebesitzer sieht, die ein Häufchen aufsammeln, während sie gleichzeitig telefonieren.

Vielleicht fragen Sie sich, ob diese Nutzeffekte auch Eltern von Kindern zugutekommen, nicht nur Hundehaltern. Man nimmt automatisch an, dass Eltern sich dem Rhythmus ihrer Kinder anpassen, die ständige und regelmäßige Zuwendung brauchen, was Essen und Schlafen angeht. Es stimmt zwar, dass sie sich dem Rhythmus ihrer Kinder anpassen, aber deren Bedürfnisse ändern sich, oft aus reiner Launenhaftigkeit, und das führt manchmal zu sehr unregelmäßigen Stundenplänen. Ein Hund dagegen führt ein sehr berechenbares und einfaches Leben. Kinder wachsen und entwickeln sich ständig weiter; ihr Gehirn ist um ein Vielfaches aktiver und lernfähiger als das eines Hundes, und entsprechend stärker fordern sie uns. Trotzdem brauchen auch sie genauso einen geregelten Tagesablauf, um gesund zu bleiben, wie wir selbst.

Gesundheitsregel   Halten Sie das ganze Jahr hindurch
einen strikten, berechenbaren Stundenplan ein. Legen Sie
Mahlzeiten, Schlaf und Sport immer auf dieselben Zeiten.
Vermeiden Sie Nickerchen, außer wenn Sie täglich zur selben
Zeit einen Mittagsschlaf einlegen. Achten Sie darauf, den
Zeitplan einzuhalten. Sehen Sie Ruhepausen vor. Wenden
Sie diese Erkenntnisse auch bei Ihren Kindern an.

Teil III

Ihr zukünftiges Ich

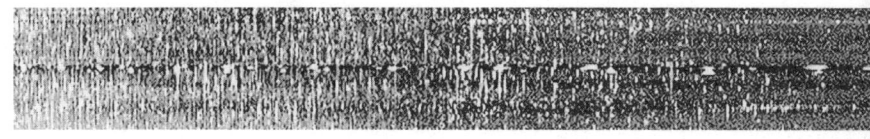

Das Traurigste am Leben ist, dass die
Wissenschaft derzeit schneller Wissen sammelt
als die Gesellschaft Weisheit.

Isaac Asimov, *Isaac Asimov's Book of Science
and Nature Quotations* (1988)

Es gibt den Spruch, das letzte Jahrhundert sei das der Physik gewesen und das kommende werde eines der Biologie werden. Ich
möchte bei allem Respekt widersprechen und behaupten, dass
wir stattdessen an der Schwelle eines Jahrhunderts der Vereinigung aller Naturwissenschaften stehen. Wie gesagt, mit dem Zusammengehen von Technologie und Medizin stehen wir vor einer
der fruchtbarsten Verbindungen der Wissenschaftsgeschichte.

Das Leben ist vielleicht, wie ich in Kapitel 10 gesagt habe, ein
Marathonlauf, aber wir müssen ihn so angehen, wie wir eine Partie Schach spielen würden. Man zieht immer nur eine Figur, und
die Partie entwickelt sich mit jedem weiteren Zug. Vielleicht findet die Forschung nie eine Heilmethode für die spezielle Krankheit, deren Opfer Sie werden könnten, und Sie können ihr vielleicht nicht völlig entgehen, warum auch immer. Aber Sie können
auf jeden Fall die Auswirkungen auf Ihr Wohlbefinden reduzieren und lernen, mit sich selbst anders umzugehen. Vielleicht ist
Krebs eines Tages nur noch eine chronische Krankheit wie Diabetes. Wir werden lernen, ihn zu kontrollieren und besser damit zurechtzukommen. Und wie bei Diabetes wird eine der Methoden
dafür die Erforschung seiner Biologie sein, und zwar durch die
Beobachtung der Reaktion Ihres Körpers auf bestimmte Medikamente. Sämtliche Molekulartests der Welt sind weit weniger aussagekräftig als die Reaktion Ihres Körpers auf ein Arzneimittel.
Wir müssen, wie beim Schach, aus jedem unserer Züge lernen
und jede Reaktion darauf genau aufzeichnen. Wenn man es mit
einem harten Gegner wie Krebs zu tun hat, dann muss die Strate

gie beinhalten zu handeln, vorauszudenken und dann abzuwarten, was der Gegner dagegen unternimmt.

Gesundheitsregel Grübeln Sie nicht darüber nach, wie Ihr Gesundheitszustand in zehn Jahren aussehen wird. Konzentrieren Sie sich auf das laufende Jahr. Mehr ist nicht sinnvoll, denn die Medizintechnologie verändert sich ständig, und man kann die Zukunft einfach nicht vorhersehen. Halten Sie sich vor Augen, dass die Welt probabilistisch, nicht deterministisch ist. Richten Sie sich nicht nach einem Lehrbuch, das Ihnen sagt, was in zehn Jahren passieren wird. Die Medizin ist ein so dynamisches Fach, dass Sie sich stattdessen an diese Hoffnung halten sollten. Manche Menschen leben bis zum Tag ihres Todes, andere sterben mit dem Tag ihrer Diagnose. Wichtig ist, dass man sich immer daran erinnert, was auch durch Studien belegt ist: Optimisten leben länger.

Mein Ziel als Arzt ist es, den Patienten die nächsten zehn Jahre lang gesund zu erhalten. Nach dieser Zeitspanne, das ist meine feste Überzeugung, werden wir andere Wege kennen, um die Gesundheit zu verbessern. Es wird neue Therapien, neue Behandlungsmethoden, neue Wege geben. Wenn Sie auf ein Medikament nicht gut ansprechen oder die Hoffnung zu verlieren drohen, dass Sie einer auf Sie lauernden Krankheit wie etwa Alzheimer entkommen werden, verschwenden Sie nicht allzu viel Zeit darauf, sich Sorgen zu machen; bleiben Sie optimistisch und helfen Sie sich selbst, die Zukunft entspannter zu sehen, indem Sie lernen, in Zehnjahresschritten zu denken.

Aus denselben Gründen wie beim Zehnjahresplan empfehle ich Ihnen auch die Einjahresregel: Gehen Sie jedes Jahr mit Ihrem Arzt die Liste Ihrer Medikamente durch und überlegen Sie, welche davon Sie streichen können. Testen Sie, was passiert, wenn Sie ein Arzneimittel absetzen, und stellen Sie so fest, ob Sie es noch brauchen. Vielleicht lässt Ihr Arzt Sie das nicht mit allen durchprobieren, weil Sie das eine oder andere dringend brauchen, aber solche Experimente können sehr interessant sein:

Vielleicht haben Sie ja gar keine Schmerzen im Knie oder keinen hohen Blutdruck mehr? Außerdem ändert sich auch die Rezeptur von Medikamenten. Wenn Sie ein bestimmtes schon lange nehmen, sollten Sie sich vielleicht fragen, ob es noch das Richtige für Sie ist. Auch alle Nahrungsergänzungsmittel und rezeptfreien Arzneimittel, die Sie regelmäßig einnehmen, sollten Sie diesem Test unterziehen. Ich habe so viele Patienten, die mit langen Listen von Präparaten zu mir kommen, die sie im Arzneischränkchen oder in der Küchenschublade haben und die sie genauso gedankenlos und automatisch einwerfen, wie sie sich die Zähne putzen oder den Müll rausbringen. Es ist wirklich wichtig, dass man Medikamente bewusst nimmt und nur dann, wenn der Körper sie braucht.

Ich hoffe sehr, dass Sie in diesem Buch gelernt haben (ich habe es schließlich oft genug gepredigt), dass der Körper des Menschen dynamisch ist. Er verändert sich ständig – Sekunde um Sekunde mit jedem Atemzug und Jahr um Jahr mit dem Alterungsprozess. Wir alle verändern ständig unsere Gewohnheiten, auch ohne dass es uns auffällt. Das können so harmlose Abweichungen sein wie längere Schlafenszeiten, mit dem Fahrrad zur Arbeit zu fahren und fettarme Milch statt Vollmilch zu kaufen. Doch solche kleinen Veränderungen summieren sich. Wenn Sie also glauben, dass Ihr Körper konstant mit einem bestimmten Wirkstoff versorgt werden muss, überlegen Sie genau. Genauso, wie Sie kurz noch Ihr Aussehen im Spiegel prüfen, bevor Sie morgens aus dem Haus gehen, sollten Sie auch Ihren Medizinschrank gewohnheitsmäßig einmal im Jahr durchgehen.

Wie wir im folgenden letzten Teil sehen werden, wäre es auch sinnvoll, wenn Sie sich über die Entwicklung neuer Technologien auf dem Laufenden hielten und sich ihrer auch bedienten, wenn sie verfügbar werden. An den Zehnjahresplan glaube ich deswegen, weil wir uns in zehn Jahren in einer ganz anderen Welt wiederfinden werden. Die zurzeit in Entwicklung befindlichen, auf revolutionären Fortschritten in der Digitaltechnik und Informatik beruhenden Verfahren haben das Potenzial, mein Fachgebiet in ungeahnte Höhen zu katapultieren.

Kapitel 12

Hightechgesundheit

Wie virtuelle Realität und Wissen aus der Welt der
Videospiele vielleicht eines Tages unser Leben retten

Wenn ich mir vorstelle, wie meine beiden Kinder, wenn sie er-
wachsen geworden und selbst für ihre Gesundheit verantwortlich
sind, für sich sorgen werden, dann sehe ich vor mir, wie sie bei ihrem Hausarzt durch einen kleinen Stich in die Fingerkuppe einen
Tropfen Blut auf einem Biochip hinterlassen. Anhand der Analyse
können sie mit ihrem Arzt einen personalisierten Gesundheitsplan entsprechend ihren physiologischen Voraussetzungen ausarbeiten. Diese Art Vorsorge ist nicht sehr weit entfernt von dem,
was der Science-Fiction-Film *Gattaca* von 1997 für die Zukunft
prophezeite (der Filmtitel besteht aus den Buchstabenabkürzun-
gen der vier DNA-Basen des menschlichen Genoms – Adenin,
Cytosin, Guanin und Thymin). Die Film zeigt, wie ein genetisch
minderwertiger Mensch, dargestellt von Ethan Hawke, sich die
Identität eines genetisch höherwertigen erschleicht, um sich seinen Lebenstraum zu erfüllen, Astronaut zu werden. Er lernt, wie
man DNA- und Urinprobentests fälscht, aber je näher der Start
rückt, desto mehr Schwierigkeiten muss er überwinden. Ich glaube nicht, dass unsere Kultur je so aussehen wird wie in solchen Fil-
men, in denen Menschen nach ihrer DNA eingestuft und bewer-
tet werden. Ganz im Gegenteil, ich sehe eine Welt vor mir, in der
diejenigen, die diese neuen Technologien annehmen, daraus enorme Vorteile für ihre Gesundheit ziehen und ihr eigenes Wohlbefinden auf noch unvorstellbare Weise kontrollieren werden.

Meine Kinder und später meine Enkel werden ihre Gesundheitsstrategie, eine Kombination aus Vorsorgemaßnahmen und

möglicherweise Therapien gegen spezifische Erkrankungen und Anzeichen von »Ungesundheit«, anhand einer Blutuntersuchung planen. Mit »Ungesundheit« meine ich, dass körpereigene Indikatoren irgendwo im komplexen Netzwerk vom Normalzustand abweichen. Das kann alles Mögliche an Anzeichen und Symptomen bedeuten, von einem Ungleichgewicht bei der Blutzuckerkontrolle (also einem Diabetes-Risikofaktor) bis zu unkontrolliertem Zellwachstum, was ein Alarmzeichen für Krebs wäre. Genauso phantastisch ist, dass diese Blutprobe mit ihrer Analyse in eine allgemeine Datenbank aufgenommen würde, deren Nützlichkeit sich dadurch tagtäglich verbesserte.

In diesem Szenario wäre Blut allerdings nicht die einzige Körperflüssigkeit, die wir auf Anzeichen für Gesundheit und Krankheit untersuchen können. Wahrscheinlich könnten wir auch Tränen, Speichel, Urin, Lymphflüssigkeit, Spinalflüssigkeit und so weiter analysieren. Aber Blut hat schon einige entscheidende Vorteile. Es ist eine tolle Sache, ein Sammelsystem in sich zu haben, das Flüssigkeiten von jeder Stelle im Körper zusammenführt. Blut ist sehr bequem für die Diagnostik; es ist leicht zu entnehmen, und weil es den Zellen Nährstoffe zuführt und Abfallstoffe entzieht, ist es an fast jedem wichtigen Vorgang im Körper beteiligt. Es ist also ein ausgezeichneter Einstieg in die Analyse des Gesundheitszustands.

Es ist erstaunlich, dass heutzutage der Arzt nach einigen äußerlichen Werten schaut – er misst die Temperatur, lässt Sie auf eine Waage steigen, bestimmt vielleicht den Blutwert einiger Chemikalien wie Kalium und die Anzahl der weißen Blutkörperchen – und dann entscheidet, was Sie tun sollen. Das erklärt teilweise, warum sich die Medizin auf diagnostische Behandlungen konzentriert statt auf aktive Prävention. Mit begrenztem Wissen ist eine diagnostische Medizin durchaus sinnvoll. Solange wir noch nicht wissen, was wir verhindern wollen oder wie man es am besten anfängt, müssen wir auf ein sichtbares Symptom warten, bis wir handeln können. An diesem Punkt haben wir es aber normalerweise mit einer Krankheit zu tun, die bereits lange Zeit hatte, sich zu entwickeln. Ein sehr viel effektiverer Ansatz wäre es, die Gesundheitsvorsorge auf bekannten, messbaren persönlichen Parametern zu basieren. Zum Glück entstehen jetzt endlich Technologien, mit denen wir diese Parameter messen und definieren können.

Als wir schließlich anfangen konnten, mit den Genen herumzuspielen, dachten alle:»Toll, schalten wir mal Gen X oder Y ab und schauen, was kaputtgeht.« Die größte Überraschung war dann wohl, dass mindestens in der Hälfte der Fälle gar nichts kaputtgeht, wenn man bei einem Versuchstier wie einer Maus ein Gen ausschaltet. Ein defektes Gen führt noch lange nicht zur Katastrophe, weil ein anderer Teil des Systems die Funktion übernimmt; eine solche Redundanz kann schließlich lebensrettend sein.

Ingenieure wissen, wie wichtig Redundanz ist. Nehmen wir beispielsweise ein Flugzeug, das ja nicht einfach vom Himmel fallen darf, nur weil irgendwo eine Störung vorliegt. Niemand würde sich einer solchen Höllenmaschine anvertrauen. Kein Flugzeugbauer könnte die Passagiere angesichts einer solch realen Gefahr überzeugen, ihr Leben zu riskieren. Menschliches Versagen ist immer möglich, und wenn ein Monteur vergisst, einen Bolzen ordentlich anzuziehen, oder einen Haarriss im Flügel übersieht, kann man sich vorstellen, was passieren würde. Ein Augenblick würde genügen. Deshalb sind Flugzeuge gegen einzelne Ausfälle durch menschliche Fehler ziemlich immun, und zwar durch eingebaute Redundanzen; erst wenn mehrere solche Ausfälle hintereinander oder gar gemeinsam auftreten, kommt es zu Problemen. Natürlich kann auch mangelnde Ausbildung oder unsachgemäßes Verhalten des Piloten in einer Notsituation zu einer Katastrophe führen (obwohl manche Flugzeuge inzwischen schon klüger als der Pilot sind und automatisch gegensteuern, wenn er einen Fehler macht). Wir sehen also: Redundanz ist eine tolle Sache. Sie erhält am Leben, nicht nur in der Druckkabine auf Reiseflughöhe, sondern auch auf molekularer Ebene – innerhalb unseres Körpers, wo allein im Gehirn pro Sekunde mindestens 100 000 chemische Reaktionen ablaufen.

Hochentwickelte Systeme wie der menschliche Körper haben

sich interessanterweise im Lauf ihrer Evolution hin zu Robustheit und Redundanz entwickelt. Robustheit kann man als eine Art Informationsverschleierung sehen. Man bekommt gar nicht unbedingt mit, wenn der Körper einen entscheidenden Bestandteil verliert, weil er einen Notfallplan hat, auf den er zurückgreift. Man kann es sich auch so vorstellen, dass der Körper auf verschiedene Umstände mit derselben Reaktion antwortet, auch wenn einige seiner Teile vielleicht defekt sind oder nicht immer richtig ansprechen. Ihr Körper ist ziemlich gut darin zu verheimlichen, was in seinem Inneren passiert. Etwas robust zu machen bedeutet, die Informationen darüber auf der Symptomebene zu verbergen, und das ist genau die Ebene, die Ihr Arzt untersucht.

Ein gutes Beispiel aus meinem Fachgebiet ist das Gen BRCA1, das, wie Sie sich erinnern, für die Reparatur von DNA zuständig ist. Frauen mit einem erblichen Defekt dieses Gens haben ein sehr viel größeres Risiko, eine aggressive Form von Brustkrebs zu bekommen. Obwohl die Zellen des Brustgewebes sich ununterbrochen teilen, tritt dabei kein Krebs auf, weil sozusagen unterhalb der Radarschwelle auch ununterbrochen Reparaturen ausgeführt werden. Bei Frauen mit defektem BRCA1-Gen kommt es aber irgendwann zu Brustkrebs, wenn sich so viele Fehler in der DNA angesammelt haben, dass der Körper sie nicht mehr ausgleichen kann. Die DNA-Reparaturwerkstatt wird überlastet und kann mit den Problemen nicht mehr Schritt halten. Das erklärt, warum manche Krebspatienten im Frühstadium ihrer Krankheit kaum Symptome haben – die Defekte sind noch nicht so ausgeprägt, dass es offenbar ist –, und warum viele BRCA-Patientinnen erst im Alter Krebs bekommen.

Ihr Körper ist so gebaut, dass seine Systeme nach außen hin nicht zeigen, was in ihnen vorgeht. Aber er ist nicht nur heimlichtuerisch, sondern auch ziemlich geschickt. Zum größten Teil kann er auftretende Erkrankungen und Karzinome selbst heilen, aber wenn Sie ihn dabei auch noch unterstützen, wissen wir, dass die Selbstheilungskräfte des Körpers enorm sind.

Die Überwindung des Diagnose-Schemas

Der Übergang von der heute üblichen Verfahrensweise Diagnose → Einordnung → Behandlung gemäß den etablierten Methoden zu einem sehr viel dynamischeren Simulationsmodell, das auf den individuellen Faktoren des Einzelnen beruht, wird tief greifende Auswirkungen darauf haben, wie jeder sich um sich selbst kümmert und sogar, wie er über sich selbst denkt. Wenn wir erst einmal in der Lage sind, verschiedene Variablen zu messen, die den wahren Zustand des Körpers definieren, und zwar mithilfe von Technologien wie der Proteomik, dann wird auch das Versprechen einer personalisierten Medizin erfüllt werden. Mit dem umfassenden Überblick, den uns die Proteomik gewährt, können wir dann darangehen, dieses Bild zu verändern – und ein Bild der Gesundheit daraus zu machen.

Wir Ärzte werden persönliche Gesundheitsprotokolle ausarbeiten können, die dem einzelnen Patienten zu vielerlei Zwecken dienen. Das werden keine starren Anweisungen sein, sondern so dynamische wie Ihr Körper mit seinen ständigen Veränderungen. Bei jedem Arzttermin wird Ihr Protokoll neu durchgeplant, nachdem Ihr System neu vermessen wurde. Auch die Ziele meines Gewerbes werden sich verändern. Ich werde Ihnen kein cholesterinsenkendes Medikament mehr verschreiben, sondern Sie so behandeln, dass ein nicht herzinfarktgefährdeter Zustand erreicht wird. Ich würde auch nicht versuchen, einen Krebstumor, sollte er auftreten, um 50 Prozent zu reduzieren, sondern einen gesunden Zustand herbeiführen, in dem der Krebs unter Kontrolle ist. Das ist ein prinzipiell anderer Ansatz nicht nur in der Therapie, sondern in der Auffassung von Gesundheit an sich. Die wichtigsten Waffen werden aber zweifellos all jene Mittel sein, mit denen wir unseren Körper in die richtige Richtung beeinflussen, damit sich erst gar keine Krankheiten darin einnisten.

Es sollte hier angemerkt werden, dass ein Großteil des Systems, das unseren gesunden Körper ausmacht, überhaupt keine menschliche DNA hat – sondern stattdessen die von Mikroben.

Man könnte den Körper wohl als kompliziertes Ökosystem verschiedener Arten unserer eigenen Zellen sowie jeder Menge nichtmenschlicher Einzeller betrachten. Außer der bakteriellen DNA im Verdauungstrakt sind wir auch von zahllosen weiteren einzelligen Mikroorganismen besiedelt, die ebenfalls bei der Verdauung helfen und das Immunsystem unterstützen. In unserem Darm leben zehnmal mehr Mikroben, als wir überhaupt Zellen im Körper haben. Wie ich bereits in Kapitel 8 erklärt habe, hat unser Mikrobiom – die Gesamtheit der Mikroben, ihrer Genome und ihrer Wechselwirkungen mit uns – eine Menge mit unserer Gesundheit zu tun. Es macht den Kern unseres Immunsystems aus und kann auch bei so verschiedenen Faktoren wie der Hormonausschüttung ins Blut oder einer Neigung zur Fettleibigkeit oder bestimmten Krebsarten eine Rolle spielen. Wichtig ist, dass zum Gesamtbild des Proteoms auch all diese Einzeller gehören und nicht nur die Körperzellen im engeren Sinne.

Also korrelieren zwar einige der Streifen und Punkte, die auf der Abbildung der Proteomanalyse im Abschnitt »Das Potenzial der Proteomik« in Kapitel 5 zu sehen sind, mit einem bestimmten menschlichen Protein, einige sind aber auch noch »unbestimmt«; wir wissen nicht, ob sie aus einer Kombination anderer Proteine hervorgehen oder zu einem anderen Organismus gehören, der es sich in unserem warmen Körper gutgehen lässt. Das ist ein weiterer Pluspunkt der Proteomik: Wir sehen wirklich alles, menschlich oder nicht, und können endlich gültige Schlüsse daraus ziehen.

Das Endziel jeder Therapie ist, den Körper in den gesunden Normalzustand zurückzubringen, also in diesem Fall in eine Art Homöostase, in der man keine falschen Neurotransmitter abfeuert, der Stoffwechsel nicht aus dem Ruder läuft, keine Bakterien herumschwirren, die zu bestimmten Krankheiten führen können, keine Ausfälle im Immunsystem – oder auch in anderen Systemen – und keine unkontrolliert wuchernden Tumore vorkommen. Das ist schon alles; das ist Gesundheit – ein Zustand, in dem das System ordnungsgemäß läuft und eine hohe Lebensqualität beschert. Dieser letzte Zusatz unterscheidet unsere Gesundheit deutlich vom Normzustand etwa eines Computernetzwerks. In diesem Normalzustand weiß der Körper, was als Nächstes geschehen wird, seine Redundanzmechanismen gleichen kleinere Fehler selbsttätig aus, und alles läuft im Wesentlichen rund. Denken Sie daran: Der Körper braucht Berechenbarkeit. Wenn Sie ihm die geben, indem Sie zum Beispiel möglichst wenig Stress haben, dann wächst Ihre Chance, den gesunden Zustand zu wahren.

Nach dem Film *Gattaca* haben sich einige Zuschauer vielleicht gefragt, wie nahe wir schon dran sind, unsere Gene so zu manipulieren, dass wir uns in Menschen mit außergewöhnlichen Fähigkeiten und übermenschlicher Gesundheit verwandeln. Wir sind zwar noch weit davon entfernt, zu Übermenschen zu werden, die über Hochhäuser springen und durch Wände blicken können, aber ich glaube tatsächlich, dass noch zu unseren Lebzeiten die Medizin, wie wir sie kennen, durch die Fortschritte bei der Arbeit an Genen, Proteinen, Mikroben usw., wie sie schon heute in den Spitzenlabors weltweit erzielt werden, völlig verändert werden wird. Wir werden dann einen bestimmten Tag, an dem mich ein Zeitschriftentitel sehr betroffen gemacht hat, weit hinter uns gelassen haben.

Eine virtuelle Realität

Für jemanden wie mich, der sein Leben der Erforschung und Behandlung von Krebs gewidmet hat, war es, wie man sich vorstellen kann, ein ziemlicher Schlag, als ich im Vorbeigehen am Kiosk unserer Klinik zufällig die Schlagzeile des Magazins *Fortune* las, »Warum wir den Kampf gegen den Krebs verlieren«. Es klang wie ein Vorwurf gegen mich persönlich. Die Krebsmedizin hat in den letzten Jahrzehnten schon viel Kritik einstecken müssen, und dieser Artikel wollte offensichtlich mein Fachgebiet noch etwas mehr in den Dreck ziehen. Aber nach meiner anfänglichen Abwehr sah ich ein, dass solche Kritik unbedingt nötig ist, und fühlte und fühle mich herausgefordert, das zu reparieren, was kaputt ist. Wie ich in diesem Buch immer wieder betone, müssen wir die Sichtweise hinter uns lassen, dass Krankheiten, einschließlich Krebs, lediglich Moleküldefekte seien, um zu neuen Behandlungsansätzen zu gelangen.

Wenn man sich sämtliche Variablen einer Krankheit wie etwa Krebs vor Augen hält, und auch wenn man sie noch gar nicht alle kennt, muss man zunächst die Art der Datenaufnahme berücksichtigen. Um das an einem Beispiel zu erläutern: Wenn ich etwa über 30 Tage Ihre Körpertemperatur messe, um einen Durchschnittswert zu bekommen, und ein Ergebnis von 36,8° erhalte, dann ist das ganz wunderbar, und ich wäre zufrieden. Aber wenn Sie an einem dieser Tage ein leichtes Fieber von 38,8° bekommen, ein Aspirin dagegen genommen und es nach sechs Stunden überwunden hätten, dann wäre mir das wahrscheinlich entgangen. Hier sehen wir eins der fundamentalen Probleme in der Medizin: Zur Untersuchung beim Hausarzt geht man einmal jährlich, wenn überhaupt. Bei diesem einen Termin kann er zwar einige Werte messen, etwa die Körpertemperatur, den Blutdruck, das Gewicht und so weiter. Aber er hat keine Ahnung, welche Schwankungen dieser Werte zwischen den einzelnen Untersuchungen auftreten.

Wie ich bereits erzählt habe, hatte ich einmal einige Monate lang ein Gerät, das mir zeigte, wie viele Kalorien ich täglich verbrauchte. Dieses interessante Experiment vermittelte mir, was mir sicherlich entgangen wäre, wenn ich einfach nur meinen durchschnittlichen Kalorienverbrauch berechnet hätte, indem ich ihn zu zufälligen Zeitpunkten während einer 24-Stunden-Periode maß. Dieses Gerät protokollierte jedoch meine sämtlichen Tätigkeiten während dieser Zeit und zeigte mir, dass ich jeden Tag drei Stunden bewegungslos am Schreibtisch saß. Wie wir bereits gesehen haben, ist eine solche sesshafte Lebensweise biologisch gesehen äußerst schädlich – ich steigerte de facto mein Risiko für zahlreiche Krankheiten.

Wenn man sich also eine Krankheit als ein System vorstellt, dann hat sie einen Input, einen Output und einen Zustand in der Mitte.

Der »Zustand« ist eigentlich nur die Person als Patient, also

Sie und ich. Der Input sind Faktoren wie unsere Umwelt, Ernährung, Behandlung und manchmal die genetischen Mutationen. Der Output sind unsere Symptome. Haben wir Schmerzen? Verschlimmert sich unser Zustand? Fühlen wir uns aufgebläht usw.? Was der Arzt zu verändern versucht, ist der Input: Er verordnet zum Beispiel eine aggressive Chemotherapie und fragt dann, ob der Output sich verbessert hat. Haben die Schmerzen nachgelassen? Hat sich unser Allgemeinzustand verbessert?

Zu meinem laufenden Kreuzzug für eine bessere Krebstherapie, der hoffentlich auch die Behandlung vieler anderer Krankheiten verbessern wird, gehört die Umsetzung all dieser neuen Technologien, die ich hier beschrieben habe, in der virtuellen Welt. Zusammen mit Danny Hillis und Parag Mallick habe ich 2009 dem National Cancer Institute die Errichtung eines Zentrums für Physik in der Onkologie (Physical Sciences in Oncology Center) vorgeschlagen. Das NCI finanzierte diese Einrichtung mit 16,2 Millionen Dollar, und es hat inzwischen Forscherteams aus sieben führenden Institutionen beauftragt, die Modellparameter zu entwickeln, mit denen andere Wissenschaftler dann einen »virtuellen Tumor« konstruieren können. Die Datenquellen umfassen alles nur Denkbare von der Gensequenzierung einzelner Zellen bis hin zur »Piekbarkeit« einer Krebszelle. Damit meine ich genau das, wonach es klingt: wie eine Krebszelle reagiert, wenn man sie mit einer winzigen Nadel anpiekt, so, wie man jemandem mit dem Finger auf die Schulter tippt, um seine Aufmerksamkeit zu gewinnen. Das klingt vielleicht sehr unwissenschaftlich, ist aber einer der aussagekräftigsten Tests des Zustands einer Krebszelle. So erfährt man auch eine Menge über die Reaktion der Zelle. Ihre »Steifigkeit« sagt viel über die zugrunde liegende Biologie der Zelle und ihrer Umgebung aus.

Mit solchen Informationen können wir ein Karzinom und seine Wechselwirkungen mit dem Wirtsorganismus im Modell nachbilden und auf diese Weise neue und hoffentlich bessere Strategien entwickeln, um den Krebs zu kontrollieren. Entscheidend dafür ist ein Modell, das alle Maßstäbe umfasst: die Krebszelle, den Tumor, das befallene Organ, den Organismus. Dann können wir mit dem virtuellen Tumor herumspielen wie in einem Videospiel und abwarten, was passiert. Was geschieht, wenn ich dieses Gen mutieren lasse? Oder wenn ich das System hier verändere? Es ist schwer zu glauben, dass wir nicht schon längst solche Experimente durchführen. Bis heute verabreichen wir dem Patienten einfach ein Medikament und schauen, was passiert. Die Technologie war früher noch nicht weit genug, um ein solches Modell zu ermöglichen, heute aber ist sie es.

Wenn Ihnen all das immer noch wie Science-Fiction aus einem Film mit Ethan Hawke und Uma Thurman vorkommt, dann wenden wir uns doch einmal kurz einer der beliebtesten Zuschauersportarten zu, die seltsamerweise viel von ihrer drastischen Action komplexen Computermodellen verdankt, die hinter den Kulissen angewandt werden.

Was Ärzte auf der Suche nach besseren Therapien von Footballtrainern lernen können

Tom Landry, der legendäre erste Trainer der Dallas Cowboys, führte die Mannschaft von einer völlig sieglosen ersten Saison bis zur Spitzenposition in der National Football League in den 1960er- und 1970er-Jahren. Ich erwähne das hier, weil Landry in seiner 29 Jahre dauernden Laufbahn bei den Cowboys immer wieder ingenieurtechnische Methoden einsetzte, um die erfolgreichste Mannschaft in der NFL-Geschichte aufzubauen. Von Qualitätskontrolle über Industriepsychologie bis hin zur Computeranalyse benutzte er die Methoden eines Ingenieurs, um sein Team zwanzigmal hintereinander zur Meisterschaft zu führen, ein Rekord in der NFL. Landry war der erste Trainer, der einen Computer einsetzte, und wird passenderweise in einem nach ihm benannten Videospiel verewigt, das auf seinen Spielstrategien beruht.

Der Einsatz komplexer, auf Videospielen beruhender Computermodelle in der medizinischen Forschung ist keine Phantasterei, wie Sie vielleicht glauben. Wenn man damit das Super-Bowl-Endspiel gewinnen kann, warum dann nicht auch den

Kampf gegen eine Krankheit? Wenn Landry die Geschichte des Footballsports mit seiner Programmierkunst verändern konnte, warum sollte dann nicht ein Forscher von heute mit ähnlicher Kunstfertigkeit die Geschichte der Medizin verändern? Die meisten Menschen sehen in Videospielen eben bloß Spiele, aber das sind technisch ausgefeilte, kunstvolle Strategieprogramme. Ein Videospiel verarbeitet enorme Mengen an Input gemäß seinen einprogrammierten Regeln und gleicht sie mit verschiedenen Ergebnissen in unterschiedlichen Szenarien ab. Wenn Ihrem virtuellen Ich zum Beispiel in den Kopf geschossen wird, dann sterben Sie. Wenn Sie auf jemanden zulaufen, dann tritt er in seiner Welt zurück. Bei jedem Spieldurchlauf testen Sie die in das System eingebauten Regeln auf ihre Brauchbarkeit.

Es wäre doch schön, wenn wir im Paralleluniversum der realen Welt, wo die Teams, die gegen uns auflaufen, zum Beispiel Krebs, Autoimmun- oder neurodegenerative Krankheiten sind, auch sämtlichen Input in ein Modell eingeben und ausprobieren könnten, was dann passiert. Wir könnten zum Beispiel ein bestimmtes Gen aktivieren und abwarten, wie sich ein Karzinom daraufhin entwickelt. Genau wie die Kids heutzutage Stunden damit verbringen herauszufinden, wie man die Bösen im Videospiel am besten abknallt, sollten die Wissenschaftler sich damit befassen herauszufinden, wie man Krebszellen am effektivsten abtötet. Oder man könnte eine Chemotherapie ohne Nebenwirkungen durchführen! Ich weiß, dass es geht, wenn man nur eine wirklich realistische Krebssimulation entwickelt. Genau wie Landry sein Computermodell aus dem reichen Statistikmaterial der NFL programmierte, könnten wir auch in der Medizin vorgehen. Wir könnten uns zum Beispiel das statistische Material aus der Medizingeschichte vornehmen, alles, was wir über eine bestimmte Krebsart bis heute erfahren haben, und daraus ein Modell bauen, das uns den Sieg in einem Spiel verschafft, das wir doch alle gewinnen wollen.

Im nächsten Jahrzehnt werden Ärzte anfangen, an Krankheiten eher wie Meteorologen denn als Biologen heranzugehen. Vor 30 Jahren waren Wettervorhersagen noch nicht besonders genau. Aber seit es Klimamodelle zur Voraussage bestimmter atmosphärischer Muster gibt, sind ziemlich präzise zehntägige Vorhersagen möglich. Die Wettervorhersage wandelte sich von vagen Andeutungen im Bauernkalender, wie diese oder jene Jahreszeit ausfallen könnte, zu einer Hightechindustrie, die in Echtzeit arbeitet und sogar Leben rettet. Diese Technologie wird Jahr um Jahr durch genauere Computermodelle verbessert – einbezogen werden Wolkenformen, Temperaturwechsel, Luftfeuchtigkeit und so weiter. Wir können Orkane, Schneestürme, Tornados und Monsunregen voraussagen und uns so besser auf sie vorbereiten. In meinem Fachgebiet leisten wir das Entsprechende heute noch nicht, weil für ein so ehrgeiziges Unterfangen leider noch nicht genug Informationen gesammelt worden sind. Was wir jetzt also unbedingt brauchen, ist eine solche umfassende Datensammlung. Genau wie ein Computer anhand der Analyse einer Wolkenform ein atmosphärisches Muster erkennen kann, sollte er auch an der Form eines Tumors zum Beispiel erkennen können, wie schnell dieser wächst, was er für eine Blutversorgung hat, welche Nährstoffe dieser aufnimmt und wo er lokalisiert ist.

Vergleichen könnte man die Wirkung dieser neuen Technologie auch mit Testplatzierungen neuer Produkte in Supermarktregalen, um den Abverkauf zu analysieren. Marketingabteilungen probieren ständig etwas Neues aus: *Steigt der Verkauf, wenn ich das Produkt in Augenhöhe platziere? Oder lieber hier? Wo gewinne ich am besten die Aufmerksamkeit des Kunden?* Genauso könnten wir feststellen, unter welchen Bedingungen der Körper am gesündesten ist. Als Patient könnten Sie erfahren, was passiert, wenn Sie Medikament X oder Therapie Y ausprobieren, oder sich ausrechnen lassen, wie Sie Ihr System mit einer bestimmten Ernährung, bestimmten Aktivitäten und bestimmten Sportarten optimieren können oder welche Nahrungsmittel Sie bevorzugen oder meiden sollten.

Auch andere Fragen werden zu klären sein, denn Sie müssen bedenken, was Sie von Ihrem Körper wollen. Sie müssen sich darüber klarwerden, mit welcher persönlichen Metrik Sie den Körper erhalten, den Sie möchten. Ein Bodybuilder hat ganz andere Vorstellungen als ein Konzertpianist. Ein Konzernmanager, dessen Blutdruck jeden Nachmittag unweigerlich in die Höhe schießt, wird versuchen, diesen speziellen Wert unter Kontrolle zu bringen, genauso wie es das Ziel des unter Schlaflosigkeit leidenden Patienten sein wird, neun von zehn Nächten erholsam durchzuschlafen. Nicht nur die persönliche Metrik der Menschen wird sich also voneinander unterscheiden, sondern auch die Wichtigkeit, die sie den einzelnen Werten beimessen. Bei all diesen Unterschieden bleibt aber eine große Gemeinsamkeit: ein gemeinsamer Wille, die erzielten Erkenntnisse miteinander zu teilen, der entscheidend für den Erfolg dieses neuen Ansatzes in der Gesundheitsvorsorge sein wird.

Gesundheitsregel Betrachten Sie immer das Gesamtsystem Ihres Körpers. Es hat Inputs und Outputs. Sammeln Sie Daten über sich selbst und speichern Sie sie an einem leicht zugänglichen Ort, weil Ihr Arzt sie braucht, um die Gesundheit Ihres Systems richtig interpretieren zu können. Ihre Informationen – oder Ihre persönliche Metrik – sind einmalig für Sie und mit ihrer Hilfe können Sie Ihren Gesundheitsplan auf Ihre persönlichen Bedürfnisse ausrichten. Jeder Mensch trägt also gewissermaßen eine Sondergröße, keine Einheitsgröße.

Kapitel 13

Geben und Nehmen

Wie wir länger und besser leben können, indem wir
unsere medizinischen Informationen austauschen

Immer wieder lese ich erstaunliche Geschichten, die nur bestätigen, was ich mir schon lange gedacht habe. So geschah im Herbst
2008 etwas ziemlich Bemerkenswertes: Eine Internet-Suchma-
schine sagte eine Grippeepidemie drei Wochen vor der US-Seu-
chenbehörde CDC voraus. Aber mich überraschte das nicht, denn
ich wusste, dass die Technologie der Suchmaschinen irgendwann
die altbekannten Methoden der Epidemieverfolgung überholen
würde. Ein bisschen erstaunt war ich allerdings über das Trans-
formationspotenzial dieses Vorgangs – und wie er die Medizin
weit über Fragen der Volksgesundheit hinaus revolutionieren
könnte.

Woche für Woche suchen Millionen Menschen rund um den
Globus im Internet nach Gesundheitsinformationen. Wie man
sich leicht denken kann, werden im Winter vermehrt Suchanfragen nach Grippe eingetippt, im Frühling solche nach Heuschnup-
fen und im Sommer jene nach Sonnenbrand. Solche Phänomene
kann man über Google Insights for Search mitverfolgen, ein Tool,
das den Vergleich des Suchanfragenaufkommens zu bestimmten
Themen nach Region, Kategorie, Zeitraum und Eigenschaften
ermöglicht. Man kann zum Beispiel nachsehen, wo nach *Mer-
lot* oder *Cabernet* gesucht wird. Man kann seine Suche auch geografisch eingrenzen und beispielsweise nachschauen, was *Fuß-
ball in Brasilien* an Ergebnissen bringt. So können Geschäftsleute
Kunden finden, Nachfrage nach Produkten oder Dienstleistungen herausfinden und allgemeine Trends verfolgen. Aber kön-

nen denn solche Suchanfragentendenzen die Grundlage für ein genaues, zuverlässiges Modell von Phänomenen der realen Welt bilden?

Genau diese Frage stellte sich vor einigen Jahren Larry Brilliant, ein führender Epidemiologe und einer der Leiter des erfolgreichen Programms der Weltgesundheitsorganisation zur Ausrottung der Pocken. Damals war er Direktor von Google.org, dem gemeinnützigen Zweig von Google, und tat sich mit einigen anderen neugierigen Kollegen für ein kleines Experiment zusammen. Eigentlich war es eher ein großes Experiment, denn es erstreckte sich über die ganze Welt und überprüfte, wo die Internetnutzer ungewöhnlich häufig Suchbegriffe wie *Fieber, Schüttelfrost* oder *Grippe* eingaben. Brilliant fand tatsächlich einen engen Zusammenhang zwischen der Häufigkeit grippebezüglicher Suchbegriffe und der Zahl der Grippefälle. Natürlich ist nicht jeder, der nach *Grippe* sucht, auch tatsächlich daran erkrankt, aber wenn man alle grippebezüglichen Suchanfragen zusammenstellt – die Methode heißt *Aggregated Search Data* –, ergibt sich ein Muster. Brilliants Team verglich die Zählungen mit den Ergebnissen der traditionellen Grippe-Überwachungssysteme, wie sie etwa das CDC einsetzt, und kam zu dem Ergebnis, dass viele solche Suchanfragen gerade in der Grippesaison populär sind, und zwar jeweils dort, wo die Grippe im Augenblick grassiert – weltweit. Durch Zählungen der Suchanfragen konnten die Forscher abschätzen, wie stark die Grippe in verschiedenen Ländern und Regionen jeweils war. So entstand Google Flu Trends, und die Ergebnisse schafften es bis in die Fachzeitschrift *Nature.* (Die wöchentlichen Schätzungen von Google Flu Trends kann man sich unter http://www.google.org/flutrends herunterladen.)

Machen Sie sich übrigens keine Sorgen um den Datenschutz; es sei hier ausdrücklich versichert, dass man mit Google Flu Trends niemals einzelne Nutzer identifizieren kann, weil dieser Dienst auf anonymen, kumulierten Zählungen von Suchanfragen pro Woche beruht. Man braucht Millionen solcher Anfragen, um ein aussagekräftiges Muster zu gewinnen; die Identifizierung einzelner Nutzer würde gar nichts bringen.

Stellen Sie sich nur vor, was man mit dieser Technologie alles bewirken kann! Die saisonalen Grippeepidemien sind ein großes Problem der Volksgesundheit; Millionen Menschen erkranken weltweit jährlich an Atemwegsleiden, und 250 000 bis 500 000 sterben daran. Kommt zu den gewohnten saisonalen Grippewellen noch ein neues Influenza-Virus hinzu, gegen das keine Immunität besteht und das von Mensch zu Mensch übertragbar ist, könnte die resultierende Pandemie zu Millionen Toten führen. Die Schweinegrippe von 2009 wird eines Tages von einer echten Epidemie in den Schatten gestellt werden, die sich wie rasend durch eine schutzlose Menschheit verbreiten und Millionen töten wird (wie es zum Beispiel bei der Grippe-Pandemie von 1918 geschah, als Schätzungen zufolge 50 bis 100 Millionen Menschen starben).

Wird eine Grippewelle aber möglichst frühzeitig entdeckt, und erfolgt dann eine rasche Reaktion, kann man sowohl die Wirkungen saisonaler wie pandemischer Influenza stark mindern. Eine Möglichkeit solcher Früherkennung ist natürlich, die Suchanfragen zu Gesundheitsthemen zu überwachen, wie es Google.org tat, wo man glücklicherweise täglich Zugang zu den Nutzerdaten von Millionen Menschen in Echtzeit hat. Warum sind diese Daten so wichtig? Die traditionelle Grippe-Überwachung ist natürlich eine gute Sache, aber die meisten Gesundheitsbehörden sind nur für ein einziges Land oder eine Region zuständig und aktualisieren ihre Schätzungen meistens nur einmal wöchentlich. Dass Google Flu Trends eine kontinuierliche Überwachung liefert, macht dieses Tool so wichtig. Sehen Sie sich unbedingt den Zeichentrickfilm auf der Webseite an, der zeigt, wie schnell Google eine Grippewelle an der Ostküste der USA im Winter 2008 vorhersagen konnte. Die Daten der CDC waren gegenüber denen von Google um einige Wochen langsamer, und Wochen können, wenn es um die Ausbreitung einer Grippeepidemie geht, für unvorbereitete Opfer den Unterschied zwischen Leben und Tod ausmachen.

Im Internet werden enorme Mengen an Gesundheitsinformationen übertragen, hauptsächlich medizinische Abbildungen. Nichts davon ist irgendwie so organisiert, dass es Ihre Gesundheit fördern oder womöglich gar Ihr Leben retten kann. Es gibt nicht einmal einheitliche Suchbegriffe. Was Sie zum Beispiel einen Beinbruch nennen, ist für mich eine Fraktur. Gegenwärtig sind das für Suchmaschinen noch zwei völlig verschiedene Begriffe.

Die Google-Trendüberwachung bringt uns zu einem weiteren guten Vorschlag: Technologien wie die hinter der unschlagbaren Suchmaschine, die Datenbestände mit bekannten Ergebnissen zusammenfassen und organisieren kann, sollte die Medizin unbedingt auch einsetzen. Ich hoffe sehr, dass wir mit neuen Anwendungen, die erst die Genomik und jetzt die Proteomik zu einem rasch anwachsenden und ertragreichen Fachgebiet gemacht haben, auch Informationen so sammeln können, dass sie immer mehr Daten ergeben – Daten, die wir einsetzen können, um unser individuelles System besser zu verstehen. Das heißt allerdings, dass Sie Ihr »System« anderen Menschen zugänglich machen müssen, damit diese von den Daten profitieren. Bevor Sie jetzt in die Datenschutzdiskussion einsteigen und mit Tomaten werfen, möchte ich das gerne klarstellen. Es geht hier nicht darum, Ihren Namen mit Ihren chronischen und akuten Leiden zusammen ins Netz zu stellen, damit jeder, der mag, sich anschauen kann, was Sie für Krankheiten haben, sondern darum, die Gesundheitsdaten so zu veröffentlichen, dass sie für die Forschung zugänglich werden, die sie auswerten und neue Lösungen für Gesundheitsprobleme finden kann. Es macht mir auch nichts aus, mit einem Mausklick online zu bezahlen, wäre ich also besorgt, wenn ich einer Firma wie Google meinen Cholesterinspiegel mitteilen würde, anonym natürlich? Nicht im Geringsten. Wenn ich dadurch meinen Cholesterinspiegel besser in den Griff bekäme und meinem Gesundheitsziel näher käme, warum denn nicht? Ich fände es gut, wenn ich meine Genom- und Proteom-Daten anonym solchen Technologien zur Verfügung stellen könnte, damit meine Informationen ausgewertet würden und ich auch noch etwas daraus lernen könnte. Ein bedeutender Anteil der Daten im Internet ist medizinischer Natur, aber das ist alles überhaupt nicht nutzbringend organisiert. Wir erzeugen täglich ungeheure Datenmengen, aber dadurch erhalten wir überhaupt nichts, was uns später helfen und vielleicht sogar unser Leben retten kann.

Wir alle müssen uns an einem globalen Schmelztiegel von Gesundheitsdaten beteiligen. Das gehört zu dem, was ich Geben und Nehmen nenne. Sie und ich werden eine aktive Rolle beim Aufbau dieses globalen Gesundheitsmodells spielen, das nicht nur unserer eigenen Gesundheit zugute kommen wird, sondern auch der unserer Kinder, unserer Nachbarn und der Welt insgesamt. Google hat den universellen Austausch im Internet erfunden, jetzt brauchen wir dasselbe für den menschlichen Körper. Das Gesundheitswesen wird am Ende durch seinen wichtigsten Bestandteil gerettet werden: einen informierten und kooperativen Patienten.

Eine neuartige Gesundheitsreform

Ich möchte mich nicht weiter auf dieses verwirrende Thema einlassen, sondern nur sagen, dass wir als Gesamtheit der Menschen – und nicht als politisierende Individuen mit Interessen und Meinungen – einen Großteil der notwendigen Gesundheitsreform der Art verdanken werden, wie wir uns an dieser globalen Gesundheitsvision beteiligen. Das meine ich ernst: Der gegenwärtige Streit um die Gesundheitsreform geht in Wirklichkeit nur um die Finanzierung. Was wir brauchen, ist eine viel tiefer greifende und fundamentale Reform des Gesundheitswesens, bevor wir uns über die Finanzierung Gedanken machen. Mit dem Begriff »Gesundheitswesen« meine ich hier die Art, wie Sie und ich und alle anderen Menschen für ihre Gesundheit sorgen und Gesundheitsinformationen austauschen.

Wenn immer mehr Menschen kooperativ und anonym ihre Gesundheitsdaten einer wachsenden Datenbank zugänglich machen, wird diese Information an Stärke und Durchschlagskraft gewinnen. Sie wird danach verlangen, organisiert und ausgewertet zu werden. Entscheidend wird es sein, all diese Informationen in echtes Wissen umzuwandeln, was die Schaffung einer Rangfolge voraussetzt – so wie Google seine Suchergebnisse in einer Rangfolge anordnet, die der Relevanz für Ihre Suchanfrage entspricht. Stellen Sie sich vor, Sie könnten solche personalisierten Daten auch zu Ihren Gesundheitsfragen bekommen!

Natürlich sind wir heute noch längst nicht so weit. Aber was ich hier schildere, ist mehr als nur ein Vorschlag, denn ich glaube, dass es wirklich so kommen wird und die personalisierte Medizin sich einer Technologie bedienen wird, die ein Amalgam aller Naturwissenschaften, darunter auch der Informatik, sein wird.

Um diesen Wandel zu fördern, braucht es, so meine ich, Anreize.

Die Macht der Anreize

Wieder und wieder ist gezeigt worden, dass Menschen Anreize brauchen, um zu handeln. Besonders die amerikanische Gesellschaft ist sehr zielgerichtet; unsere Inspiration ist hauptsächlich das Streben nach Unabhängigkeit, freiem Willen, Wohlstand und bestimmten Persönlichkeitsrechten, die wir sehr ernst nehmen. Ohne Ziele und Anreize sind die meisten von uns zu kaum etwas zu bewegen. Es ist schwer, sich aus dem Bett zu quälen, es sei denn, man hat einen Job, den man braucht, um die Rechnungen zu bezahlen und die Familie zu ernähren. Manche Menschen hören erst dann auf, 100 Stunden pro Woche zu arbeiten, wenn der Ehepartner mit der Scheidung droht. Meistens ernähren wir uns schlecht, bis die Angst vor Krankheit und der Wunsch abzunehmen uns dazu bringen, doch lieber Quinoa statt Steak zu nehmen. Manche meiner Kollegen weisen gerne darauf hin, dass die Diagnose Lungenkrebs oder Lungenemphysem der wirksamste Anreiz sei, nicht mehr zu rauchen.

Vielleicht ist Ihnen in letzter Zeit aufgefallen, wie unser tief verwurzeltes Freiheitsbedürfnis mit dem Wunsch nach Informationen als Entscheidungsgrundlage in unserem selbstbestimmten Leben zusammenfällt. Das nennt sich Zusammenarbeit – es bedeutet, Wissen, Kreativität, Fähigkeiten und was auch immer man austauschen sollte, um den Fortschritt zu fördern und die persönliche Freiheit zu erhalten, miteinander zu teilen. Zusammenarbeit hat sich in der Geschäftswelt im letzten Jahrzehnt in Windeseile ausgebreitet und zu zahlreichen neuen Technologien und Fortschritten geführt. Einige Menschen würden sagen, dass wir viele der digitalen Verbesserungen, die wir heute genießen, diesem konstanten Dialog zwischen Verbrauchern und Herstellern verdanken, der uns zu erschaffen hilft, was wir brauchen und irgendwann unschätzbar finden. Der Aufstieg der Konsumkultur hat unsere Gesellschaft nachweisbar dahin gebracht, dass überall gemeinsame Kreativität und Zusammenarbeit herrschen. Kürzlich erst haben wir gesehen, was passiert, wenn Technologie und Kollaboration sich vereinigen, um Völker und ganze Länder zu mobilisieren. Dadurch wurden die Regimes in Tunesien und Ägypten gestürzt und das Konzept einer »eisernen« Machtausübung insgesamt infrage gestellt. Macht, besonders die Macht zur Veränderung, liegt nicht bei den Herrschern mit ihrer langen Geschichte autoritärer Machtausübung, sondern bei einer kollektiven Kraft, die durch die schiere Anzahl der Beteiligten und deren Willen wirksam wird. Es hat in vielen Ländern immer wieder Umwälzungen und Wechsel in der Führung gegeben, aber die Zeiträume solcher Revolutionen haben sich stark geändert: Durch das Zusammenwirken der Menschen, die sich über die sozialen Netzwerke verständigten, dauerten sie nur noch Wochen statt Jahre.

Doch solch eine Zusammenarbeit gibt es in der Medizin noch nicht. Herz und Seele der Zusammenarbeit ist das absolute Gegenteil von reduktionistischem, unflexiblem Denken. Ich habe bereits geschildert, wie ich mir vorstelle, dass meine Kinder eines Tages eine kleine Probe Körperflüssigkeit beim Arzt abgeben und daraus erfahren, wie sie am besten etwas für ihre Gesundheit tun können. Ich stelle mir dabei nicht vor, dass sie einen einzelnen Raum in einem Gebäude betreten, das mehrere Ärzte beherbergt, die jeweils in ihrem eigenen Vakuum arbeiten. Ganz im Gegenteil hoffe ich, dass sie in ein Gebäude gehen können, in dem praktische Ärzte, Laborforscher, Medikamentenentwickler, Ambulanzen, Operationssäle, Physiotherapeuten, stationäre Patienten und so weiter zu finden sind. Ich glaube, wir alle würden Gesundheit und Krankheit anders betrachten, wenn wir gleichzeitig sämtliche Bestandteile des Gesundheitswesens bei der Arbeit sehen könnten, die gegenwärtig als getrennte Einheiten operieren. Wäre es nicht toll, wenn alle Beteiligten im Gesundheitswesen zusammenarbeiteten und ständig beobachteten, was alle anderen täglich tun? Ich stelle mir eine Menge Räume mit gläsernen Wänden vor, damit die Passanten hineinspähen und sehen können, was darin passiert.

Es ist absurd, dass die meisten Krebsforscher noch nie einer Operation beigewohnt haben. Damit gleichen sie Astrophysikern, die nie durch ein Teleskop geschaut haben. Die meisten Krebsforscher stellen sich vor, dass Krebsoperationen ein definitives Ergebnis haben – entweder man kann den Tumor entfernen oder nicht. Sie haben keine Ahnung, was für ein Chaos Krebs bedeutet. Wir kennen weder seinen Anfang noch sein Ende, weshalb wir auch so viel Angst vor ihm haben, und zwar vielleicht zu Recht. Falsch liegen wir aber mit solchen Ängsten, wenn es darum geht, in der personalisierten Medizin Daten zugänglich zu machen und miteinander zu kollaborieren. Hier müssen wir auf der Patientenebene beginnen, bei Ihnen und mir.

Leider halten viele Menschen noch immer an überholten Ängsten um ihre Privatsphäre und Entscheidungsfreiheit fest, wenn es darum geht, die medizinischen Daten zu veröffentlichen. Solange wir diese nicht so bereitstellen, dass die Privatsphäre des Einzelnen geschützt wird, aber gleichzeitig wichtige Informationen zugänglich werden, die eine Forschungs- und Innovationsindustrie braucht, können wir auch alles so lassen, wie es ist, und weiter in Stagnation verharren. Je mehr Daten wir haben, desto weniger Fehler passieren. Die Macht, den Lauf der Medizin und die Zukunft der Gesundheitsvorsorge zu ändern, liegt nicht bei Regierungen, sondern in unseren gemeinsamen Bemühungen.

Vor 20 Jahren schreckten wir vor dem Gedanken zurück, alle unsere Bankgeschäfte über das Internet abzuwickeln. Vor noch nicht einmal zehn Jahren wären viele von uns über die Vorstellung entsetzt gewesen, Privatfotos und Tagebucheinträge auf Webseiten wie Facebook und Twitter hochzuladen, die weltweit zugänglich sind. Aber jetzt ist uns das zur zweiten Natur geworden, und es bringt ja auch einen großen Nutzen. Wir können dadurch in Kontakt treten, Gemeinschaften bilden und auf eine Weise unser Leben in die Hand nehmen, die sonst nicht möglich wäre. Und über diese Aktivitäten können wir unsere persönliche Integrität, unsere Selbstbestimmtheit und unsere Souveränität ausdrücken.

Das erste Mal, als ich von Michael Dells Programm »Well at Dell« hörte, wusste ich gleich, dass er da eine zukunftsträchtige Idee hatte. Das Programm unterstützt die Angestellten bei ihrer Gesundheitsvorsorge. Dell, der weltgrößte Computerhersteller, führte »Well at Dell« 2004 ein, um seine Mitarbeiter dazu zu bringen, gesünder zu leben, und einen Anreiz zu bieten, an den Gesundheitsprogrammen der Firma teilzunehmen, zum Beispiel Gesundheitsumfragen, firmeneigene Fitness-Center und elektronische Gesundheitsdateien, mit denen Versicherungsansprüche und ärztliche Verordnungen verwaltet werden. Andere Firmen, darunter Cisco, haben inzwischen ähnliche Programme.*

Dell revolutioniert damit das ganze Konzept betrieblicher Gesundheitsfürsorge. Das Programm ist inzwischen erweitert worden und sammelt neue Informationen über Therapien und Untersuchungsergebnisse, ohne dass der Angestellte die Daten selbst eingeben muss. Dieses Engagement für die Gesundheitsvorsorge hat Dell zum größten Lieferanten von Gesundheitsinformatio-

* Ich möchte klarstellen, dass die Teilnahme an diesen Programmen freiwillig ist. Die Angestellten behalten die Kontrolle über ihre Daten, auch darüber, wer was einsehen darf. Diese Angebote sollen nicht die Gesundheit oder die Lebensweise der Mitarbeiter überwachen, sondern sie und ihre Familien gesund erhalten, indem sie ihnen Dienstleistungen und Nutzanwendungen anbieten, die sie sonst nicht bekämen. Dadurch verbessert sich die Gesundheit, und die Kosten aller Beteiligten sinken.

nen landesweit gemacht. Die Firma schafft nicht nur computerbasierte Systeme zur Verwaltung der eigenen internen Gesundheitsvorsorge, sondern liefert auch entsprechende Systeme an andere Firmen. Cisco Systems verfügt über eine ähnliche Gesundheitsabteilung, die die Daten der Mitarbeiter zentral im Hauptsitz in San José verwaltet.

Ich wäre naiv, wenn ich nicht sähe, wie umstritten solche Angebote sind, aber hören Sie mir noch einen Moment lang zu. Vielleicht entsetzt Sie der Gedanke, dass Ihr Arbeitgeber Ihre Gesundheitsdaten verwaltet und Ihnen erzählt, wie Sie gesünder leben können, aber die Programme dieser Firmen machen die Gesundheitsvorsorge effizienter, sodass mehr Geld dort ausgegeben werden kann, wo es hingehört – für Sie und mich, und nicht für die Verwaltung. Ein solches System hat eingebaute Mechanismen, um die Privatsphäre der Angestellten zu gewährleisten, aber durch seine immense Leistungsfähigkeit können die Mitarbeiter auf sie persönlich zugeschnittene Hinweise und Informationen bekommen, die sich auf ihre Gesundheitsprobleme, Sorgen, Ziele und selbst ihre Untersuchungsergebnisse beziehen, sodass sie bessere Entscheidungen treffen können.

Ein Angestellter, bei dem vor Kurzem Diabetes festgestellt wurde, würde so zum Beispiel Informationen erhalten, wie er seinen Blutzuckergehalt überwacht und dass er auf seine Füße achten muss, weil zu den Komplikationen bei Diabetes neben Hautveränderungen auch Durchblutungsstörungen gehören, die bis zur Amputation führen können. Das System kann den Leistungsträgern auch ermöglichen, mit Datenauswertungs-Software nach Mustern in den medizinischen Ausgaben für Mitarbeiter zu suchen. Wenn dabei bestimmte Krankheiten oder Risikofaktoren festgestellt werden, lädt das Programm die Betreffenden zu Vorsorgeprogrammen ein. Ein übergewichtiger Angestellter mit Bluthochdruck und Prädiabetes kann so an einem Workshop teilnehmen, der ihm praktische Strategien zum Abnehmen und zur Verbesserung des Gesundheitszustands ohne Medikamente beibringt. Ganz einfach gesagt sind die Systeme von Dell und Cisco Mittel, durch die der Mitarbeiter relevante Informationen erhält, um möglichst gesund bleiben zu können. Ziel der Firmen ist dabei, dass die Angestellten ihre Gesundheitsvorsorge selbst in die Hand nehmen können. Bei diesen Programmen geht es ums Geben – nicht ums Wegnehmen. Sie sind nicht dafür gedacht, die Teilnehmer von bestimmten Versicherungsleistungen auszuschließen oder ihre Beiträge zu erhöhen, wenn sie den Ratschlägen nicht folgen.

Natürlich stehen Unternehmen wie Cisco oder Dell, die ein solches Gesundheitsmanagement-Programm anbieten, deswegen in der Kritik, wobei es meistens um die gefährdete Privatsphäre und die drohende Totalüberwachung geht. Kaum jemand wird es begrüßen, wenn er aufgefordert wird, doch bitte zehn Kilo abzunehmen, sich in einem Fitness-Studio einzuschreiben und mehr Obst und Gemüse zu kaufen, sonst könnte er seinen Job verlieren. Wir schätzen schließlich unsere Freiheiten, und deswegen mögen wir es nicht, nach den Regeln des Arbeitgebers zu leben. Aber hier geht es nicht um die Debatte, wer der Chef ist und wer für unsere Arztrechnungen aufkommt, sondern darum, die bestmögliche Gesundheitsvorsorge zu gewährleisten. Beides können wir nicht haben: Wir können nicht einerseits ständig Innovationen von der Gesundheitswirtschaft erwarten und andererseits unsere Gesundheitsdaten geheim halten. Die Bundesbehörde, die das US-Gesundheitsprogramm Medicare verwaltet, zahlt über die Hälfte der Arztrechnungen in den USA, aber sie verwertet diese Daten überhaupt nicht. Ich kann mir kaum vorstellen, um wie viel besser das Medicare-System wäre, wenn es alle Informationen in diesen Rechnungen speichern, organisieren und auswerten würde, um die Volksgesundheit zu verbessern.

Oder, um in einem überschaubaren Rahmen zu bleiben: Denken Sie nur daran, was folgt, wenn Ihr Hausarzt eine Diagnose stellt, die eine Überweisung zum Facharzt erforderlich macht, der sehr wahrscheinlich ganz woanders praktiziert. Nehmen wir an, Ihr Hausarzt stellt einen Knoten in der Brust fest und schickt Sie zur Mammografie und dann zu einem Facharzt. Plötzlich haben Sie es mit drei verschiedenen Leuten zu tun – dem Hausarzt, dem Radiologen, der das Mammogramm auswertet, und dem

Facharzt, der (hoffentlich) ausgewiesener Brustspezialist ist und die weitere Therapie festlegt, falls eine notwendig ist.

Dann folgt eine Biopsie. Das heißt: Auftritt Chirurg und Auftritt Pathologe. Vielleicht kommt noch ein weiterer Facharzt hinzu, wenn Sie eine zweite Diagnose möchten. Wenn Sie dann Wochen später bei Ihrem Hausarzt den Termin für die Nachuntersuchung haben, haben Sie schon eine Menge Besuche bei anderen Ärzten hinter sich, zwischen denen kaum ein Datenaustausch stattfindet, auch wenn jeder für sich umfangreiche Akten führt. Wahrscheinlich besitzen Sie keine komplette eigene Patientenakte; wenn Sie also drei Tage später in die Notaufnahme eingeliefert werden, weil Sie in Ihrer Garageneinfahrt ausgerutscht sind und sich dabei ein Bein gebrochen haben, können Sie diese Informationen nicht an den Notarzt weitergeben. Gut, Ihre Brustbiopsie sagt kaum etwas über Ihre jetzige Verletzung aus, aber viele andere Informationen in dieser Akte könnten den Notärzten ihre Arbeit erleichtern, Sie bestmöglich zu versorgen.

Das soll nicht wie eine besserwisserische Predigt gegen Menschen klingen, die nicht so gesund leben, wie sie könnten, und die wahrscheinlich am ehesten ihre medizinischen Daten geheim halten wollen. Wir haben schließlich alle unsere Schwächen. Hier geht es eher um Anreize als um Bestrafung. Es geht darum, starke Beweggründe zu schaffen, den Widerstand gegen eine gesunde Lebensweise zu überwinden. Die zugrunde liegende Botschaft ist natürlich ganz einfach: Informieren Sie sich über das Gesundheitsprogramm Ihres Arbeitgebers, wenn es so etwas gibt. Viele große Firmen bieten heute schon die Anreize, die wir brauchen, um aktiv und gesundheitsbewusst zu leben, selbst wenn es nur verkleinerte Versionen der Programme bei Cisco und Dell sind. Vielleicht stellen Sie fest, dass Sie auf einmal fürs Bergwandern bezahlt werden oder Zusatzleistungen und Bonuszahlungen erhalten, die weit über die Tarifleistungen hinausgehen.

Es ist ziemlich aufschlussreich, dass in einer kürzlichen Umfrage unter Internetnutzern in Industriestaaten 81 Prozent angaben, im Netz nach medizinischen Informationen zu suchen. Dieselbe Umfrage ergab auch, dass 68 Prozent im Internet nach

Informationen über bestimmte Medikamente und fast vier von zehn nach Erfahrungsberichten anderer Patienten suchen. Ohne Zweifel helfen die neuen Technologien immer mehr Menschen weltweit, sich über ihre Gesundheit zu informieren und bessere Entscheidungen zu treffen, aber ihre Suche im Netz ist weniger nützlich, weil sie die gewonnenen Informationen nicht personalisieren können. Unspezifische Informationen können Menschen leicht dazu verführen, unangebrachte Untersuchungen und Behandlungen auf sich zu nehmen, Geld zu verschwenden und sich unnötig Sorgen zu machen. Mit einem Gesundheitsdatensystem wie dem von Dell und seiner im Aufbau befindlichen Infrastruktur, die es ermöglicht, dem Einzelnen aufgrund seiner persönlichen Daten auf ihn zugeschnittene gesundheitliche Beratung und Empfehlungen zukommen zu lassen, könnte unser Gesundheitssystem revolutioniert werden; es wäre endlich die Reform, die wir brauchen.

Die Informatik hat das Internet verändert, und jetzt muss sie die Medizin verändern, was wiederum unsere persönliche und allgemeine Gesundheitsvorsorge verändern wird. Das meine ich sowohl wörtlich wie auch im übertragenen Sinne. Es wird unser Gesundheitssystem verändern und auch die Art, wie wir selbst für unsere Gesundheit vorsorgen. Schließlich sind Sie und ich hier die Anteilseigner, nicht die Regierung und nicht die Ärzte.

Wie können wir das erreichen? Meiner Meinung nach, indem wir bei der personalisierten Medizin das Kommando übernehmen und die quantitativen Messwerte beschaffen, die wir dafür brauchen. Der erste kleine Schritt liegt bei jedem Einzelnen: Wir müssen unsere eigenen Daten sammeln und selbst zentral speichern. Das ist der Ausgangspunkt für alle weiteren Schritte auf dem Weg zur Gesundheit. Wir können dann die richtigen Fragen stellen, das richtige Verhältnis zu unserem Arzt aufbauen und an dem Wandel teilhaben, der unsere persönliche Gesundheitsreform sein wird.

Wir können nicht davon ausgehen, dass irgendeine Gesundheitsreform, ob nun vorgeschlagen oder tatsächlich verabschiedet, unsere Gesundheit verbessern wird. Wir selbst – Sie und ich –

müssen das Gesundheitswesen verbessern, indem wir die in diesem Buch dargelegten Ideen und Strategien umsetzen. Schließlich ist es der stärkste Anreiz für jeden Menschen, so lange und so gesund wie möglich zu leben.

 **Gesundheitsregel**   Halten Sie Ihre medizinischen Daten nicht geheim, denn das kann letztlich Ihr Leben verkürzen und Ihnen Gelegenheiten zu einem besseren und längeren Leben vorenthalten. Machen Sie sie wann immer möglich zugänglich, auch im Internet, und nehmen Sie an der nächsten medizinischen Revolution teil. Wenn Ihr Arbeitgeber Ihnen ein interaktives Gesundheitsprogramm anbietet, schreiben Sie sich ein!

Kapitel 14

Die Kunst des Nichtstuns

Respektieren Sie die Selbstheilungskräfte Ihres Körpers

Halten Sie einen regelmäßigen Tagesablauf ein. Verschaffen Sie sich den ganzen Tag über möglichst viel Bewegung (stehen Sie doch einfach aus dem Sessel auf, in dem Sie gerade sitzen!). Essen Sie natürliche Lebensmittel, um genügend Nährstoffe zu bekommen. Reduzieren Sie Ihre tägliche Dosis an Entzündungen. Halten Sie sich über neue Technologien auf dem Laufenden, die Ihrer Gesundheit nützen oder Ihnen helfen, Ihre Gesundheit in der Zukunft zu verbessern. Machen Sie Ihre medizinischen Daten der Welt zugänglich, wann immer möglich. Das sind ziemlich einfache Prinzipien. Ich nenne Ihnen noch ein weiteres, das allerdings einer kurzen Erklärung bedarf: *Tun Sie nichts.* Wenn es etwas gibt, worauf ich in diesem Buch immer wieder zurückgekommen bin, dann, dass der Körper auf geheimnisvolle Weise funktioniert. Oft heilt er sich selbst, wenn man ihm die Gelegenheit gibt. In einer Welt, in der wir ständig versuchen, mit Vitaminpräparaten Gesundheit zu erzwingen, oder einfach annehmen, dass wir die Tablette A und das Elixier B unbedingt brauchen, täten wir sehr oft besser daran, gar nichts zu tun.

Während meiner Ausbildung am Johns Hopkins Hospital in Baltimore las ich ein Buch von Lewis Thomas, das mich sehr beeindruckte. Thomas war eine Art Universalgenie, sowohl Arzt und Forscher wie auch Dichter und Essayist, außerdem Lehrer und Beamter, Berater und Mentor. Er konnte sehr gut mit Wörtern und Sprache umgehen – so gut, dass viele in ihm den größten Wortschöpfer überhaupt sahen. Er schrieb mit solcher Anmut, so geistreich und elegant, dass er weit über sein Fachgebiet, die Medizin, hinaus gelesen wurde. Im Jahr 1974 wurden 29 seiner Kolumnen, die seit 1971 monatlich im *New England Journal of Medicine* erschienen waren, in einem populärwissenschaftlichen Buch mit dem Titel *Das Leben überlebt. Geheimnis der Zellen* (dt. 1976) veröffentlicht, das zu einem Bestseller wurde und mit dem National Book Award for Arts and Letters ausgezeichnet wurde. Seine Geschichten, ursprünglich unter dem Titel »Notes of a Biology Watcher« (»Notizen eines Biologiebeobachters«) erschienen, sind jeweils ein kurzer, persönlich gehaltener Überblick zu einem Forschungs- oder sonstigen aktuellen Thema in der Biologie. Nicht gerade Lesefutter für die Massen, würde man denken. Aber durch die Klarheit und Klugheit, mit der Thomas schrieb, erreichte er ein großes Publikum, besonders, weil er sich so ungezwungen, spontan und subtil provokant ausdrücken konnte. Er hat über 200 Fachaufsätze über immunologische und pathologische Themen hinterlassen, aber der Nachwelt im Gedächtnis geblieben ist er durch seine populärwissenschaftlichen Schriften.

Mitte der 1980er-Jahre, während meines Studiums in Princeton, hatte ich die Ehre, Lewis Thomas persönlich zu begegnen. Ich war im dritten Studienjahr, als der Fachbereich Molekularbiologie das neue Lewis-Thomas-Laborgebäude einweihte, und wir waren der erste Jahrgang, der es benutzte. Deshalb kamen wir in den Genuss mehrerer abendlicher Gesprächsrunden mit Lewis, die von der Universität veranstaltet wurden. Thomas war damals schon ziemlich alt und gebrechlich, und seine Karriere lag weitgehend hinter ihm, während ich erst am Anfang meines Studiums der Molekularbiologie und Medizin stand. Ich erinnere mich aber noch an seinen einfachen Satz, den ich mir notierte und bis heute immer in meiner Nähe habe: »Das ist die einzigartige Chance, etwas anderes als Medizin zu lernen. Medizin ist die Kunst der Beobachtung und Interpretation, und diese Fähigkeiten lernt man nicht aus Büchern.«

Das Buch, das ich wegen seines unauslöschlichen Eindrucks auf mein Denken seit dieser Anfangszeit, in der ich begann, mein Handwerk zu lernen, immer bei mir habe, ist *The Youngest Scien-*

ce: *Notes of a Medicine-Watcher* (»Die jüngste Wissenschaft: Notizen eines Medizinbeobachters«) von 1983. Thomas beschreibt darin, wie einer der ersten Patienten seines Vaters über Blut im Urin klagte. Sein Vater untersuchte den Patienten und dessen Urin, konnte aber zu keiner Diagnose gelangen. Um sich Zeit zum Nachschlagen und Überdenken des Falls zu verschaffen, verschrieb er ihm ein Fläschchen von Blaud's Eisenpillen, die damals, um 1910, gegen Anämie sehr beliebt waren. Als der Patient zum nächsten Termin erschien, war er begeistert – alles in Ordnung, kein Blut mehr im Urin! Sehr wahrscheinlich war ihm ein »stiller« Nierenstein abgegangen oder etwas Ähnliches. Thomas' Vater aber hatte sich einen Ruf als unfehlbarer Arzt geschaffen. Diese Geschichte zeigt vor allem, dass Patienten oft von Krankheiten genesen, ohne dass genau festgestellt werden kann, woran sie eigentlich gelitten haben. Der Körper heilt sich von selbst, auf seine eigene undurchschaubare Weise, und es ist nicht der Arzt, der die Heilung bewirkt. Thomas hat das sehr schön beschrieben:

Patienten, manche zumindest, können selbst von schweren Erkrankungen genesen; es gibt nur wenige Krankheiten, die, wie etwa die Tollwut, immer tödlich ausgehen. Die meisten sind für den einen Patienten tödlich, lassen aber den nächsten entkommen, und wenn Sie Glück haben und außerdem einen zuverlässigen, fachkundigen Arzt, dann sind Sie natürlich überzeugt, dass er Sie gerettet hat. Mein Vater schärfte mir ein, während ich ihn auf dem Beifahrersitz bei seinen Hausbesuchen begleitete, ja nicht darauf hereinzufallen, falls ich selbst Arzt würde.

Trotz seiner Skepsis hatte er allerdings stets seinen Rezeptblock bei sich und verschrieb all seinen Patienten gerne und viel. Das waren damals noch phantastische Mixturen aus fünf oder sechs Heilpflanzen, die der Apotheker noch einzeln abwog und dann sorgfältig mischte, indem er sie im Mörser pulverisierte, in Alkohol löste und in ein Fläschchen abfüllte. Darauf kam dann ein handgeschriebenes Etikett mit dem Namen des Patienten, dem Datum und der Dosierung. Die Inhaltsstoffe blieben ein Geheimnis, und das sollten sie auch sein. Die Rezepte waren natürlich stets auf Lateinisch abgefasst, um das Mysterium noch zu steigern. Der Sinn dieser Therapie war hauptsächlich Vertrauensbildung. ... Es handelte sich um Placebos, aber sie waren schon so lange, seit Jahrtausenden, die Hauptwaffe und einzige Technologie der Medizin, dass sie die ehrfurchtgebietende Macht eines religiösen Rituals ausstrahlten. Mein Vater traute keinem dieser Mittel allzu viel zu, aber er verschrieb sie täglich. Seine Klienten erwarteten das von ihm; und ein Arzt, der sich dem Brauch verweigerte, hätte bald ohne Patienten dagestanden. Soweit er wusste, waren sie harmlos, aber sie gaben dem Patienten immerhin das Gefühl, etwas gegen die Krankheit zu unternehmen, während diese ihren vorbestimmten Verlauf nahm.

Auf dem Bücherregal im Sprechzimmer hatte mein Vater neben Dutzenden medizinischer Fachbücher auch die *United States Pharmacopoeia* (etwa »Amerikanische Apotheke«), einen gewaltigen Band, so groß wie unsere Familienbibel. Sie enthielt die Auflistung aller Zutaten und die Rezepturen für Mischung und Anwendung, nach denen er sich richtete.

Letztes Jahr habe ich selbst ein Exemplar der *Pharmacopoeia* erstanden. Ich fand es ausgerechnet bei eBay. Interessant an diesem Werk ist, abgesehen von den seltsamen und faszinierenden Rezepten, dass seine Autoren sich schon im Jahr 1900 zusammentaten, um eine bemerkenswerte Vereinheitlichung und Standardisierung in den Maßeinheiten, Benennungen und jeweils anzugebenden Einzelheiten zu erzielen, und vorgaben, dass jede der »Therapien« in diesem Kompendium genau beschrieben werden musste. Dass über 100 Ärzte sich auf so weitreichende Vorschriften einigen, wäre heutzutage unvorstellbar, und doch fehlt uns genau das im Gesundheitswesen. Die *Pharmacopoeia* beschreibt die Zubereitung Tausender Kräuter-, Nährstoff- und anderer Präparate, aber ohne dass Heilwirkungen angegeben werden – man findet nur die standardisierten Vorschriften für die Herstellung des Mittels. In vielerlei Hinsicht ist dieses Werk der Ursprung des heutigen milliardenschweren Geschäfts mit Vitaminpräparaten und Nahrungsergänzungsmitteln, obwohl von Standardisierung heute keine Rede mehr ist. Ebenso interessant wie beunruhigend ist dabei, dass Vitamine und Nährstoffe Anfang des 20. Jahrhunderts noch in den direkten Zuständigkeitsbereich der Ärzte und Apotheker fielen, aber inzwischen völlig daraus verschwunden sind – sie werden nicht einmal mehr staatlich reguliert, wie es bei anderen traditionellen Heilmitteln der Fall ist.

Wie so viele andere Denker, Ärzte und Philosophen, die ich in diesem Buch zitiert habe, war Lewis Thomas' Vater in seinen Erkenntnissen seiner Zeit voraus. Er wusste, dass Krankheiten eine mysteriöse Zufälligkeit an sich haben. Man kann aus allen möglichen Gründen wieder gesund werden, die nichts mit der verordneten Behandlung oder dem verschriebenen »Elixier« zu tun haben. Es spricht sogar vieles dafür, gar nichts zu unternehmen. Damit sollen natürlich nicht die bekannten und gut begründeten Behandlungen bestimmter Krankheiten diskreditiert werden, aber nehmen wir einen Augenblick einen anderen Standpunkt ein und stellen uns vor, was es in anderen Fällen bewirken kann, einfach nichts zu tun. Anstatt Tabletten einzunehmen und nach Hilfe von außen zu suchen, könnten Sie sich einfach auf die Selbstheilungskräfte Ihres Körpers konzentrieren und ihn durch natürliche Regulierung so gut wie möglich bei der Genesung unterstützen. Sie könnten den Vorschlägen in diesem Buch folgen und lieber vorsorgen als zu behandeln. Damit würden Sie den Körper als das respektieren, was er ist: ein komplexes, dynamisches System, das nicht so leicht zu erklären ist, wie wir uns gerne vormachen. Vielleicht würden Sie dadurch auf eine ganz unerwartete Weise viel gesünder.

Gesundheitsregel Die Homöostase ist der paradiesische Zustand des Körpers. Der Körper mag komplex und schwer zu durchschauen sein, aber er sucht ständig die Einfachheit der Homöostase. Wenn zu viele Kräfte unnötig auf ihn einwirken – Medikamente, Nahrungsergänzungsmittel, ein unregelmäßiger Tagesablauf, Schlafmangel, übertriebene sportliche Betätigung, Völlerei oder zu viel Alkohol –, zerstören wir diese Homöostase. Die gute Nachricht ist, dass der Körper ganz natürlich in sie zurückfindet, wenn wir ihm einfach seinen bevorzugten Rhythmus lassen und darauf achten, wie wir auf ihn einwirken.

Von Mäusen und Menschen und der Suche nach dem Hauptschalter

Müssen wir wirklich sterben? Hoffnungsvolles zum Schluss

> Heilen, so sagte Papa mir immer, sei keine
> Wissenschaft, sondern die Kunst des intuitiven
> Umwerbens der Natur.
>
> W. H. Auden, Dichter des 20. Jahrhunderts

Wo ist der Hauptschalter?

Das ist eine gute Frage – eine, die die Wissenschaft schon umtreibt, solange ich mich erinnern kann. Müssen wir wirklich alt werden? Gibt es eine Methode, dem Körper vorzumachen, dass er nicht altert? Können wir den Hauptschalter finden, der dem Körper irgendwie befiehlt, sich selbst langsam abzuschalten, und verhindern, dass er ausgelöst wird? Geradeheraus gefragt – müssen wir wirklich sterben?

Was die Unsterblichkeit angeht, so sind wir ihr immer noch nicht näher als unsere prähistorischen Vorfahren, aber inzwischen verstehen wir den Alterungsprozess sehr viel besser und können unser Leben beträchtlich verlängern. Wir leben heute nicht nur viel länger, sondern es geht uns in dieser gewonnenen Zeit auch sehr viel besser als den Generationen vor uns. In den letzten 150 Jahren ist die durchschnittliche Lebenserwartung von ungefähr 45 auf 80 Jahre hochgeschossen. Trotzdem bleiben uns noch Myriaden Fragen und Rätsel zu beantworten – auch wenn wir damit nicht zur Unsterblichkeit gelangen, werden sie uns zweifelsfrei helfen, die Lebenserwartung weiter zu erhöhen, um so, wie es W. H. Auden so treffend ausgedrückt hat, die Natur im permanenten Bemühen um Heilung zu umwerben.

Die Vorstellung, dass alle lebenden Wesen eine Art Hauptschalter irgendwo tief in sich tragen, ist genauso faszinierend wie mystisch. Bedenken Sie Folgendes: Eine Maus wird etwa drei bis fünf Jahre alt, bevor sie Krebs bekommt und stirbt; ein Hund lebt sieben bis 14 Jahre, bevor ihn dasselbe Schicksal ereilt; und ein Mensch, der durchschnittlich sieben bis neun Jahrzehnte lebt, bekommt ebenfalls irgendwann Krebs, außer er stirbt vorher an etwas anderem wie zum Beispiel einer Herzerkrankung oder einem tödlichen Unfall. Die DNA aller drei Spezies ist bemerkenswert ähnlich, aber zwischen einer Lebenserwartung von wenigen Jahren oder einem einzigen Jahrzehnt und einem Ritt in den Sonnenuntergang, der fast ein Jahrhundert dauert, besteht ein großer Unterschied. Die Hauptschalter bei Maus und Hund sind offenbar deutlich anders eingestellt als unsere. Vielleicht werden wir sie eines Tages verstehen, vielleicht auch nicht. Womöglich gelingt es uns immerhin, den Hauptschalter zu kontrollieren, auch ohne ihn zu verstehen, was ich für realistischer halte. Das ist es auch, was ich jeden Tag in meiner Praxis und im Labor zu erreichen versuche.

Die Überwindung von Krankheit wird durch zwei grundlegende Annahmen ermöglicht. Erstens, dass der Ausbruch der meisten Krankheiten verschoben oder verhindert werden kann, und zweitens, dass es für die meisten Leiden in den nächsten zwei Jahrzehnten eine »Wunderpille« geben wird. Ich habe das Glück, den Fortschritt in den Laboren und Firmen weltweit verfolgen zu können, sowohl den technischen wie den pharmazeutischen, und daraus beziehe ich diesen Optimismus.

Dass Krankheiten zum größten Teil verhindert werden können, sollte man nicht trivialisieren. Das gilt sogar auf meinem Fachgebiet – die meisten Krebstodesfälle könnte man nämlich vermeiden. Die drei tödlichsten Krebsarten bei Männern sind Prostata-, Lungen- und Darmkrebs. Sie sind heute für fast 60 Prozent der Krebstoten verantwortlich. Wenn Sie ein Mann sind, dann kann ein Prostatakrebs bei Ihnen durch Test auf das prostataspezifische Antigen (PSA) mit einer einfachen Blutprobe früh erkannt werden. Wenn Sie von einer bösartigen Veränderung betroffen sind, könnten Sie von einer Behandlung, sei es durch eine Operation oder mit Strahlentherapie, profitieren, was Ihren Krankheitsverlauf bedeutend verändern wird. Daten, die zeigen, dass durch eine solche Intervention tatsächlich Leben gerettet werden, liegen gegenwärtig zwar noch nicht vor, aber meiner Meinung nach ist das der Fall, denn solche Studien nehmen viele Jahre in Anspruch, und sie werden momentan durchgeführt. Was den Lungenkrebs angeht, so können Sie Ihr Risiko für diese Krebsart drastisch reduzieren, indem Sie das Rauchen aufgeben und sich möglichst wenig dem Tabakrauch anderer aussetzen, und mit einem CT-Screening der Lunge können Sie Ihr Risiko senken, an Lungenkrebs zu sterben. Darmkrebs kann ebenfalls vermieden werden, indem man durch eine Darmspiegelung Polypen identifiziert, bevor sie zu Tumoren werden können.

Wenn Sie eine Frau sind, dann sind die für Sie tödlichsten Krebsarten Brust-, Lungen- und Darmkrebs. Gegen alle drei sind bereits heute Vorbeugungs- und Behandlungsmethoden verfügbar, die Ihre Chancen bedeutend verbessern, nicht an einem solchen Krebs zu sterben. Auch die Vorbeugung gegen Herzinfarkte und Schlaganfälle ist, ob Sie nun ein Mann oder eine Frau sind, relativ einfach und machbar. Wir wissen heute, wie man sich ernähren und wann man Statine nehmen sollte. Wenn Sie aus diesem Buch also nur eine Erkenntnis mitnehmen, dann bitte möglichst die, wie viel man mit Vorsorgemedizin ausrichten kann. Bedenken Sie auch, dass es nicht nur um Sie geht, sondern um uns alle.

Die Gesundheitskosten in den USA sind enorm. 17,8 Prozent des Bruttoinlandsprodukts – über 2 Billionen Dollar – berappen wir für das Gesundheitswesen, das ist mehr als viermal so viel wie der Verteidigungsetat. In den nächsten Jahren wird dieser Wert vermutlich auf 20 Prozent steigen; der größte Teil dieser Summe wird für Menschen in ihren letzten beiden Lebensjahren ausgegeben. Das sind diejenigen, die nicht bis zum letzten Atemzug rüstig sind, sondern teure Luft schnappen, während sie sich durch ihr Alter schleppen, geplagt von chronischen, schwer beherrschbaren Krankheiten oder von solchen, die sich erst nach Jahren voll entwickeln, um dann zum unvermeidlichen Ende zu führen. Die Krankenversicherungsbeiträge der durchschnittlichen Familie steigen immer weiter; sie betragen für diejenigen, die sie sich noch leisten können, über 15 000 Dollar jährlich. Das amerikanische Gesundheitssystem ist in seiner gegenwärtigen Form unhaltbar. Wir sind das Industrieland mit den höchsten Gesundheitsausgaben pro Kopf, zweieinhalbmal so viel wie der Durchschnitt der Industrieländer – aber gesünder als die anderen sind wir deshalb nicht.

Denn unsere übermäßigen Kosten schlagen sich nicht in besserer Versorgung oder größerer Sicherheit nieder. Schätzungen zufolge werden in den USA jährlich 98 000 bis 195 000 Menschen durch ärztliche Kunstfehler getötet, 57 000 Menschen sterben durch mangelnde Pflege. Innerhalb der USA variieren die Kosten enorm, obwohl die ärztliche Versorgung überall von gleicher Qualität ist, und die Leistungsfähigkeit unseres Systems steht in der Statistik der WHO nur auf Rang 37, während unsere Ausgaben mühelos Rang 1 erklimmen. Unter den 30 Industriestaaten liegt unsere Lebenserwartung nur auf Rang 22. Über 50 Millionen Amerikaner haben gar keine Krankenversicherung und über 25 Millionen eine, die die Kosten nicht ausreichend übernimmt; die meisten von ihnen sind dabei nicht einmal arbeitslos, sondern gehen einer bezahlten Tätigkeit nach.

Noch schlimmer sieht es bei der Medikamentenentwicklung aus. Ich glaube fest daran, dass Innovationen unsere Gesundheitsversorgung retten werden – Innovationen, die dem Einzelnen mehr Entscheidungsfreiheit geben, wie ich es in diesem Buch beschrieben habe, und Innovationen dort, wo die Medikamente entwickelt werden. Die 1980er-Jahre waren dank der unermüdlichen Lobbyisten für eine HIV/AIDS-Therapie eine Boom-Zeit für die Medikamentenforschung. In den folgenden Jahrzehnten haben wir dann an Schwung verloren. Damals, als wir uns bemühten,

AIDS und andere schlagzeilenträchtige Krankheiten niederzuringen, wurden jährlich 15 bis 20 neue chemische Wirkstoffe entwickelt; inzwischen ist diese Zahl in den einstelligen Bereich gefallen. Und das bezieht sich nicht nur auf Pharmazeutika für den Einsatz gegen HIV, sondern das ist unser *Gesamtfortschritt* in allen Bereichen der Pharmazie.

Seit HIV eine beherrschbare chronische Krankheit geworden ist, von der man nicht mehr befürchten muss, dass sie die gesamte Weltbevölkerung ausrotten wird, hat auch hier der Eifer beträchtlich nachgelassen – und die gesamte medizinische Forschung leidet darunter.

Aber es geht hier, wie ich bereits gesagt habe, nicht nur um Krebs. Weil Krebs unsere schlimmste Geißel ist, kommt alles, was wir bei seiner Bekämpfung lernen, auch der Behandlung aller anderen Krankheiten zugute. Das ist besonders heute wichtig, an einem Scheideweg der menschlichen Geschichte, denn überall in der Medizin läuten die Alarmglocken, weil einige andere Erzfeinde, die wir längst besiegt glaubten, zurückkommen.

In diesem Buch habe ich zwar gesagt, dass Infektionskrankheiten relativ einfach zu behandeln seien, denn gegen ihre Erreger können wir zahlreiche wirksame Waffen einsetzen. Aber einige Infektionen sind trotz aller Gegenmittel immer noch bedrohlich. Heute praktiziert kaum noch ein Arzt, der sich an die Zeit vor der Einführung der Antibiotika erinnern kann. Damals wurde man wegen der einfachsten Ansteckung ins Krankenhaus gebracht, und die tödliche Gefahr einer Staphylokokken-Infektion überschattete auch routinemäßige Operationen. Inzwischen fängt man in der Medizin aber wieder an, sich über diese vergangene Zeit zu informieren, denn es gibt immer mehr antibiotikaresistente Bakterien. In den entwickelten Ländern nimmt man den Triumph der Wissenschaft über die Bakterien als gegeben an, aber die Ärzte kämpfen mit immer stärkeren Antibiotika – und müssen manchmal erleben, dass diese unwirksam sind. Alleine in den USA sterben heute etwa 100 000 Menschen jährlich an antibiotikaresistenten Infektionen. Stellen Sie sich eine Welt vor, in der Antibiotika so stark sein müssen, dass sie wie eine Chemotherapie eingesetzt werden – mit starken Nebenwirkungen und ohne garantierte Heilung, wie wir sie gewohnt sind –, und Sie wissen, was Epidemiologen nachts wach hält. Wir müssen die komplexen Systeme unserer Mitwesen respektieren, auch die der Bakterien. Sie tun das, was lebende Organismen am besten können: sich anpassen und an neue Umgebungen gewöhnen.

Abgesehen von der übermäßigen und missbräuchlichen Nutzung von Antibiotika, die zu resistenten Bakterienstämmen geführt hat, ist das Aufkommen dieser Superbazillen auch auf eine Vernachlässigung der Entwicklung neuer Antibiotika zurückzuführen. Ich habe in diesem Buch zwar ein optimistisches und zuversichtliches Bild der schnellen Fortschritte in der Medizintechnik gezeichnet, aber wir müssen uns viel stärker für Innovationen in der Medizin einsetzen, wenn diese Durchbrüche in absehbarer Zeit gelingen sollen. Fast auf allen Fachgebieten der Medizin fehlt es an Forschern und Personal. Der Traumberuf der meisten Kinder ist heutzutage nicht mehr Arzt oder Wissenschaftler, sondern sie wollen lieber der nächste Internet-Guru werden. Leider hat die Medizin viel von ihrem Zauber verloren, auch, weil ihr in letzter Zeit so wenig entscheidende Neuerungen gelungen sind. Die gute Nachricht ist – und darauf vertraue ich –, dass die bereits gemachten Fortschritte der Medizin neuen Schwung geben und sie wieder zu einem Feld machen werden, auf dem man eine Chance hat, die Welt zu verändern.

Fordern Sie Ihr Recht auf Gesundheit ein

Unsere Rechte sind uns sehr wichtig. Wir alle legen Wert auf das Recht der freien Meinungsäußerung, das Recht auf Privatleben und das allgemeine freie Wahlrecht. Sie sind die Grundlagen unserer Gesellschaft. Wie steht es aber mit dem Recht auf Gesundheit? Mit dem Recht auf ein langes, krankheitsfreies Leben?

Wir wollen unabhängig sein – die Rechte des Einzelnen sind integraler Bestandteil unserer Kultur. Die Idee der individuellen Unabhängigkeit geht aber immer irgendwie verloren, wenn es um die Gesundheit geht. Wenn wir krank werden oder unsere Versicherung eine Behandlung nicht übernehmen will, zeigen wir gerne mit dem Finger auf jemand anderen, anstatt in den Spiegel zu schauen. Wir vergessen, dass zu unserer persönlichen Unabhängigkeit doch wohl auch ein gewisses Maß an persönlicher Integrität, Entschlossenheit und *Eigenverantwortung* gehört.

Ich habe von der ersten Zeile dieses Buches an versucht, Ihnen diese Vorstellung der Eigenverantwortlichkeit nahezubringen, und Sie sollten sie sich gut einprägen, wenn Sie jetzt darangehen, die Kontrolle über Ihre Gesundheit und Ihr Leben zu übernehmen. Wenn Sie nach einem Neujahrsvorsatz suchen, der wirklich machbar ist und eine echte Veränderung bringt, dann nehmen Sie sich an jedem ersten Januar vor, an jedem einzelnen Tag des Jahres die volle Verantwortung für Ihre Gesundheit zu tragen, egal, was auf Sie zukommt. Wenn es irgendwo in Ihnen einen Hauptschalter gibt, dann können nur Sie allein ihn kontrollieren.

Einmal habe ich an der Schule meiner Tochter einen Vortrag vor Sechstklässlern gehalten. Ich gebrauchte einen Vergleich, den diese Altersgruppe, die gerade lernte, was eine Zelle ist, gut verstehen konnte. Als ich das Konzept der Zelle erklärte, fragte ich die Schüler, wie sie einen außer Kontrolle geratenen Eisenbahnzug anhalten würden. Fast alle kannten die richtige Antwort: die Notbremse ziehen. Ich erklärte ihnen weiter, dass sie dazu nicht verstehen müssten, wie der Antrieb und die Bremse des Zugs eigentlich funktionieren, wie viel Bremsdruck nötig sei und so weiter – es genüge, den Hebel zu ziehen. Genauso verhält es sich auch, wenn man sich um den eigenen Körper kümmert. Die Wissenschaft verlegt gewissermaßen die Schienen, auf denen unsere Züge laufen. Aber bis wir vollständig verstehen, wie unsere Körper – das sind die einzelnen Züge – am besten funktionieren, müssen wir tun, was wir können, um sie zu optimieren. Wir müssen zumindest wissen, wo die Bremsen und die Gashebel sind und wie man sie mit dem gegenwärtigen Wissen am besten bedient. Dadurch übernehmen wir so viel Kontrolle über diesen geheimnisvollen Hauptschalter, wie menschenmöglich ist.

Meine Hoffnung ist nun, dass ich Ihnen möglichst viele Ideen gegeben habe, mit denen Sie anfangen können, Ihr Leben zu verändern. Ich erwarte durchaus nicht, dass Sie alles übernehmen, was ich Ihnen hier vorgeschlagen habe, oder dass Sie über Nacht Ihr Leben umkrempeln. Alleine dadurch, dass Sie bis hierher gelesen haben, haben Sie schon ein Bewusstsein entwickelt, wie es nur wenige Menschen haben. Dieses Bewusstsein wird Ihnen dabei helfen, die notwendigen Veränderungen in Richtung eines bewussteren und erfüllteren Lebens vorzunehmen, dem auch die Zeit und das Alter nichts anhaben können.

Ich weiß, wie viel es ausmacht, wenn man gesund ist, denn ich sehe die Auswirkungen tagein, tagaus – und ich sehe auch, was es bedeutet, krank zu sein, wie wenig einem dann Erfolg im Leben und selbst Menschen, die einen lieben, noch helfen. Ohne Ihre Gesundheit bleibt Ihnen gar nichts. Aber wenn Sie gesund sind, dann können Sie so ziemlich alles erreichen. Ich habe dieses Buch absichtlich ohne große Versprechungen angefangen, welchen umfassenden Nutzen Ihnen meine Ratschläge über ein allgemeines Wohlbefinden hinaus bringen könnten – weniger Übergewicht, besseres Aussehen, leistungsfähigeres Gehirn und Gedächtnis, bessere Stimmung und besseren Sex. Ich wollte keine einzelnen Nutzeffekte herausgreifen, die sich erzielen lassen, wenn Sie diese Hinweise befolgen, denn erstens sind die Effekte vielfältig und sehen zweitens bei jedem Menschen anders aus. Wenn man gesund ist, fügt sich alles zusammen, besonders, wenn Sie an das Thema Gesundheit von der Systemperspektive herangehen, die ich erläutert habe. Wie Plato einmal gesagt hat, kann man einen Teil nicht ohne das Ganze verstehen. Was immer Sie sich von diesem Buch wünschen, ob Sie gesund oder krank sind, ich hoffe, dass Sie zumindest ermutigt werden, selbst etwas für sich zu tun. Das Ende der Krankheiten liegt in uns allen. Jeder Einzelne muss selbst tun, was er kann, um sie zu beenden. Und jenen, die den Mut haben, sich der gegenwärtig in der Medizin stattfindenden Revolution anzuschließen, rufe ich zu: Herzlich willkommen!

Fragen und Antworten

Wie bereits im Vorwort erwähnt, war die Reaktion auf die Erst-veröffentlichung dieses Buches ungeheuer, und ich habe Lob und positive Kommentare genauso genossen wie die Kritik und die lebhaften Debatten. Ob es nun um Vitaminpräparate, Baby-Aspirin, Körperscans oder um Statine und DNA-Screening geht – die Debatten darüber müssen unbedingt geführt werden. Es war tatsächlich eines meiner Ziele, sie mit diesem Buch in Gang zu bringen. Das hilft uns allen – gleich, auf welcher Seite wir stehen oder welche Daten wir akzeptieren –, unsere Gesundheit persön-lich und eigenverantwortlich in die Hand zu nehmen und auf Entwicklungen auf diesem Gebiet zu achten. Wie ich schon in der Einleitung deutlich gesagt (und es dann mehrfach leicht ab-gewandelt wiederholt) habe:

> Eine der wichtigsten Botschaften in diesem Buch lautet, dass es in Gesundheitsfragen keine »richtige« Antwort gibt, sondern immer mehrere. Sie müssen selbst entscheiden, was für Sie am besten ist, wobei Sie von Ihren persönlichen Wertevorstellungen, Ihrem individuellen Gesundheitszu-stand und den Ratschlägen Ihres Arztes ausgehen sollten.

Im Folgenden finden Sie Antworten auf einige häufige Fragen, die mir von Laien wie Wissenschaftlern gestellt werden. Ich habe meinen großen »Kummerkasten« genommen, in dem die Leser ihre Anmerkungen, Reaktionen und Fragen hinterlassen haben, und daraus eine Liste mit elf Fragen zusammengestellt, welche die große Mehrheit der Kommentare und Anfragen widerspiegeln. In vielen der Antworten werden Informationen aus dem Buch wiederholt, ich habe aber auch zusätzliches Material eingebaut, das spezifisch auf die Rückmeldungen und Probleme der Leser eingeht. Wenn Sie danach noch eine offene Frage haben, besuchen Sie doch einfach meine Webseite www.davidagus.com und fragen Sie mich selbst. Wir sollten diesen Dialog unbedingt in Gang halten!

Ihre Ratschläge wirken teilweise so pauschal, dass ihre Befolgung für manche Menschen gefährlich werden könnte. So implizieren Sie beispielsweise, dass jeder Mensch Aspirin und die meisten ein Statin nehmen sollten. Wie können Sie das so vereinfachend behaupten? Wie steht es mit den – möglicherweise ernsthaften – Nebenwirkungen? Aspirin kann zu Magenblutungen führen, Statine zu Muskulatur- und Gedächtnisschäden und unter anderem auch zu einem CoQ10-Mangel.

In Gesundheitsfragen gibt es keine Einheitsantworten; das Beste, was Sie für Ihre Gesundheit tun können, ist, »sich selbst kennenzulernen« – also herauszufinden, wie hoch Ihr Risiko für bestimmte Erkrankungen ist – und auf Ihre Lebensgewohnheiten zu achten, die Ihre Gesundheit direkt beeinflussen. Das liefert Ihnen genug Datenmaterial, um mit Ihrem Arzt ein persönliches Gesundheitsprotokoll auszuarbeiten. Wie Ihnen sicher nicht entgangen ist, bin ich ein großer Verfechter der sogenannten personalisierten Medizin. Das bedeutet, man sollte seine Gesundheitsvorsorge auf die eigenen spezifischen Bedürfnisse abstimmen, die von der eigenen Physiologie, Genetik und dem Wertesystem sowie den Lebensumständen abhängen. Wir stehen an der Schwelle einer aufregenden Zeit in der Medizin. Bald werden wir über die Technologien für maßgeschneiderte Therapien und Vorsorgemaßnahmen verfügen, genau wie man heute einen Anzug oder ein Kleid maßschneidern lassen kann. Aber den Anfang müssen Sie selbst machen.

Um der Fairness willen möchte ich betonen, dass ich keineswegs Aspirin pauschal für jeden empfehle; vielmehr habe ich geschrieben, dass jeder mit seinem Hausarzt über die Einnahme von Aspirin sprechen und dann individuell entscheiden sollte, unter Berücksichtigung möglicher Nebeneffekte. Vor allem möchte ich, dass darüber diskutiert wird! Meine Empfehlung, eine tägliche Dosis Aspirin in Erwägung zu ziehen, basiert auf mehreren im Buch aufgeführten Studien sowie auf zwei weiteren, die im März 2012 erschienen sind. Die erste dieser beiden Studien umfasste etwa 17 000 Patienten. Britische Forscher haben herausgefunden, dass eine geringe Dosis Aspirin (mindestens 75 Milligramm), über mindestens fünf Jahre täglich eingenommen, das Risiko von metastasierendem Krebs um 36 Prozent und das Risiko von Adenokarzinomen – bösartige Tumore, die aus Drüsengewebe hervorgehen und unter anderem als Lungen-, Darm- und Prostatakrebs vorkommen – um atemberaubende 46 Prozent senkt! Eine andere Studie, durchgeführt an der Universität Oxford, untersuchte die Daten aus 51 großen randomisierten und kontrollierten Langzeitstudien, bei denen über 70 000 Patienten entweder Aspirin einnahmen oder nicht. Sie zeigte, dass sich das Krebsrisiko nach drei Jahren täglicher Aspirineinnahme gegenüber der Kontrollgruppe um fast 25 Prozent verringert hatte. Nach fünf Jahren war das Risiko, an Krebs zu sterben, unter den Aspirinkonsumenten um 37 Prozent gefallen. Und nach diesen in der Fachzeitschrift *Lancet* veröffentlichten Studien sind noch weitere erschienen, die deren Ergebnisse bestätigen und untermauern. Diese Daten kommen noch zu denen dazu, die ich im Buch besprochen habe.

Ich bin immer dafür, sich nach den Daten zu richten, solange sie den Maßstäben der wissenschaftlichen Methode genügen (siehe nächste Frage). Solange die Daten dem nicht widersprechen, werde ich meine Empfehlungen beibehalten. Das gilt auch für Statine. Bis jetzt besagen sie, dass Statine vielen Menschen helfen können, tödliche Entzündungen zu kontrollieren und ein längeres, mit weniger Krankheiten belastetes Leben zu genießen. Die Daten sind sehr deutlich in ihrer Aussage, dass Statine das

Auftreten von Herz-Kreislauf-Erkrankungen verzögern, das Risiko für viele Krebsarten senken und die Menschen länger leben lassen. Aber wie bei den meisten Dingen gibt es auch hier nichts umsonst. Statine haben echte Nebenwirkungen, die jedoch alle behandelbar sind. Dazu gehören Leberfunktionsstörungen, Gedächtnisprobleme, Muskelschmerzen und Diabetes. Sie kommen sehr selten vor, und wenn ja, kann das Medikament abgesetzt werden, worauf sie sich zurückbilden. Es beunruhigt mich, dass Ärzte und Patienten womöglich auf die kürzliche Warnung der FDA betreffend Statine und Diabetes überreagieren (siehe weitere Einzelheiten in der nächsten Frage). Die in der FDA-Warnung beschriebenen Daten sind nicht neu, und, noch einmal, sehr selten. Patienten und Ärzte müssen die Nebenwirkungen kennen und darauf achten.

Ich wünschte, wir müssten den Patienten nicht so pauschale Empfehlungen wie »Nehmen Sie Statine« geben, aber die heute verfügbaren Technologien erlauben noch keine Unterscheidung, wem sie nützen und wem nicht. Das wird sich in Zukunft hoffentlich ändern.

Heißt das, Statine sind für Sie persönlich empfehlenswert? Das kann ich nicht sagen. Die »richtige« Antwort hängt auch hier von Ihren individuellen Lebensumständen, Risiken und, natürlich, Ihrem Wertesystem ab. Die Entscheidung für ein Statin sollte unbedingt mit Ihrem Arzt abgesprochen sein. Ich möchte, dass über die Risiken und Nutzen diskutiert wird, denn es gibt keine »richtige« Antwort. Es gibt nur eine richtige Antwort für Sie, die sich aus einer Diskussion mit Ihrem Arzt ergibt und die Ihr Wertesystem respektiert. Es hilft, wenn man daran denkt, dass man bei allem, was man tut, Nachteile in Kauf nimmt. Wir steigen alle ins Auto und fahren täglich damit, obwohl wir wissen, dass wir unser Risiko erhöhen, bei einem Autounfall zu sterben. Die Spielzeuge, die wir unseren Kindern kaufen, haben Warnhinweise, die wir kaum noch beachten. Noch einmal, alles hat seine Nachteile. Jeder muss selbst wissen, welche das sind, inwieweit sie auf uns zutreffen und was wir unter unseren einzigartigen Lebensumständen gegen sie tun sollten. Für einige Menschen überwiegen die Vorteile die Nachteile. Für andere sind die Nachteile zu groß, um sie akzeptieren.

Vergessen Sie nicht: Ich habe eine Checkliste geschrieben (die auch im Buch vorhanden ist), um jedem von uns einen ersten Schritt in die richtige Richtung zu weisen. Dieser Fragebogen wurde entworfen, um Sie auf eine Vorsorgeuntersuchung beim Arzt vorzubereiten, indem er Ihnen Hinweise gibt, was Sie dabei besprechen sollten.

Ich habe kürzlich gelesen, dass Statine einen Warnhinweis bekommen werden, weil sie möglicherweise Diabetes auslösen. Es gibt in der Medizin so viele widersprüchliche Ratschläge, die mich verwirren. Woher soll ich wissen, welchen Quellen ich trauen kann? Ich halte mich selbst für einen gebildeten und belesenen Menschen, und dennoch habe ich Probleme, die Spreu vom Weizen zu trennen, wenn es um Gesundheitsfragen geht. Irgendwelche Tipps?

Die Fachliteratur wird immer eine Fülle einander widersprechender Daten enthalten. Auch die Medien werden widersprüchliche Informationen verbreiten und es dadurch erschweren zu wissen, woran man glauben soll, und darauf basierend informierte Entscheidungen zu treffen. Aber Sie können der Wahrheit näher kommen, indem Sie sich an Studien orientieren, die den Goldstandard der wissenschaftlichen Methode erfüllen, nämlich doppelblinde, placebokontrollierte Studien, und hier besonders Langzeitstudien und solche, die zahlreiche klinische Studien an Tausenden, wenn nicht Zehntausenden Patienten zusammenfassen. In Kapitel 6 und 7 habe ich darauf hingewiesen, dass es ebenso wichtig ist, auf vorausschauende Studien zu achten statt auf retrospektive und bloß beobachtende. Die kürzliche Statindebatte ist ein ausgezeichnetes Beispiel. Einer der größeren neuen Datensätze, die der FDA als Grundlage für ihre Warnung vor Typ-2-Diabetes dienten, stammte aus einer beobachtenden klinischen Studie (derjenigen der Women's Health Initiative). Analysen beobachtender klinischer Studien spielen eine wichtige Rolle, denn sie können auf ein potenzielles Problem hinweisen, aber sie sind längst nicht so eindeutig wie vorausschauende Studien, in denen zahlreiche Variablen kontrolliert werden, sodass die Ergebnisse ziemlich unumstritten sind.

Es hat außerdem mehrere Metanalysen randomisierter klinischer Studien gegeben, die einen leichten Anstieg von Diabetes bei Statineinnahme zeigten. Aber in sämtlichen Versuchsreihen gab es auch einen dramatischen Rückgang der Herzinsuffizienzen und bei bestimmten Krebsarten. Jedes Medikament birgt Risiken, und das ist auch hier der Fall. Der Nutzen scheint allerdings die Risiken zu überwiegen, weil das klinische Ergebnis in sämtlichen dieser randomisierten Versuchsreihen immer noch besser war. Die Faktoren, die Diabetes fördern, scheinen in diesen Studien dieselben zu sein, unabhängig von einer Statineinnahme: höheres Alter, höherer Glukosespiegel und andere Anzeichen eines Stoffwechselsyndroms. Statine bringen also möglicherweise lediglich die Krankheit bei Menschen zum Vorschein, die sie sowieso bekommen hätten. Viele angesehene und renommierte Ärzte nehmen diesen Warnhinweis ernst, und ich habe großen Respekt vor ihnen, obwohl ich mit ihren Folgerungen nicht übereinstimme. Meiner Meinung nach sollten jetzt alle Ärzte den Glukosespiegel und das sogenannte glykolysierte Hämoglobin (einen 90-Tage-Marker für den Blutzuckerspiegel) bei jedem Patienten messen, der Statine nimmt. Diabetes ist leicht zu behandeln, und es kommt darauf an, mit der Behandlung so früh wie möglich zu beginnen.

Um es noch einmal zu betonen, es gibt zahlreiche stichhaltige klinische Studien, die den Wert von Statinen bei Menschen mit Typ-2-Diabetes zeigen, insbesondere die Collaborative Atorvastatin (Sortis®) Diabetes Study (»CARDS«). Diese Studie wurde an Patienten durchgeführt, die keine Vorgeschichte einer koronaren Herzerkrankung, aber einen erhöhten LDL-Cholesterinspiegel (»schlechtes« Cholesterin) hatten. Da Typ-2-Diabetiker ein zwei- bis vierfach erhöhtes Herzinfarkt- und Schlaganfallrisiko haben, wollte man mit CARDS herausfinden, ob ein niedrigerer LDL-Cholesterinwert dieser Gruppe von Patienten nützen würde. CARDS war als Sechsjahresstudie angelegt und umfasste 2800

Patienten zwischen 40 und 75 Jahren, die noch keine Herzkrankheit hatten. Ihr LDL-Spiegel betrug durchschnittlich 118 mg/dl. Die Patienten behielten ihre Diabetestherapie bei, zusätzlich erhielt die Hälfte von ihnen 10 mg Sortis® und die andere Hälfte ein Placebo. Das Data Safety Monitoring Board brach die Studie zwei Jahre früher als geplant ab, weil die Atorvastatin-Gruppe eine Senkung der Schlaganfallrate um 48 Prozent, eine Senkung akuter Koronarinfarkte um 35 Prozent und eine Senkung der Mortalität um 27 Prozent im Vergleich zur Placebogruppe aufwies. Meiner Meinung nach zeigt CARDS, dass es sinnvoll ist, Typ-2-Diabetikern, die noch keinen Herzinfarkt hatten, Statine zu verschreiben.

Wenn die FDA meinte, das Risiko von Statinen überwiege ihren Nutzen, würden sie sicherlich weitgehend verboten. Bedenken Sie, dass kein Medikament narrensicher ist, und wir alle müssen Nachteile in Kauf nehmen, wenn wir welche nehmen oder nicht. Es gibt keinen Ersatz für Ernährung und Sport als Kernstück Ihres Gesundheitsprogramms. Wenn Sie sich für ein Medikament – gleich welches – entscheiden, dann sollte es Ihre gesamte Gesundheitsstrategie unterstützen und nicht Teile davon ersetzen. Außerdem möchte ich hinzufügen, dass die FDA den Warnhinweis auf Statinen wieder entfernt hat, der eine periodische Leberwertuntersuchung vorschrieb. Warum? Nach jahrzehntelangem Einsatz wissen wir jetzt, dass entgegen anfänglichen Befürchtungen, Statine könnten die Leberfunktionen beeinträchtigen, ein solches Risiko nicht zu bestehen scheint und diese Tests also nicht mehr notwendig sind. Insgesamt kann man also sagen, solange die Daten nichts Gegenteiliges belegen, kommen Statine Millionen Menschen zugute. Obwohl man sie nicht wahllos einsetzen sollte, sollten Sie sie in Erwägung ziehen, wenn bei Ihnen die Vorteile überwiegen. Denken Sie an die möglichen Nebenwirkungen und entwickeln Sie mit Ihrem Arzt einen Plan, um sie zu beobachten.

Ich verstehe nicht, wie Sie Vitamine und Nahrungsergänzungsmittel so kritisieren können, wo wir doch in einer Welt leben, in der die Nahrungsmittel so arm an Nährstoffen sind. Und was ist mit jungen Frauen, die schwanger werden möchten, oder älteren, die Osteoporose vorbeugen wollen, indem sie Vitamin D und Kalzium einnehmen? Was ist mit Vegetariern, die einen Vitamin-B-Komplex nehmen? Gibt es keine Ausnahmen von Ihrer Regel, auf Vitaminpillen zu verzichten? Schließlich fühle ich mich viel besser – viel energiegeladener –, wenn ich daran denke, mein Multivitamin zu nehmen.

In meinem Buch sage ich durchaus, dass Vitamine in manchen Fällen wichtig sind, und dass auch hier die Entscheidung auf individueller Basis und in Absprache mit einem Arzt getroffen werden sollte. Zusatzvitamine in der Schwangerschaft sind ein solcher Fall. Was Kalzium und Vitamin D zur Osteoporosevorbeugung angeht, so gibt es keine Daten, die diese These unterstützen. Denken Sie an die Studie der Women's Health Initiative an 36 282 Frauen nach den Wechseljahren: Die Teilnehmerinnen erhielten randomisiert entweder 1000 mg elementares Kalzium in Form von Kalziumkarbonat und 400 IU Vitamin D₃ täglich oder Placebopillen. Die Ergebnisse der Studie zeigten eine leichte Zunahme der Hüftknochendichte, aber keine Änderung der Hüftknochenbruchrate. Die Kalzium- und Vitamin-D-Tabletten führten bei den Frauen zu einem signifikanten Anstieg von Nierensteinen. Im Juni 2012 wurde mein Ratschlag noch einmal bestätigt, als die U.S. Preventive Services Task Force gesunden Frauen nach den Wechseljahren davon abriet, täglich geringe Dosen Vitamin D und Kalzium einzunehmen, um Knochenbrüchen vorzubeugen. Warum? Es gibt nur ungenügende Belege für die Wirkungen größerer Dosen, und nur allzu leicht nimmt man zu viele dieser wohlschmeckenden Nahrungsergänzungsmittel ein, die wie Süßigkeiten wirken können. Dieselbe Kommission meinte, die vorliegenden Forschungsergebnisse reichten nicht aus, um Nutzen und Risiken von Vitamin D – mit oder ohne Kalzium – zur Vorbeugung gegen Krebs bei Erwachsenen zu beurteilen.

Um es klar zu sagen: Meine Empfehlungen beruhen auf den Ergebnissen in der Fachliteratur, und in sämtlichen Fällen wiederhole ich, dass jede Entscheidung auf den persönlichen Lebensumständen und Werten beruhen muss. Man muss immer Nachteile in Kauf nehmen, wenn man entscheidet, ob man ein bestimmtes Medikament, Vitamin oder Nahrungsergänzungsmittel einnimmt oder nicht. Es liegt an jedem selbst, diese zu kennen und in jedem Einzelfall die kurz- und langfristigen Vor- und Nachteile gegeneinander abzuwägen. Als ich diesen Anhang zusammenstellte, erschien gerade eine weitere Studie, die den Nutzen von Omega-3-Nahrungsergänzungsmitteln untersuchte. Die Zeitschrift *Forbes* hat in ihrer Online-Ausgabe treffend so formuliert: »Fish Oil or Snake Oil?« (zu Deutsch etwa »Fischtran oder Quacksalberei?«). Die an der McMaster University in Ontario, Kanada, durchgeführte Studie beobachtete 12536 Patienten, die an hohen Blutzuckerwerten oder Diabetes litten und bereits einen Herzinfarkt, Schlaganfall oder andere Herzprobleme hinter sich hatten. Die Patienten erhielten randomisiert entweder ein Gramm gereinigten, qualitätsgeprüften Fischtran, der genau die Omega-3-Fettsäuren DHA und EPA enthielt, die von den Ärzten als am nützlichsten eingeschätzt wurden, oder ein Placebo. Die Studie zeigte, dass die 6281 Patienten, die den Fischtran erhielten, weder häufiger noch seltener an Herz-Kreislauf-Erkrankungen starben als die 6255, die ein Placebo bekamen. Fischtran senkte die Anzahl der Herzinfarkte, Schlaganfälle, Krankenhausaufenthalte wegen Herzproblemen, Stent-Operationen oder Fälle von Brustschmerzen nicht. Wir geben Unmengen für Tabletten und Nahrungsmittel aus, die mit Omega-3-Fettsäuren angereichert sind, in der Hoffnung, dadurch gesünder zu werden. Und was haben wir davon? Kaufen Sie für das Geld lieber richtigen Fisch.

Wie lange wird es Ihrer Meinung nach dauern, bis Krankenversicherungen die Kosten für eine Genomsequenzierung oder ähnliche molekularbiologische Untersuchungen übernehmen?

Sie sprechen einen sehr wichtigen Punkt des technologischen Fortschritts an – den Kostenfaktor. Wir stehen jetzt zwar an der Schwelle einer aufregenden Zeit in der Medizingeschichte; maßgeschneiderte Behandlungen und Vorsorgemaßnahmen werden bald ebenso erhältlich sein wie maßgeschneiderte Kleidungsstücke. Aber das gibt es nicht umsonst. Krankenversicherungen bezahlen für technologische Anwendungen, wenn deren Nutzen bewiesen ist. Es ist schwer vorauszusagen, wann die neuesten Technologien von den Krankenversicherungen abgedeckt werden, aber ich glaube nicht, dass es so lange dauern wird, wie manche Menschen denken. Die Genomsequenzierung wird bei manchen Krebspatienten bereits von der Versicherung bezahlt, weil sie ganz klar die Therapie und die Überlebenschancen der Patienten verbessert. Denken Sie auch daran, dass neue Technologien zwar anfangs immer kostspielig sind, aber umso erschwinglicher werden, je öfter sie eingesetzt und je schneller sie verbessert werden. Um einen nichtmedizinischen Vergleich zu gebrauchen: Erinnern Sie sich daran, wie teuer und selten Mobiltelefone vor 10 oder 15 Jahren noch waren? Inzwischen hat fast jeder eins. Ich zweifele nicht daran, dass wir Zeugen zahlreicher revolutionärer Umwälzungen in der Medizin sein werden, die wirtschaftlich und erschwinglich sind. Und das liegt nicht nur an der Geschwindigkeit des technischen Fortschritts, sondern auch an der Nachfrage in der Bevölkerung, genau wie bei Mobiltelefonen.

Ich habe mich sehr gefreut, dass mein Buch eine ausländische Regierung dazu angeregt hat, einige meiner Ideen in ihr Gesundheitsprogramm für die nächsten zehn Jahre aufzunehmen. Angesichts der Probleme mit der Finanzreform unseres Gesundheitswesens hoffe ich, dass wir diese Technologien als wichtige Ressourcen für die Verbesserung sowohl dieser Finanzen als auch des Gesundheitswesens selbst begreifen lernen.

Wie sehen Sie die Rolle von ererbten und erworbenen Faktoren bei der Entwicklung schwerer Krankheiten im fortgeschrittenen Lebensalter – etwa Herzinsuffizienz, Krebs, Demenz usw.? Wie viel Schuld tragen Umgebung

und Lebensweise, und wie viel die Gene, die nur durch genomische Erfassung und Intervention verändert werden können?

Im Abschnitt »Angeboren oder anerzogen?« des dritten Kapitels sehen Sie einige Tortendiagramme, die zeigen, wie groß die Rolle der Gene einerseits und die der Umweltfaktoren andererseits bei bestimmten Störungen und Krankheiten ist. Es stimmt nachdenklich, diese Prozentzahlen einmal konkret vor sich zu sehen und zu erkennen, wie sehr wir unsere Gesundheit selbst in der Hand haben. Einige der aufgeführten Krankheiten – etwa diejenigen, die Sie nennen: Herzinsuffizienz, Krebs und Demenz – scheinen hauptsächlich genetisch bedingt zu sein, aber denken Sie daran, dass die Umgebung sowohl direkt als auch indirekt eine Rolle bei Gesundheitsrisiken spielen kann. Die Umgebung, ein Netz überlappender Faktoren von der Ernährung über die körperliche Betätigung bis hin zu Toxinen und Stressbelastung, kann letztlich auch die Gene, die Sie geerbt haben, zum Guten oder Schlechten beeinflussen. Die genetische Seite der Gleichung stellen ererbte Risikofaktoren dar – es handelt sich dabei nicht unbedingt um Gene, die die Krankheiten verursachen. Bei Fettleibigkeit zum Beispiel werden 33 Prozent den Umgebungseinflüssen zugeschrieben und 67 Prozent den ererbten Markern bestimmter Gene, die das Risiko vergrößern können, aber nicht an sich Fettleibigkeit verursachen. Wenn Ihr DNA-Profil ein erhöhtes Fettleibigkeitsrisiko anzeigt, dann muss das nicht Ihr Schicksal sein. Sie können die Umgebungsseite der Gleichung kontrollieren und dadurch Ihr Gesamtrisiko erheblich reduzieren.

Das ist eine wichtige Unterscheidung, denn viel zu viele Menschen haben eine fatalistische Sichtweise ihrer DNA und deren Auswirkungen auf die Gesundheit. Natürlich hilft es, wenn Sie mehr über Ihre DNA wissen und dadurch bessere Entscheidungen über Ihre Gesundheitsvorsorge treffen können. Hier kommen die Genom-Untersuchungen ins Spiel. Wenn Sie Ihre Risiken kennen, können Sie nicht nur bessere Entscheidungen treffen, sondern werden auch dazu motiviert. Es geht letztlich immer um den konkreten Anreiz. Wenn ich Ihnen sage, dass Sie, gemessen am Bevölkerungsdurchschnitt, ein 30-prozentiges Risiko haben, übergewichtig zu werden, dann ist Ihnen das vermutlich ziemlich gleichgültig. Wenn ich Ihnen aber nun sage, dass Ihr genetisches Risiko für Übergewicht 60 bis 80 Prozent beträgt, dann wäre das etwas ganz anderes, oder? Vielleicht wäre das für Sie ein Anreiz, Ihre Lebensgewohnheiten zu ändern. Sie wären vielleicht auf einmal sehr erpicht darauf, Ihren Hüftumfang schmal zu halten. Das ist die Wirkung, die ein Gentest haben kann.

Man kann es auch so sehen: Wenn Sie wüssten, dass Sie ein 90-prozentiges Herzinfarktrisiko haben, würden Sie vermutlich alles nur Mögliche tun, um Ihr Herz gut zu behandeln. Eine weitere von unzähligen, allgemein formulierten Statistiken der Art »Herzkrankheiten sind die Hauptsodesursache in unserem Land« bewirkt kaum etwas. Aber wenn Sie aus Ihrem genetischen Profil erfahren, dass Sie zu einer Hochrisikogruppe für Herzinfarkte gehören, dann werden Sie das nicht ignorieren. Diese Art Information ermöglicht Ihnen auch eine realistische Einschätzung der Nachteile, die Sie dann vielleicht akzeptieren müssten. Mit einem bekannten erhöhten Herzinfarktrisiko wäre es vielleicht sinnvoll für Sie, täglich aus medizinischen Gründen ein Glas Rotwein zu trinken, falls Sie nichts gegen Alkohol haben. Es ist schon lange bekannt, dass mäßiger Alkoholgenuss, insbesondere von Rotwein, das Herzinfarktrisiko senken kann – andererseits aber potenziell das Brustkrebsrisiko erhöht. Das ist der Nachteil, den Sie in Kauf nehmen müssten, und solche Abwägungen würden Sie anstellen, wenn Sie mit Ihrem Arzt Ihren persönlichen Gesundheitsplan aufstellen.

Auf das große Gebiet der Ernährung gehen Sie kaum ein oder verweisen auf andere Autoren wie Michael Pollan. Ich würde gerne mehr darüber erfahren, wie Sie darüber denken, dass unser größtes Problem einfach der übermäßige Konsum von Fett, konservierten Lebensmitteln, Zucker und Salz ist – die alle zu den Ursachen der von Ihnen beschriebenen Krankheiten gehören. Da gegenwärtig 15 Millionen Amerikaner an Nahrungsmittelallergien leiden und der Anteil der Menschen

mit Gluten-Unverträglichkeit anscheinend rapide zunimmt, was glutenfreie Lebensmittel und »Entgiftungsdiäten« inzwischen zu einer regelrechten Mode gemacht hat, frage ich mich, wie Sie diese Fakten in Ihre Argumentation für das »Ende aller Krankheit« einbauen.

Ganz ohne Frage essen wir zu viel Fett, Zucker, Salz und konservierte Lebensmittel. Ich habe auch keinen Zweifel daran, dass unsere Ernährungsgewohnheiten tief greifende Auswirkungen auf unsere Gesundheit und auf die Anfälligkeit für bestimmte Krankheiten haben. Schließlich habe ich bereits in der vorigen Antwort darauf hingewiesen, dass die Umgebung eine größere Rolle in unserem Leben spielt, als wir glauben. Wie wir unseren Körper ernähren – und auch, wie gut wir schlafen, wie viel Bewegung wir uns verschaffen und wie wir mit Stress umgehen –, ist ein Hauptfaktor bei der Beendigung »aller Krankheiten«. Ich habe zum Thema Ernährung nicht deswegen so wenig gesagt, weil es nicht wichtig wäre. Das ist es im Gegenteil sogar sehr, und andere Autoren haben sich bereits ausführlich dazu geäußert. Allerdings möchte ich gerne noch etwas zum Thema der möglicherweise schädlichen Trends und Moden in der Ernährung sagen. Es stimmt zwar, dass neuere Studien eine Zunahme von Nahrungsmittelallergien und Überempfindlichkeiten gegen bestimmte Inhaltsstoffe ergeben haben, aber wir versuchen noch, diese Daten richtig zu interpretieren und zu verstehen, wie man die Risikogruppen genau bestimmt. Auch hier kommt es darauf an, dass Sie sich selbst kennenlernen und mit Ihrem Arzt besprechen, ob etwas in diesen Ergebnissen für Sie relevant ist. Wenn Sie sich so ernähren, wie ich es im Buch vorschlage, und möglichst natürliche Nahrung zu sich nehmen, vermeiden Sie auch einen Großteil der problematischen Inhaltsstoffe. Und ich wäre vorsichtig mit »Entgiftungsdiäten«. Viele dieser Diäten mit ihren großartigen Versprechungen werden kaum oder gar nicht durch Studien gestützt. Der Körper hat bereits ausgezeichnete Entgiftungssysteme eingebaut – Nieren, Leber, Schweißdrüsen, Lungen und Verdauungstrakt. Sie müssen keine drastischen, mitunter gefährlichen Maßnahmen ergreifen, um ihn zu »entgiften«, und das gilt auch für

Nahrungsergänzungs- und Entgiftungsmittel, die ihn »säubern« sollen. Kurz gesagt: Es ist Unsinn. Bestehen Sie auf randomisierten Studien, die beweisen, dass diese Wirkstoffe eine Veränderung zum Guten bewirken. Ich würde meine Meinung über solche Mittel gerne ändern, wenn entsprechende Daten vorlägen, die ihre Wirksamkeit beweisen. Ich wäre der Erste, der darüber jubeln würde; den Fortschritt befürworte ich immer. Aber ich sage auch klar und deutlich: Stellen Sie keine Selbstversuche an, indem Sie Mittel einnehmen, deren Wirksamkeit nicht bewiesen und in der Medizin nicht anerkannt ist. Denken Sie auch daran, dass die neuesten Studien ebenso wenig Nutzen für Vitaminpräparate und Nahrungsergänzungsmittel belegen; in manchen Fällen weisen sie sogar auf schädliche Wirkungen hin. Man kann, um es einfach auszudrücken, nicht erwarten, dass Pillen und Fertigprodukte unsere Ernährungsdefizite ausgleichen. Das können nur natürliche Lebensmittel. Ignorieren Sie, was auf dem Etikett steht – essen Sie lieber Nahrungsmittel ohne Etikett!

Empfehlen Sie die Einnahme von Probiotika? Oder ist das auch nicht besser als die Nahrungsergänzungsmittel, die das System des Körpers durcheinanderbringen?

Das Gebiet der Probiotik ist noch in der Entwicklung begriffen (wir beginnen gerade erst zu verstehen, wie die Bakterien in Probiotika wirken). Zukünftige Forschungen werden zeigen, welchen Wert und vielleicht auch welche Risiken die Einnahme von Probiotika birgt. Wie bei meiner Empfehlung, sich Vitamine und Nährstoffe aus natürlichen Lebensmitteln zu verschaffen, holt man sich auch Probiotika am besten aus natürlichen Quellen statt aus Tabletten, außer bei bestimmten Leiden, für deren Behandlung sie empfehlenswert sind. Natürliche Quellen für Probiotika sind zum Beispiel Joghurt, Kefir, Käse und Miso sowie unter den Nicht-Molkereiprodukten alles Fermentierte wie Sauerkraut, Kimchi und Tempeh.

Scott Pelley hat letztes Jahr in einer Dokumentarsendung mit dem Titel »Täuschung an der Duke University: Betrug in der Krebsbehandlung?« berichtet, dass Dr. Anil Potti von der Duke University Krebspatienten im fortgeschrittenen Stadium eine bahnbrechende Behandlung mit Medikamenten anbot, die auf die individuelle Genetik des jeweiligen Tumors zugeschnitten waren. Ist das nicht genau das, was Sie auch fordern? Einige Kommentatoren nennen diesen jüngsten Skandal eine der größten Fälschungen in der Geschichte der medizinischen Forschung. In Ihrem Buch behandeln Sie ja ebenfalls die Rolle der Genetik in der individuellen Gesundheitsvorsorge. Hat Dr. Potti nur den Tatsachen vorgegriffen und etwas vorgespiegelt, das es in Zukunft vielleicht wirklich geben wird? Ich bin sicher, es wäre eine tolle Sache und würde auch in der Öffentlichkeit gewürdigt. Glauben Sie aber nicht, eine solche Gesundheitsvorsorge wäre unerschwinglich und noch eine ganze Weile ohnehin nicht realistisch?

Der von Ihnen angesprochene bedauerliche Vorfall hatte das noch bedauerlichere Ergebnis, das Vertrauen der Menschen in die Biotechnologie und die berechtigten Hoffnungen, die in sie gesetzt werden, zu erschüttern. Wie ich immer betone, richte ich mich ausschließlich nach Daten, die nach den strengen Standards der wissenschaftlichen Methode gewonnen werden, und das heißt vor allem, dass die betreffenden Versuche *wiederholbar* sind. Das traf auf die betreffende Studie nicht zu, und damit war der Fachwelt sofort klar, dass hier etwas nicht stimmte. Sicherlich muss man manchmal auch Risiken eingehen, vor allem in der Krebsbehandlung. Ich kenne viele Geschichten von Patienten, die sich ins Unbekannte stürzen, indem sie ihre letzte Überlebenshoffnung auf eine experimentelle Therapie setzen. Aber hier wurden experimentelle Therapien auf Basis manipulierter Daten durchgeführt. Die Patienten nahmen also an einer klinischen Studie teil, die methodische Fehler aufwies, und ihnen wurde vorgespiegelt, sie hätten eine 80-prozentige Chance, dass damit das richtige Medikament gegen ihren Tumor gefunden würde. Dieser Betrug sollte allen Forschern und medizinischen Institutionen eine Warnung sein, aber ich möchte hinzufügen, dass so etwas glücklicherweise äußerst selten vorkommt. Das war sozusagen ein fauler Apfel in einem ganzen Obstgarten. Und wenn die wissenschaftliche Methode korrekt angewandt wird, kann so etwas nie passieren.

Wahr ist, dass die Genomik die Krebsbehandlung revolutionieren wird, aber das werden auch unsere Studien an Proteinen und dem menschlichen Mikrobiom, also an den Billionen von Bakterien, die unsere Eingeweide besiedeln und Anteil an Verdauung, Stoffwechsel und dem Gesundheitszustand insgesamt haben. Wir verstehen zum Beispiel gerade erst, welche Rolle die Darmbakterien bei der Kontrolle allergischer Reaktionen spielen und wie sie uns vor bestimmten Krebsarten schützen. Was man aus dem Skandal an der Duke University mitnehmen sollte, ist eben nicht, dass genetisch determinierte Therapien ein Schwindel oder ein Luftschloss seien. Wir brauchen nur noch mehr Zeit, um unsere Hausaufgaben zu machen, verlässliche Daten zu sammeln und dann die Wirkungsweise solcher Therapien zu erforschen. Und im Lauf dieser Zeitspanne werden, da bin ich sicher, auch die Kosten auf ein realistisches Maß sinken, das sich jeder leisten kann.

Wenn meine Krankenversicherung für Untersuchungen, die Sie empfehlen, nicht aufkommt, welche sollte ich dann als »Investition« in meine Gesundheit aus eigener Tasche zahlen? Und halten Sie einen Körperscan ab einem bestimmten Alter für sinnvoll?

Auf jeden Fall sollten Sie die in Kapitel 2 aufgeführten Untersuchungen durchführen lassen, um Ihren Normalzustand zu bestimmen. Sollten dabei Alarmzeichen entdeckt werden, können Sie gemeinsam mit Ihrem Arzt entscheiden, welche weiteren Untersuchungen angebracht sind. Sie werden überrascht sein, wie viel Sie ganz umsonst über Ihre Gesundheit erfahren können, wenn Sie Ihre Familienangehörigen ausfragen. Was ein genetisches Screening angeht, so sollte auch diese Entscheidung darauf beruhen, was Sie schon wissen, nicht wissen oder erfahren möchten. Meiner Meinung nach sollte ein Gentest heute noch nicht ohne fachliche medizinische Unterstützung durchgeführt werden. Wenn Sie sich einen leisten, dann nehmen Sie unbedingt auch die ärztliche Beratung in Anspruch, die alle Anbieter bereitstellen.

Wie jede Untersuchung mit einem bildgebenden Verfahren haben auch Körperscans ihre Vor- und Nachteile. Einerseits können Sie Ihnen das Leben retten, andererseits aber auch Verdachtsmomente vortäuschen, die dann zu weiteren (unnötigen und kostspieligen) Untersuchungen und mehr Strahlenbelastung führen. Es gibt keine bestimmte Altersgrenze, ab der ein Körperscan empfohlen wird. Ich hoffe, dass diese Technologie in Zukunft besser einsetzbar sein wird, wenn wir Risiken und Fehlerquellen eingrenzen und die Kosten senken können. Und wie bei allen Technologien, die noch in der Entwicklungsphase sind, bedarf es dazu noch mehr an Forschung und mehr an Daten, um uns einen umfassenderen Kontext für die Einordnung der Ergebnisse zu geben.

Natürlich möchten wir alle gerne möglichst lange leben, aber wie sollen wir mit unserer Sterblichkeit umgehen? Ist die Suche nach dem »Ende aller Krankheit« nicht ein Verleugnen des Unvermeidlichen?

Das Leben zu verlängern ist eines der Ziele jeder ärztlichen Behandlung, aber Studien können in vielen Fällen (besonders bei Vorsorgestudien) Jahrzehnte in Anspruch nehmen. Wenn das Überleben als Therapieerfolg nicht bestimmbar ist, nutzen wir andere Zahlen, etwa die Absenkung der Raten an Krebserkrankungen, Herzinfarkten usw., als Indikatoren für den Erfolg einer Therapie. Der Titel meines Buches ist aggressiv formuliert und soll darauf hinweisen, dass wir die meisten Krankheiten hinauszögern oder ganz verhindern können. Wir müssen den Fokus unserer Aufmerksamkeit wie unseres Gesundheitssystems stärker auf die Vorsorge verlagern.

Was sind die zehn wichtigsten Punkte, die ich sofort in Angriff nehmen kann, um mein Krankheitsrisiko zu senken, besonders das für die zwei gefürchtetsten Alterskrankheiten, Krebs und Demenz?

Hier sind sie:

1. Essen Sie natürliche Lebensmittel.
2. Vermeiden Sie Vitamintabletten und Nahrungsergänzungsmittel.
3. Besprechen Sie mit Ihrem Arzt die Einnahme von Aspirin und Statinen.
4. Nehmen Sie an den vorgesehenen Krebsvorsorgeuntersuchungen teil.
5. Treiben Sie regelmäßig Sport und bewegen Sie sich tagsüber möglichst oft.
6. Halten Sie Ihr Gewicht niedrig.
7. Meiden Sie Tabakerzeugnisse.
8. Setzen Sie sich ohne Sonnencreme nicht direkt der Sonne aus.
9. Meiden Sie Entzündungsursachen.
10. Lassen Sie sich jährlich gegen Grippe impfen.

Auf Ihre Gesundheit!

Danksagungen

WISSENSCHAFT IST AUFGEDECKTE WAHRHEIT

© Ed Ruscha; Fotografie mit freundlicher Genehmigung von Paul Ruscha.

Auf Dennis Hoppers Beerdigung im Juni 2010 fragte ich Ed Ruscha nach einem seiner Gemälde, das mich sehr beeindruckt hatte. In Blockbuchstaben steht darauf: SCIENCE IS TRUTH FOUND OUT (»Wissenschaft ist aufgedeckte Wahrheit«). Ich wollte von Ed wissen, warum er sich für diese Aussage entschieden habe, und er erwiderte, er habe den Ausspruch über dem Laborgebäude der Hollywood High School gesehen und ihn nicht vergessen können. Naturwissenschaftler, Ärzte und Forscher suchen allesamt nach der Wahrheit. Der Weg dorthin kann sehr verschlungen sein und bringt einen auch auf viele Irrwege, aber die Motivation im Gesundheitswesen bleibt dabei immer, den Menschen ein längeres und besseres Leben zu ermöglichen. Es ist nicht nur ein Privileg, sondern auch eine Verantwortung, nach dieser Wahrheit zu streben. Ich bin auf diesem Weg nie alleine gewesen und habe vielen Menschen meinen Dank auszusprechen.

Mit den Namen derer, die mich bis heute geprägt haben, könnte ich ein ganzes Buch füllen, denn ich schulde jedem, mit dem ich je zusammengearbeitet habe, ein herzliches Dankeschön. Insbesondere möchte ich hier meine Patienten erwähnen, die mich täglich lehren, wie der Körper arbeitet. Wenn Sie mit irgendeinem dieser Menschen sprechen, werden Sie sicher hören, wie oft ich ihnen die Geschichten und Botschaften dieses Buches immer wieder nahegebracht habe. Ich danke ihnen allen für ihre Mithilfe beim Ausformulieren meiner Botschaft und beim ständigen Zweifeln und Lernen an den Geheimnissen der Gesundheit sowie, und das ist am wichtigsten, dafür, dass sie mich für sie sorgen ließen; das ist wirklich eine Ehre.

Dieses Buch bildet nicht nur einen Höhepunkt meines eigenen Lebenswerks im Gesundheitswesen, sondern ist auch ein Gemeinschaftsprodukt, und ich muss vielen Mitgliedern meines Teams danken. Zuerst ist da meine Koautorin Kristin Loberg, eine phantastische Kollegin, scharfsinnige Denkerin und gute Freundin. Ich möchte ihrer Familie, Lawrence und Colin (der während der Arbeit an diesem Buch geboren wurde), dafür danken, dass sie sie während der letzten beiden Jahre so viel wertvolle Zeit mit mir verbringen ließen. Meinen Anwälten Robert Barnett und David Povich danke ich für ihre großartige Arbeit. Sie beide haben sich wirklich außerordentlich um mich gekümmert.

Dem ausgezeichneten Team von Free Press danke ich für die Unterstützung und Zuversicht, die dieses Buch erst möglich gemacht haben, insbesondere dem Chef Dominick Anfuso und seiner unschlagbaren Assistentin Maura O'Brien, sowie Martha Levin, Carisa Hays, Nancy Inglis, Steve Boldt, Eric Fuentecilla, Larry

Hughes, Carla Jones, Suzanne Donahue, Anne Blake, Tracy Lorenzo, Rachel Huffine und Jennifer Weidman. Vielen Dank, dass Sie alle meine ständigen Nachfragen ertragen haben und einen unerfahrenen Autor wie mich durch diesen schwierigen Prozess geführt haben. Dem Marketing-Team von Lynn Goldberg und Megan Beatie bei Goldberg McDuffie Communications danke ich für seine Unterstützung; sie haben die Botschaft dieses Buches weit über meine Erwartungen hinaus verbreitet.

In den 21 Jahren meiner Ausbildung hatte ich das Glück, mit großartigen Lehrern und Freunden zusammenarbeiten zu dürfen. Gemeinsam haben Sie mir geholfen, zu dem Arzt zu reifen, der ich heute bin. Insbesondere danke ich David Golde dafür, dass er mich unter seine Fittiche genommen hat; ich wünsche mir oft, er wäre noch unter uns, damit ich ihn anrufen und um Rat fragen könnte. Andy Grove danke ich für die Inspiration, sowohl im Denken wie in der beruflichen Laufbahn Wagemut zu zeigen. Meinem Vater danke ich dafür, dass er mir immer vorgelebt hat, wie man sowohl ein liebevoller und aufmerksamer Arzt wie auch Vater sein kann. Steven Spielberg danke ich für seine ansteckende Leidenschaft und seinen Durchblick. Larry Ellison danke ich für sein Vertrauen und seine Zuversicht. Marc Benioff danke ich für echte Freundschaft, Al Gore dafür, dass er mich in die richtige Richtung gewiesen und mich Danny Hillis vorgestellt hat. Max Nikias, Carmen Puliafito und Eli Broad danke ich dafür, dass sie mich an die USC geholt haben, eine bemerkenswerte akademische Heimat. Sumner Redstone danke ich für seinen unerschütterlichen Glauben an mich. Larry Norton, Danny Hillis und Murray Gell-Mann gilt mein Dank dafür, dass sie mich dazu gebracht haben, über mein Fachgebiet hinauszublicken, und dass sie meine endlosen Fragen erduldet haben. Lance Armstrong und dem verstorbenen Steve Jobs danke ich für ihre unerschöpfliche Inspiration, Michael Milken und Stuart Holden dafür, dass sie mir in den vergangenen zehn Jahren Mut gemacht haben, John Doerr und Mark Kvamme dafür, dass sie mich und meine Ansichten seit vielen Jahren unterstützen. Yossi Vardi und Joe Schoendorf danke ich dafür, dass sie meine Augen für das Gesundheitswesen und die technologische Entwicklung im Ausland geöffnet haben, Dan Case, Dennis Hopper, Raul Walters und Johnny Ramone dafür, dass sie mich gelehrt haben, niemals aufzugeben, und Bill Campbell für seinen Rat sowie dem gesamten Team des USC Westside Cancer Center and Center for Applied Molecular Medicine, besonders Autumn, Justine, Parag, Jonathan, Lisa, Adam, Olga und Mitchell: Danke für eure Loyalität und Freundschaft über viele Jahre; danke, dass ihr diesen Weg gemeinsam mit mir gegangen seid.

Dank auch den vielen Lesern von Entwürfen dieses Manuskripts. Ihre Zuversicht und Begeisterung und ihr Fachwissen waren eine wichtige Hilfe. Insbesondere danke ich Marc Benioff, Amy DuRoss, Melissa Floren, Steve Jobs, Avram Miller, Amy Povich, Maury Povich, Dov Seidman, Greg Simon, Bonnie Solow, Elle Stephens und David N. Weissman.

Meiner Familie gilt meine wahre Liebe und Leidenschaft. Sydney und Miles – ich liebe euch beide sehr und kann euch gar nicht genug dafür danken, dass ihr mich so begeistert beim Schreiben dieses Buches unterstützt habt. Meiner wunderschönen Frau, Freundin und Vertrauten Amy danke ich für ihren wohltuenden Einfluss auf mich. Du hast mich zu einem besseren Menschen und besseren Arzt gemacht.

Und mein letzter, aber nicht geringster Dank gilt Ihnen, den Lesern. Danke, dass Sie sich die Zeit genommen haben, sich mit einer völlig neuen Art vertraut zu machen, die Welt besser und gesünder zu machen.

David B. Agus, M. D.
Beverly Hills, Kalifornien

Anhang

Empfohlene Literatur

[Überwiegend englischsprachige Fachliteratur. In deutscher Sprache lieferbare Titel sind vermerkt. Anm. d. Ü.]

Agus, D. B., et al., »Vitamin C crosses the blood-brain barrier in the oxidized form through the glucose transporters«, in: *Journal of Clinical Investigation*, 1997, Bd. 100, S. 2842–2848.

Agus, D. B., J. Vera und D. Golde, »Stromal cell oxidation: A mechanism by which tumors obtain vitamin C«, in: *Cancer Research*, 1999, Bd. 59, S. 4555–4558.

Armstrong, L., *It's Not About The Bike: My Journey Back to Life*, New York: Berkley 2001. (Dt.: *Tour des Lebens*, Lübbe, 2001.)

Atkinson, G., und L. Speirs, »Diurnal variation in tennis service«, in: *Perceptual and Motor Skills*, 1998, Bd. 86, S. 1335–1338.

Baxter, C., und T. Reilly, »Influence of time of day on all-out swimming«, in: *British Journal of Sports Medicine*, 1983, Bd. 17, S. 122–127.

Bishop, D., »The effects of travel on team performance in the Australian national netball competition«, in: *Journal of Sports Science and Medicine*, 2004, Bd. 7, S. 118–122.

Bjelakovic, G., D. Nikolova, L. L. Gluud, R. G. Simonetti und C. Gluud, »Mortality in randomized trials of antioxidant supplements for primary and secondary prevention: systematic review and meta-analysis«, in: *Journal of the American Medical Association*, 2007, Bd. 297, S. 842–857.

Blair, S. N., »Physical inactivity: the biggest public health problem of the 21st century«, in: *British Journal of Sports Medicine,* 2009, Bd. 43, S. 1 f.

Blair, S. N., et al., »A tribute to Professor Jeremiah Morris: the man who invented the field of physical activity epidemiology«, in: *Annals of Epidemiology,* 2010, Bd. 20, S. 651–660.

Breus, M., *Good Night: The Sleep Doctor's 4-Week Program to Better Sleep and Better Health,* New York, Dutton, 2006.

Breus, M., *The Sleep Doctor's Diet Plan: Lose Weight Through Better Sleep,* Emmaus, Rodale, 2011.

Carney, C. E., J. D. Edinger, B. Meyer, L. Lindman und T. Istre, »Daily activities and sleep quality in college students«, in: *Chronobiology International,* Bd. 23, S. 623–637.

Center, J. R., D. Bliuc, N. D. Nguyen, T. V. Nguyen und J. A. Eisman, »Osteoporosis medication and reduced mortality risk in elderly women and men«, in: *Journal of Clinical Endocrinology & Metabolism,* 2011, Bd. 96, S. 1006–1014, E-Publikation, 2. Februar 2011.

Copinschi, G., »Metabolic and endocrine effects of sleep deprivation«, in: *Essential Psychopharmacology,* 2005, Bd. 6, S. 341–347.

de Lorgeril, M., et al., »Cholesterol lowering, cardiovascular diseases, and the rosuvastatin-JUPITER controversy: a critical reappraisal«, in: *Archives of Internal Medicine,* 2010, Bd. 170, S. 1032–1036.

Dreyfuss, J. H., »Oral biphosphonate use associated with a decreased risk of breast cancer«, in: *CA – A Cancer Journal for Clinicians,* 2010, Bd. 60, S. 343 f. E-Publikation, 19. Oktober 2010.

Edwards, B. J., W. Edwards, J. Waterhouse, G. Atkinson und T. Reilly, »Can cycling performance in an early morning, laboratory-based cycle time-trial be improved by morning exercise the day before?«, in: *International Journal of Sports Medicine,* 2005, Bd. 26, S. 651–656. Berichtigung dazu in: *Journal of the American College of Cardiology,* 2011, Bd. 57, S. 1717.

FDA-Webseite: http://www.fda.gov/food/foodsafety/
product-specificinformation/seafood/
foodbornepathogenscontaminants/methylmercury/
ucm115644.htm.

Forrester, D. P., *Consider: Harnessing the Power of Reflective
Thinking in Your Organization,* New York, Pelgrave Macmillan,
2011.

Freedman, D. M., A. C. Looker, C. C. Abnet, M. S. Linet und
B. I. Graubard, »Serum 25-hydroxyvitamin D and cancer mortality in the NHANES III study (1988–2006)«, in: *Cancer
Research,* 2010, Bd. 70, S. 8587–8597, E-Publikation, 16. September 2010.

Garry, A., D. H. Edwards, I. F. Fallis, R. L. Jenkins und T. M.
Griffith, »Ascorbic acid and tetrahydrobiopterin potentiate
the EDHF phenomenon by generating hydrogen peroxide«,
in: *Cardiovascular Research,* 2009, Bd. 84, S. 218–226, E-Publikation, 10. Juli 2009.

Gershon, M., *The Second Brain: The Scientific Basis of Gut Instinct
and a Groundbreaking New Understanding of Nervous Disorders
of the Stomach and Intestines,* New York, HarperCollins, 1998.
(Dt.: *Der kluge Bauch. Die Entdeckung des zweiten Gehirns,*
München, Goldmann 2001.)

Ginsberg, J., et al., »Detecting influenza epidemics using search
engine query data«, in: *Nature,* 2009, Bd. 457, S. 1012 ff.

Gnant, M., et al., »Endocrine therapy plus zoledronic acid in
premenopausal breast cancer«, in: *New England Journal of
Medicine,* 2009, Bd. 360, S. 679–691.

Green, R. C., et al., »Disclosure of APOE genotype for risk of
Alzheimer's disease«, in: *New England Journal of Medicine,*
2009, Bd. 361, S. 245–254.

Guevara-Aguirre, J., et al., »Growth hormone receptor
deficiency is associated with a major reduction in pro-aging
signaling, cancer, and diabetes in humans«, in: *Science Translational Medicine,* 2011, Bd. 3, S. 70ra13.

Haldane, J. B. S., »Daedalus, or Science and the Future. A paper
read to the Heretics, Cambridge, UK, February 4, 1923«, auf-

gezeichnet v. C. R. Shalizi, 10. April 1993, Berkeley, Kalifornien. Quelle: http://www.cscs.umich.edu/~crshalizi/daedalus.html.

Hillis, D., »Understanding Cancer through Proteomics«, TED-Vortrag, 2010. http://www.ted.com/talks/danny_hillis_two_frontiers_of_cancer_treatment.html. Abgerufen 18. Oktober 2011.

Jablonski, N. G., und G. Chaplin, »Human skin pigmentation as an adaptation to UV radiation«, Kolloquiums-Paper, in: *Proceedings of the National Academy of Sciences*, 2010, Suppl. 2, Bd. 107, S. 8962–8968.

Jehue, R., D. Street und R. Huizenga, »Effect of time zone and game time changes on team performance: National Football League«, in: *Medicine & Science in Sports & Exercise*, 1993, Bd. 25, S. 127–131.

Kirsh, V. A., et al., »Supplemental and dietary vitamin E, beta-carotene, and vitamin C intakes and prostate cancer risk«, in: *Journal of the National Cancer Institute*, 2006, Bd. 98, S. 245–254.

Klein, E. A., et al., »Vitamin E and the risk of prostate cancer: the Selenium and Vitamin E Cancer Prevention Trial (SELECT)«, in: *Journal of the American Medical Association*, 2011, Bd. 306, S. 1549–1556.

Levitt, S. D., und S. L. Dubner, *Freakonomics: A Rogue Economist Explores the Hidden Side of Everything*, New York, William Morrow, 2006. (Dt.: *Freakonomics – Überraschende Antworten auf alltägliche Lebensfragen*, München, Goldmann 2007.)

Lind, J., *A Treatise on the Scurvy*, Nabu Press 2011.

Manber, R., R. R. Bootzin, C. Acebo, M. A. Carskadon, »The effects of regularizing sleep-wake schedules on daytime sleepiness«, in: *Sleep*, 1996, Bd. 19, S. 432–441.

Martí, O., und A. Armario, »Influence of regularity of exposure to chronic stress on the pattern of habituation of pituitary-adrenal hormones, prolactin and glucose«, in: *Stress*, 1997, Bd. 1, S. 179–189.

Miller, E. R., et al., »Meta-analysis: high-dosage vitamin E supplementation may increase all-cause mortality«, in: *Annals of Internal Medicine*, 2005, Bd. 142, S. 37–46, E-Publikation, 10. November 2004.

Morris, J. N., und M. D. Crawford, »Coronary heart disease and physical activity of work: evidence of a national necropsy survey«, in: *BMJ*, 1958, Bd. 2, S. 1485–1496.

Morris, J. N., J. A. Heady, P. A. B. Raffle, C. G. Roberts und J. W. Parks, »Coronary heart disease and physical activity of work«, in: *Lancet*, 1953, Bd. 265, S. 1053–1057.

Morris, J. N., J. A. Heady, P. A. B. Raffle, C. G. Roberts und J. W. Parks, »Coronary heart disease and physical activity of work«, in: *Lancet*, 1953, Bd. 262, S. 1111–1120.

Mukherjee, S., *The Emperor of All Maladies: A Biography of Cancer*, New York, Scribner 2010.

Neuhouser, M. L., et al., »Multivitamin use and risk of cancer and cardiovascular disease in the Women's Health Initiative cohorts«, in: *Archives of Internal Medicine*, 2009, Bd. 169, S. 294–304.

Pollan M., *In Defense of Food: An Eater's Manifesto*, New York, Penguin 2009. (Dt.: *Lebens-Mittel. Eine Verteidigung gegen die industrielle Nahrung und den Diätenwahn*, München, Goldmann 2009.)

Rahman, A. A., et al., »Hand pattern indicates prostate cancer risk«, in: *British Journal of Cancer*, 2011, Bd. 104, S. 175 ff., E-Publikation, 30. November 2010.

Reardon, D. A., et al., »A review of VEGF/VEGFR-targeted therapeutics for recurrent glioblastoma«, in: *Journal of the National Comprehensive Cancer Network*, 2011, Bd. 9, S. 414–427.

Rennert, G., et al., »Rosuvastatin to prevent vascular events in men and women with elevated C-reactive protein«, in: *New England Journal of Medicine*, 2008, Bd. 359, S. 2195–2207, E-Publikation, 9. November 2008.

Ridker, P. M., JUPITER-Studiengruppe, »Rosuvastatin in the primary prevention of cardiovascular disease among patients with low levels of low-density lipoprotein cholesterol and elevated high-sensitivity C-reactive protein: rationale and design of the JUPITER trial«, in: *Circulation*, 2003, Bd. 108, S. 2292–2297.

Rothwell, P. M., et al., »Effect of daily aspirin on long-term risk of death due to cancer: analysis of individual patient data from randomised trials«, in: *Lancet*, 2011, Bd. 377, S. 31–41, E-Publikation, 6. Dezember 2010.

Sanders, K. M., et al., »Annual high-dose oral vitamin D and falls and fractures in older women: a randomized controlled trial«, in: *Journal of the American Medical Association*, 2010, Bd. 303, S. 1815–1822, Doi: 10.1001/jama.2010.594.

Schrödinger, E., *What Is Life? The Physical Aspect of the Living Cell*, Cambridge: Cambridge University Press 1944. (Dt.: *Was ist Leben? Die lebende Zelle mit den Augen des Physikers betrachtet.* Lehnen Verlag 1951, ND München: Piper 1989.)

Schürks, M., R. J. Glynn, P. M. Rist, C. Tzourio und T. Kurth, »Effects of Vitamin E on stroke subtypes: meta-analysis of randomised controlled trials, in: *BMJ*, 2010, Bd. 341, S. c5702, Doi: 10.1136/bmj.c5702.

Sedliak, M., T. Finni, S. Cheng, W. J. Kraemer und K. Häkkinen, »Effect of time-of-day-specific strength training on serum hormone concentration and isometric strength in men«, in: *Chronobiology International*, 2007, Bd. 24, S. 1159–1177.

Snowdon, D., *Aging with Grace: What the Nun Study Teaches Us About Leading Longer, Healthier, and More Meaningful Lives*, New York, Bantam, 2001. (Dt.: *Lieber alt und gesund. Dem Altern seinen Schrecken nehmen*, Blessing Verlag, 2001.)

Spiegel, K., et al., »Leptin levels are dependent on sleep duration: relationships with sympathovagal balance, carbohydrate regulation, cortisol, and thyrotropin«, in: *Journal of Clinical Endocrinology & Metabolism*, 2004, Bd. 89, S. 5762–5771.

Stamatakis, E., M. Hamer und D. W. Dunstan, »Screen-based entertainment time, all-cause mortality, and cardiovascular events: population-based study with ongoing mortality and hospital events follow-up«, in: *Journal of the American College of Cardiology,* 2011, Bd. 57, S. 292–299.

Taheri, S., L. Lin, D. Austin, T. Young und E. Mignot, »Short sleep duration is associated with reduced leptin, elevated ghrelin, and increased body mass index«, in: *PLoS Medicine,* 2004, Bd. 1, S. e62, E-Publikation, 7. Dezember 2004.

Thomas, L., *The Lives of a Cell: Notes of a Biology Watcher,* New York, Penguin, 1978.

Virtamo, J., et al., »Incidence of cancer and mortality following alpha-tocopherol and beta-carotene supplementation: a post-intervention follow-up«, in: *Journal of the American Medical Association,* 2003, Bd. 290, S. 476–485.

Vivekananthan, D. P., M. S. Penn, S. K. Sapp, A. Hsu und E. J. Topol, »Use of antioxidant vitamins for the prevention of cardiovascular disease: meta-analysis of randomised trials«, in: *Lancet,* 2003, Bd. 361, S. 2017–2023.

Wang, T. J., et al., »Common genetic determinants of vitamin D insufficiency: a genome-wide association study«, in: *Lancet,* 2010, Bd. 376, S. 180–188, E-Publikation, 10. Juni 2010.

Zhang, W., et al., »Index to ring finger length ratio and the risk of osteoarthritis«, in: *Arthritis & Rheumatism,* 2008, Bd. 58, S. 137–144.

Sachregister

Dr. D'Adamos revolutionäres Gesundheitskonzept.

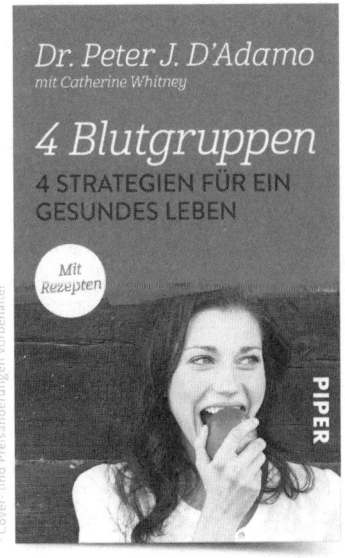

Peter J. D'Adamo

4 Blutgruppen – 4 Strategien für ein gesundes Leben

Mit Rezepten

Aus dem Amerikanischen von
Lexa Katrin von Nostitz
Piper Taschenbuch, 432 Seiten
Mit 7 Abbildungen und 84 Tabellen
€ 10,99 [D], € 11,30 [A], sFr 16,50*
ISBN 978-3-492-30651-5

Weshalb Sie unbedingt Ihre Blutgruppe kennen sollten, das erfahren Sie in diesem Buch: Dr. Peter J. D'Adamo, einer der führenden Naturheilmediziner der USA, sagt Ihnen, wie Sie sich richtig ernähren und welche körperlichen Aktivitäten für Sie sinnvoll sind. So können Sie Ihre Vitalität und Gesundheit durch ein Ernährungs-, Fitness- und Lebenskonzept erhöhen, das genau auf Ihre Blutgruppe abgestimmt ist: 4 Blutgruppen, 4 Ernährungsweisen, 4 Bewegungskonzepte, 4 Strategien für ein gesundes Leben.

Leseproben, E-Books und mehr unter **www.piper.de**